身近な「くすり」歳時記

鈴木昶

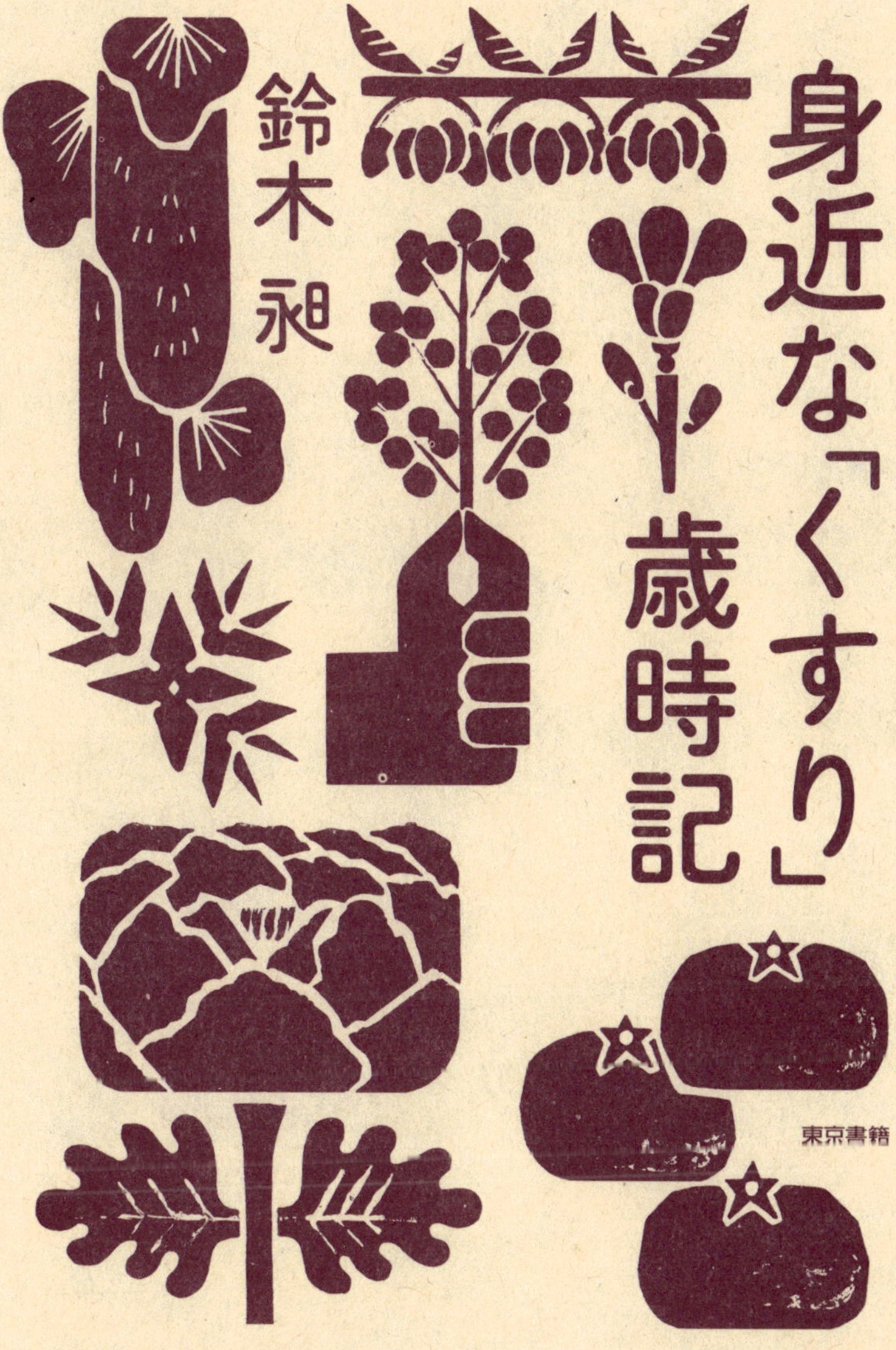

東京書籍

身近な「くすり」歳時記

はじめに

わたしたちの先人は、若芽が萌えるのを待ちかねて、いそいそと野山に出かけた。若草や木の芽を摘んで食べ、自然の精気を体内に採り入れようと試みたのである。草の根や木の実が成熟する秋になると、人々はまた勇んで野山をめざした。大地の養分と太陽の光を濃縮したような根や実には、すぐれた薬効を示すものが多い。

春の摘み草のことを「薬摘み」といい、秋は「薬掘り」という。それは自然の恵みを得ようとする風習であり、生活の知恵の伝承の場でもあった。わたしたちの祖先は、自然に生育した草や木の実、ふくらんだ根、小動物の卵や虫などを食べていたと想像される。時には中毒を起こして苦しみも体験し、口づてに注意を促してきたことだろう。

やがて悪いものを食べたときには嘔吐をさせる草とか、下痢をさせる根などを使い分けながら体調を整える方法を考えた。そして食料としての草木とは別に、健康を維持するのに必要な天然資源をたくさん発見してきたのである。それが「生薬《しょうやく》」であり、組み合わせて製剤化したものを「漢方薬」と呼ぶようになったのだ。

一四〇〇年も前に書かれた中国の古典『神農本草経《しんのうほんぞうきょう》』には、すでに三六五種類の生薬が収められている。四〇〇年前の『本草綱目《ほんぞうこうもく》』では一八九〇にも膨らんだ。そしていまも漢方の世界では、これらの古典を叩き台にしながら天然資源を薬用にする試みが地道に繰返されている。

漢方という呼び名は日本独自のものだ。江戸時代に伝来した蘭方と区別するためにこう呼ばれたもので、中国の漢代に発達した医療技術を源流とする学問という意味であろうか。漢方薬を用いる治療法だけでなく、あんま、鍼灸などの物理療法や養生法も含んでいる。いわば中国で生まれ、日本で育った医療技術が漢方といえるだろう。

そして漢方では、生薬を三つに分けて考えた。体を丈夫にして長期に投与しても害がないものを上品《じょうぼん》、毒性は弱いが作用はやや強いものを中品《ちゅうぼん》、激しい作用があって長く用いるべきでないものを下品《げぼん》という。これらの生薬をうまく組み合わせて、できるだけ副作用のない処方を工夫してきたのである。

わたしが興味深く思うのは、単味の生薬としては成分がわかっていなくても、経験的に効能の知られた生薬を処方に組み込むと、現代医学では治りにくい慢性疾患にも期待にたがわぬ治癒力を発揮することだ。そして構成生薬の一つをはぶいただけでも極端に効力を失う不思議さ。三〇〇〇年の実績で構築された漢方の妙味である。

もちろん漢方は、全人的に診て投薬するものなので、体質に合わなければ効かない。そのために漢方には、望、聞、問、切の独得な診断法があり、その基準として陰陽、虚実、表裏、寒熱の判断がある。同じ疾患だからといって同じ薬を使うとは限らない。靴に足を合わせる現代薬の使い方とは基本的に違うのだ。

だから漢方的にみると、安易にのんでいる現代薬の多くは下品ということになる。即効性はあるが副作用を伴うからだ。ところが実際にはどうか。ちょっと子どもが風邪気味といっては医者に飛んで行き、甘いシロップ剤をのませ続ける。抗生物質であろうと頓着しない。薬害の原因を自らつくっていることに気づかないのだ。恐るべき風潮ではないだろうか。

わたしが子どものころは、風邪を引いてもすぐ薬を与えるような親はいなかった。生姜《しょうが》湯《とう》を飲まされ、葛湯《くずゆ》や金柑《きんかん》の砂糖漬けを食べさせられて、おとなしく寝ていなさい、といわれたもの。林檎をすってもらって母親に甘えられるスキンシップも嬉しかった。それだけで数日も経てば治ってしまったように記憶している。

いま、生活が豊かになって洟垂《はなた》れ小僧もいなくなったし、トラコーマや寄生虫のような疾患は少なくなったが、半面では安易な薬の使い過ぎから病菌の抵抗力が強くなり、花粉症やアトピーなどの新たなアレルギー疾患は増えてきた。養生もしないまま薬をのむ習慣を断ち切らない限り、この悪循環は消えないだろう。生きざままでインスタント文明に毒されてしまったような気がしてならない。

こんな時代だからこそ、わたしは新しい薬の概念が必要なのだと思う。自然の恵みを経験的に受け継いできた知恵を、暮らしの基礎に据えるべきだと痛切に感じている。そんな思いから食べ物や民間療法まで含めた身近な薬を書き出してみた。

いわば暮らしの中にある身近な平仮名の「くすり」であり、医食同源につながる薬のルーツである。核家族化が進むにつれて若い世代が失ってしまった生活の知恵を伝達することが、この本の願いにほかならない。

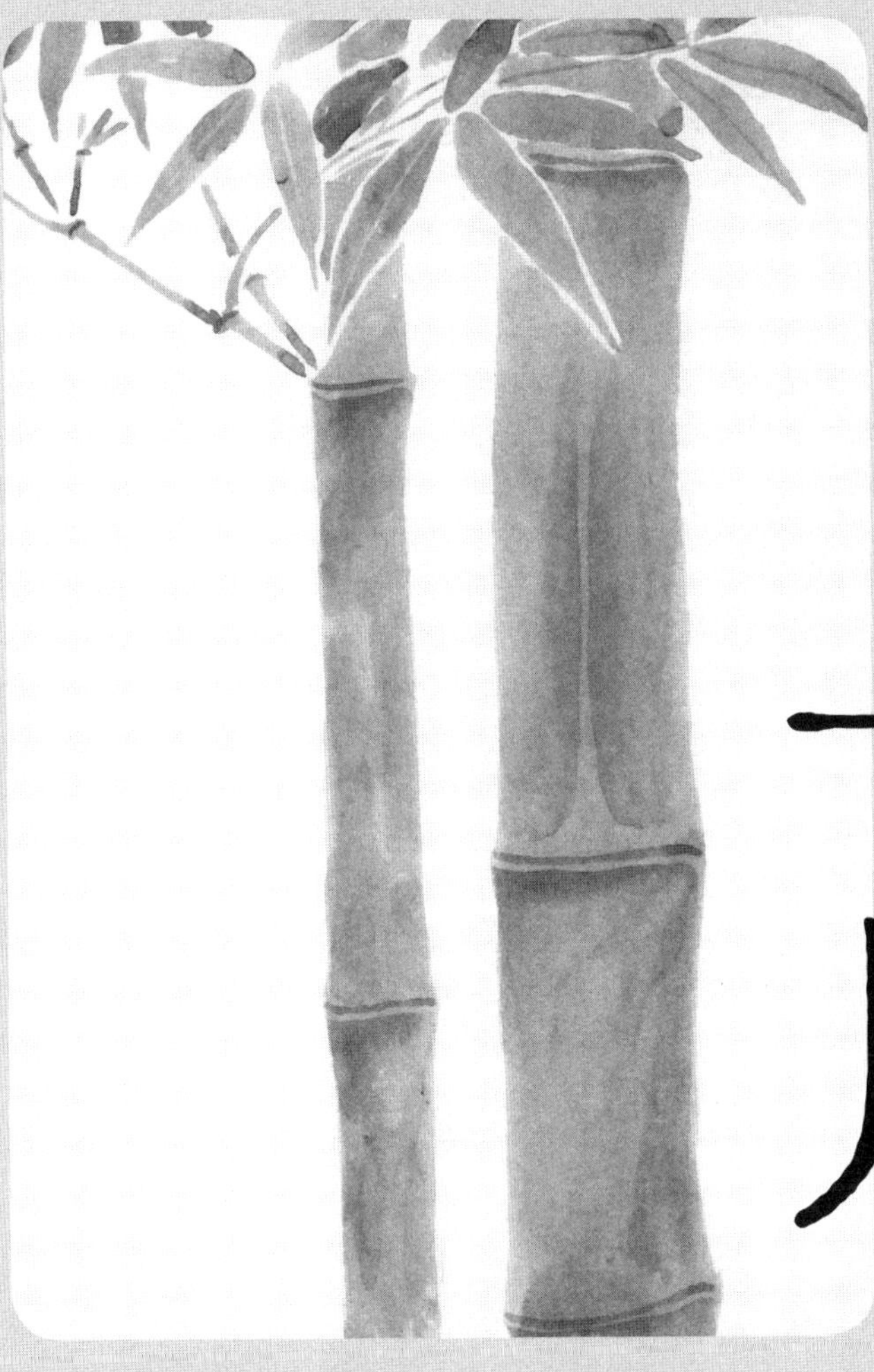

ハチク（淡竹）

一月

新春とは名ばかりで、暦の呼び名は生活の実感よりも先走っているようだ。日本の一月は冬の真っ直中。高血圧や神経痛など、冷えからくる疾患も多発するので、寒さには注意しよう。

年始の風習には健康を願う催事だけでなく、生きざまへの反省も秘められている。先人の知恵を次の世代へ伝えるべきものが、決して少なくない。

屠《と》蘇《そ》と七《なな》草《くさ》

正月に屠蘇と七草は欠かせない。平安の昔から続いた日本の美しい習俗であった。しかし核家族化が進むにつれて民族の伝承はすたれつつある。いまでは屠蘇も七草も知らない世代が圧倒的であろう。

残念なことだが、目先に刺激的な興味が多すぎる若者の目を、古びた行事に引きつけるのは容易ではない。だけど屠蘇も七草も一族の無病息災を願う先人たちの思いがこもる催事であった。受け継ぐことによって祖先を偲ぶのも正月らしいではないか。家庭に潤いと温かみをもたらすためにも、よい風俗は大切に保ちたいものだ。

薬礼の返しに屠蘇散

屠蘇の由来にはこんな話がある。中国は唐の時代に孫思邈《そんしばく》という仙人がいた。彼は大晦日になると、たそがれるのを待っていくつかの薬草を入れた袋を井戸に吊し、元日の朝、これに酒を注いで飲んだとか。

　いつまでも彼が丈夫で若いのは、あの酒のせいではないかと人々は噂をし合った。そして正月には仙人にあやかって薬酒を飲む習慣が生まれ、彼の庵の名にちなんで酒に入れる薬草を「屠蘇散」と呼ぶようになった、というのである。

　屠は「ほふる」、蘇は「よみがえる」、散は「粉薬」の意味。つまり病魔に打ち勝って新しく蘇る願いを込めた命名であろう。日本へは一三〇〇年ほど前に伝わり、嵯峨天皇のころ宮中で四方拝の儀式に屠蘇散を用いたのがはしりらしい。

　屠蘇が庶民の正月行事の一つに定着したのは、町民文化が花咲く江戸時代の後期になってからであった。〈三角は目出度《めでた》い薬袋なり〉と古川柳にあるのは屠蘇散を入れた紅色の袋。屠蘇散は薬礼のお返しとして医者から貰うのが常であった。

　病気をしなかった家では薬屋から屠蘇散を買い求める。〈薬種屋で屠蘇を買うのは無病なり〉というわけだ。なかには〈飲み逃げをして薬種屋で屠蘇を買い〉と、薬代を踏み倒す不心得者もいたらしい。

　そんな不心得者を医者は、〈礼もせぬくせに藪医《やぶい》のなんのかの〉と怒っている。さらに〈飲み逃げを生薬屋《きぐすりや》へも云い聞かせ〉とあるから、薬屋も抱き込んで予防線を張ったのだろう。何とも大らかで頬笑ましい時代ではないか。

ともかく、屠蘇散はまたの名を「屠蘇延命散」ともいって、白朮《びゃくじゅつ》、山椒《さんしょう》、桔梗《ききょう》、防風《ぼうふう》各一・〇に対し、桂皮《けいひ》と大黄《だいおう》の各五・〇を配合した処方が知られる。大黄を除いて乾姜《かんきょう》を加えた処方などもあり、必ずしも一定しているわけではない。屠蘇に含まれるほとんどは『薬局方』にも収載されている生薬だ。

漢方の権威・矢数道明はその著『漢方治療百話』で屠蘇散の処方を、「風寒湿の邪気を除くにあり、古人は寒冷期の保健を喚起したもの。正月の慣例として予防医学を啓蒙した知恵に学びたい」と評している。

屠蘇散の処方からわかるのは、胃腸を整え、便通や排尿をよくし、咽喉や気管支を護って風邪を防ぐ作用があることであろう。いわば健康を保つ基本であり、これを年始の風習とした先人の生活観はすばらしい。

江戸っ子はこの屠蘇を、〈元日や花咲く春は屠蘇の酒〉と詠み、〈薬まで春はめでたく呑んでさし〉とうたって賞味した。これぞ薬の原点。先人の醸したリキュールには、いまどきの合成薬にはない風情を感じさせる。

盆と正月に薬礼を支払えばよかった時代の風習は、文明開化につれてすたれてしまった。医者が屠蘇散を出さなくなったのも、それ以降のことである。代わって薬屋がその役を引き継ぐことに。

こうして家庭には朱塗りの屠蘇膳まで用意されるようになったものだが、それも昭和の戦前がピークであったろう。〈屠蘇すこしすぎぬと云ひてわがかけし羽織のしたの人うつくしき〉（寛）という艶めかしい歌もあった。

自然の精気を七草で

屠蘇の風習に通じた催しに七草粥《かゆ》がある。正月七日は七種《ななくさ》の節句だが、この日、七種類の若草を粥に入れて食べると病気にかからず、邪気をはらうという中国伝来の習俗だ。

平安時代の中期に宮中の行事として採り入れられ、これが庶民の生活に広まったのは江戸の後期になってから。そして路地裏では、こんな物覚えの歌がはやりはじめた。

せり、なずな、おぎょう、はこべら、ほとけのざ、すずな、すずしろ、これぞ七草――。若菜の名を並べたに過ぎないのだが、五七五調のリズムのせいか子どもまで口ずさんで覚えたものである。

時代や地域によって若菜の種類は変わったらしい。極端な場合はなずなだけ入れた粥でもよいし、手のこんだ家では七草にいろんな具をたして炊く豪華版もあった。

そして江戸の川柳は、〈七草に道具の足らぬ新世帯〉とうたっている。当時は七草粥を炊く前に包丁や杓子《しゃくし》などの台所にある七つ道具で若菜を叩き、やわらかくしてから用いたようだ。

こんな囃子歌《はやしうた》まで残っている。〈七草なずな唐土の鳥が、日本の土地に渡らぬ先に、ストトントンと叩きなせえ〉――賑やかに囃子歌をうたいながら七草を叩き、刻むのも正月風景のひとこまであった。

七草粥を食べたあと、戸主が門松をはずす。〈めでたさも七草粥でひと区切り〉（久）というわけで、江戸の庶民はこの日で正月気分を払い、明日からの労働に備えたのである。ところで、春の七草も薬草で構成されていることにお気づきであろう。せりは利尿作用があることで知られているが、冬に食べるのは水田に栽培する田芹のこと。野芹よりもアクが少ないので冬の野菜としては貴重な存在だ。

なずなはペンペン草の呼び名もあり、止血に役立つ。おぎょうの別名を母子草といい、全草を煎じて痰を切るのに用いた。はこべらははこべ。厳寒に耐える草が健気で、産後の浄血や催乳の作用がある。

ほとけのざはたびらこのこと。早春にたんぽぽに似た花を咲かせる。これだけは薬用としての文献がない。以上の五種類は野草だが、すずなは蕪《かぶ》、すずしろは大根だから野菜である。蕪は咳を止め、腫れ物にも効く。

大根は消化、便秘などへの効用から広く賞味されてきた。これらの薬効については『神農本草経』や『本草綱目』などの古典にも、「五臓を利し身を軽くして元気を益す」といった具合に出てくる。

とかく正月休みは運動不足になりやすいし、酒も飲み過ぎとなりがち。体調を整えるため薬草を加えた消化のいい粥を食べ、新しい年への気構えを示す風習に、わたしは先人の知恵を讃えずにはいられない。

七草のうちの半分は風邪や利尿、胃腸の薬であり、産後を護る薬の役割をもっている。あとの半分も健康の増進につながる自然の恵みなのだから、正月の七日だけといわず、朝粥などに試したいメニューであろう。

文明あって文化なし

屠蘇や七草と同じように、中国から伝わった正月の行事には小豆粥というのもある。小正月の亥《い》の刻に小豆粥を神棚に供え、その粥を食べると疫病から逃れられると伝えられてきた。

この粥を炊いた木の燃えさしを削って棒にしたものを粥杖という。これで女の腰を打つと男の子を産むと信じられ、遊び戯れることもあったらしい。小豆の赤い色の中に呪力を認め、生命力を強める願いを込めた風習で、慶事に小豆飯を炊く原点もこのへんにあるようだ。

緑の乏しい正月は栄養も不足しがちなだけに、何とか工夫して自然の精気を吸収しようとした屠蘇や七草、小豆粥にみられる知恵は尊い。呪術とはあなどれないものを感じるのだ。

江戸に入って町民文化が成熟したころから、これらの催しが庶民の間に広がり、新春を彩るイベントになったのである。いま、飽食の時代といわれながら旬を知らない世代が増えているという。まさに文明あって文化なし。そんな世の中は味気ないと思う。

松《しょう》竹《ちく》梅《ばい》

日本のめでたい植物といえば松竹梅である。樹齢が長くて変わらぬ緑を保つ松。ひたすら天をめざして伸びるバイタリティの旺盛な竹。そして百花にさきがけて清らかな気品を醸し出す梅。これらは日本の風土を飾ってくれるだけでなく、美しい風習をわたしたちの生活の中に組み込んでくれるのだ。

とくに正月と松竹梅の縁は深い。しかもこの植物を先人たちは、貴重な薬用としても伝えていたのである。わたしは、催事の小道具にもいろんな意味があることに注目してみたい。その意味で松竹梅は象徴的な日本の小道具であると思う。

長寿こそ松の花言葉

まずは松。その花言葉も「不老長寿」とあって、格式張ったセレモニーの場には必ず松が飾られてきた。〈城亡び松美しく色かへす〉（風生）――各地に銘木や老木があって、それにちなんだ伝説や民話が語られている。素朴な自然崇拝の産物であろう。松はマツ科を代表する常緑の高木で、日本ではアカマツとクロマツを総称する場合が多い。

赤松は内陸性、黒松は海岸に多くて低地性といわれるが、南日本では二種混成もみられる。しかし松島のように、赤松が海岸にまで進出している例は珍しい。赤松の葉は黒松にくらべて細長く、やわらかいから女松の別名も生まれた。

薬用には必要に応じて赤松の生葉を採り、水洗いして使う。精油成分を一〇種類も含み、ビタミンAとC、それにクェルセチンという成分も認められている。血管壁を強化する作用があり、高血圧症の予防によい。

『本草綱目』には松葉の効能として、「風湿瘡、毛髪を生じ、五臓を安んじて中を守り、飢えず、天然を延べる」とある。つまりリウマチによく、薄くなった髪の毛を養い、内臓の働きをよくし、胃腸を守って食欲を増進させ、長寿を保つという意味だ。中国の松はシナマツといって日本にはない。それに近い種類が赤松というわけである。

松の実も滋養に富んでおり、中国では仙人の食べる仙菓といわれてきた。タンパク質を一五%も含み、良質な脂質が六〇%もある高カロリー食で、ビタミンやミネラルも豊富。皮膚に栄養を与えて皮脂を増やし、血行を促すから美容食に適しているのだろう。

松の種子を漢方では「松子仁」と呼ぶ。これを食べ続けると関節炎やリウマチの症状をやわらげ、便秘にも効く。松の根に寄生する菌核の茯苓《ぶくりょう》は漢方処方にも配合される生薬だから、別の機会に譲ろう。

民間療法では松の葉を煎じてエキスとし、竹の葉の緑汁や薬用人参にまぜて胃炎や強壮薬に利用している。また幹に傷をつけて侵出物を採取し、あかぎれや打ち身の外用薬に使ってきた。

これがテレビンチナ、俗にいうマツヤニと呼ばれるもの。水を加えて煮だし、不純物を除いて乾燥させると生薬の松脂になる。松脂を温めて和紙に塗り、肩凝りなどに用いた。松脂はかつて吸い出し膏や貼り薬の原料として欠かせなかったものである。

防腐力のある竹と梅

竹のひたむきな生きざまを吉川英治はこんな句に残している。〈若竹の伸びや日の恩土の恩〉（雉子郎）――陽光を吸いとる鮮やかな緑、葉ずれの音、雪をかぶったときの見事な姿。竹も日本の風景を彩る貴重な植物だ。

ただ普通の植物とはちょっと変わっている。新緑の季節は「竹の秋」であり、雑木が落葉するころ「竹の春」となるからだ。春から初夏にかけての時季は筍《たけのこ》を育てるのに栄養をとられてしまい、葉に精気がない。その代わり筍が若竹となった秋の竹林は、目の覚めるような光沢を放ち、ひときわ緑が鮮やかとなる。

竹はイネ科の多年生木本だが、単にタケという植物はない。類似のササ類まで含めてざっと一〇〇種ぐらいはあるという。日本では食用のモウソウチク、マダケ、観賞用のクロチク、ナリヒラダケ、ハチクなどが栽培されている。

薬に供するのはハチク。『神農本草経』では中品に載っている。葉を日干しにしたのが「竹葉《ちくよう》」。さらに桿《さお》の青い表皮を除いた内部の白い部分を削りとって日干しにしたものを「竹茹《じょ》」という。また節と節との間の桿を火にかざし、両端の切り口からしたたり出る汁液を「竹瀝《ちくれき》」と呼んでいる。主な成分は各種のトリテルペノイドのほかアミノ酸、ビタミン、クロロフィルなど。

漢方では竹葉を竹葉石膏湯《ちくようせっこうとう》などに、竹茹は温胆湯などの処方に配合する。いずれも解熱の目的だ。また竹瀝は一〜二グラムを一日量として、そのままか温湯にうすめて二〜三回に分服すると利尿によい。竹の実は有名な強壮薬だが、一〇年に一度も花が咲かないので実も採れないわけ。

花が咲いて実を結ぶと、竹は例外なく枯死するという。だから〈竹の花祖父が話した飢饉年〉（八起）とか〈竹の花咲いて不吉な噂聞く〉（在我）などと気味悪がる句が出てくるのだろう。しかし幹だけでなく葉や皮の応用は広く、昔から庶民の生活に密着していた。

竹や笹の葉や皮が重宝がられるのは殺菌防腐力のせいである。竹の葉に包んだ羊羹《ようかん》、寿司、牛肉、笹の葉を使う蒲鉾、団子、生菓子などは、先人が伝えてくれた尊い知恵に違いない。

安息香酸をはじめビタミンKや葉緑素などを多く含むから腐敗防止作用があるのだ。食べ物の包装資材に限らず、いろんな竹製品のぬくもりも大事にしたい。

三毒を断つ梅の効用

次の梅については別項に詳しく書くから重複は避けることにしよう。ただ、正月に松と竹だけでは間が抜ける。やはり百花のさきがけである梅が入ってこそ、めでたさも倍増となるわけだ。〈独楽《こま》まはす道の童に梅の影〉（秋晴）なんて、得難い正月風景である。

薬用としての梅は古くから知られ、『金匱要略《きんきようりやく》』には回虫駆除や解熱・鎮咳に効果がある清涼収斂剤として烏梅円《うばいえん》の処方が載っていた。これは未熟な梅の実を煤煙でいぶして燻製にし、これを乾燥させたもの。梅肉エキスはこの処方から考案されたとみられる。そして『医心方《いしんほう》』によれば、梅は食・血・水の三毒を除くとあった。

また文化一四年に衣関順庵《きぬとめじゅんあん》が著した『諸国古伝秘方』には、梅肉エキスの製法をこう記してある。青梅をすって搾り汁を天日に干し、かきたて、練り薬のようになったとき甘草《かんぞう》を五分の一加えて練る——と。下痢、便秘、消化不良に効くそうだ。

もっと身近なのは梅干。〈梅干の味がするかと枕元〉（雲雀）とあるように、お粥に梅干のメニューは病人食の原型みたいなものであろう。さらに梅酒も見逃せない。青くて硬い実一キロに砂糖二〇〇グラムを入れ、一・八リットルの焼酎に漬ける。

わたしは毎年、庭の梅を酒にして冷暗所にストックしておくが、年代物などは琥珀色に輝いてブランデーに劣らないと思う。〈嫁《い》った娘の分まで漬けておく梅酒〉（文子）というわけで、シーズンになると焼酎の売れ行きがうなぎ上りになるとか。梅酒は夏負け予防にいい。

梅は数ある果実の中でもクエン酸、コハク酸など、良質の有機酸をたくさん含んでいる。その特性から、いろんな利用法が開発された。梅干や梅酒だけでなく、梅酢、甘露梅、のし梅、梅醤、梅菓子など、ローカルカラーも反映されていて種類は多い。幼いころが思い出される日の丸弁当なども、飯を腐らせないための知恵だったのである。

特別な思いの松竹梅

とかく松竹梅といえば特別な思いをこめた植物。だから、〈門松にひそと子遊ぶ待ちの月〉（木歩）といい、〈やり水の奏でよろしき竹の春〉（風生）といい、〈梅漬けてあかき妻の手夜は愛す〉（登四郎）と、句の出来映えも一味違うというもの。

これらの植物が昔から人々に愛でられてきたのは、その端麗な容姿だけではなく、応用範囲の広いことにもよるのだろう。年の初めに改めて松竹梅に謝意を表したいものである。

白朮《おけら》と南天《なんてん》

正月が近づくころから親父は、めでたい植物を揃えようと苦心していた。松竹梅、福寿草、さらに屠蘇あり七草ありと、春を寿《ことほ》ぐ植物たちが目白押しとなる。これで迎春の心が満たされたのであろう。白朮と南天も正月には欠かせないものである。二つとも薬材としての利便性も忘れてはなるまい。

雪国ではオケラをいぶすと室内の湿気を除くといって、よく囲炉裏にくべていた。年明けに飲み交わす屠蘇にも、たしかオケラが配合されていたはず。そして床飾りには松と並んで南天の実があった。一枝挿すだけで晴々しい気分が部屋に満ちたように思う。

大歳の夜を彩る白朮

初詣《はつもうで》の風景を映すテレビの定番に京都の八坂神社がある。「祇園削掛《ぎおんくずかけ》の神事」に各局が実況放送を競うからだ。寅の刻になると拝殿の四方に配した削り掛けの木に火を点じ、若水を汲んで神前に捧げる儀式だが、その篝火《かがりび》にはオケラの根が加えられる。

参詣の人々はそのオケラ火を火縄に移して、くるくると回しながら家に持ち帰るのだ。〈鳥居出てにはかに暗し火縄振る〉（草城）はその光景。昔は火縄を売る人たちの「吉兆《きっちょう》、吉兆」と叫ぶ声が明け方まで続き、大歳の夜をこめて人出に賑わったという。

このオケラ火を雑煮や大福茶の火種にすると、無病息災の御利益があると言い伝えられてきた。〈おけら火に袂《たもと》がふれる初姿〉（やよい）と、京娘も華やぐのである。この神事の別名を「八坂のおけら詣で」ともいった。古都に生きる数少ない風習であろう。

オケラは日当たりのよい山野や丘陵地に自生するキク科の多年草だ。古名をウケラ、地方によってはウケラガハナ、サキクサなどとも呼ぶ。草丈は五〇センチほど。雌雄異株で秋には淡い紫色を帯びた白い冠状花をつける。葉は丸みを帯びて硬く、鋸歯《きょし》がある。根茎は太い。

古くから知られていた薬草で、『万葉集』には〈我が背子をむあどかも云わむ武蔵野のうけらが花の時なきものを〉（巻一四）という恋歌がある。ほかにもオケラを詠んだ歌は二首あるから、武蔵野にはたくさん自生していたのであろうし、それだけ生活にとけ込んでいた植物なのであろう。

薬用にするのは根茎。晩秋から初冬にかけて根茎を採取し、よく洗って天日に干す。次

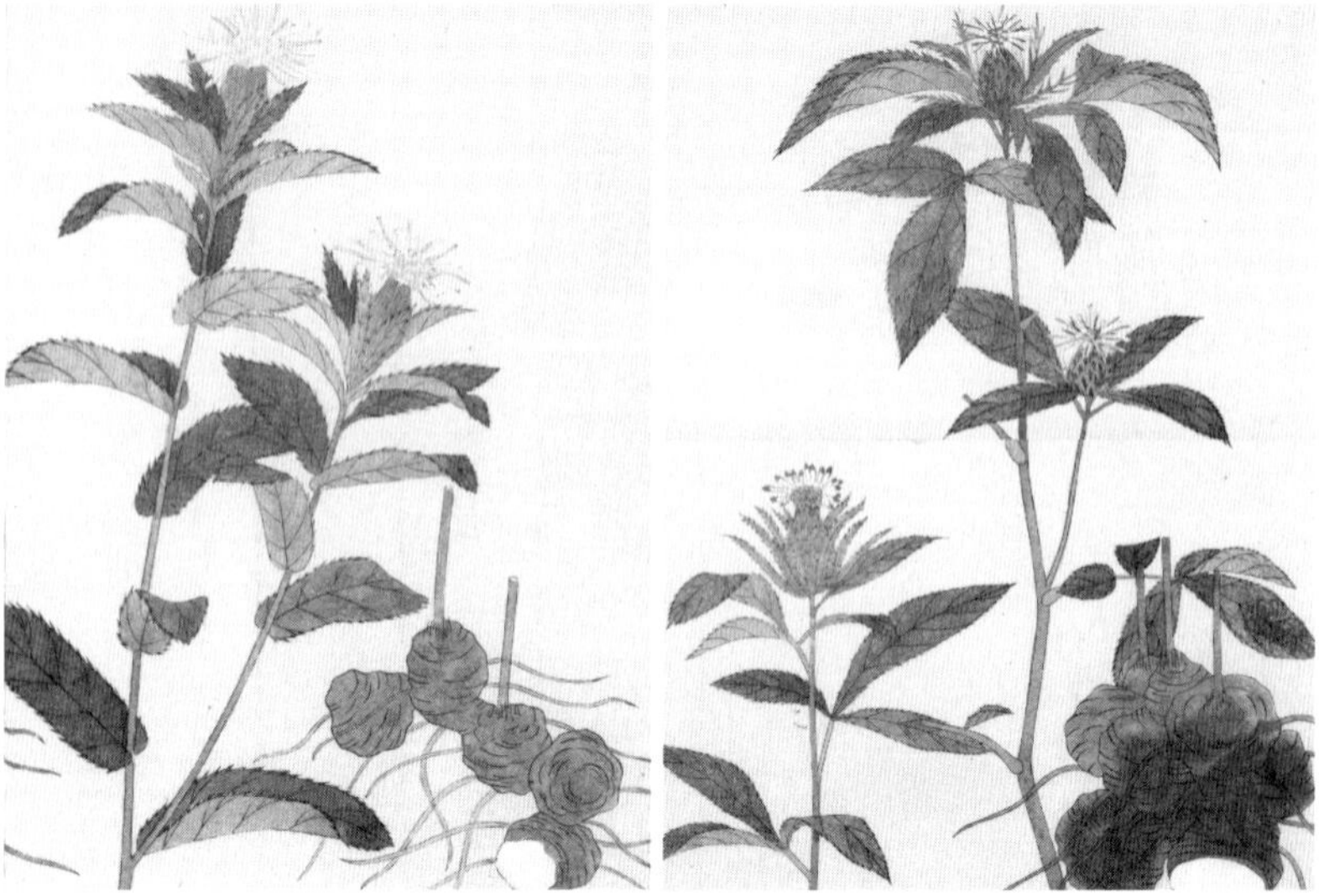

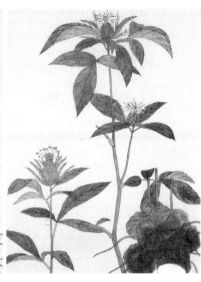

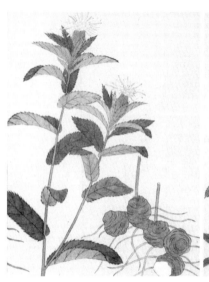

左・蒼朮（そうじゅつ）　右・白朮（びゃくじゅつ）

いで日陰に移し完全に乾燥させる。外皮を除いたものを「白朮《びゃくじゅつ》」、中国産のホソバオケラの根茎をそのまま乾燥させたものを「蒼朮《そうじゅつ》」という。精油を一・五〜三・〇%含み、その約二〇%はアトラクチロンという成分。鎮静作用があり、芳香健胃、利尿の目的に使われてきた。

『神農本草経』や『本草綱目』には「朮《じゅつ》」の名で記載されており、『薬局方』に収められているのは「白朮」。朮は体内の水分の代謝を正常にする働きがあり、白朮を配合する代表的な処方は四君子湯《しくんしとう》、六君子湯《りっくんしとう》、補中益気湯《ほちゅうえっきとう》、十全大補湯《じゅうぜんだいほとう》などだ。弱い体質で腹が張ったり冷えて下痢をしやすい人に用いる。

蒼朮は比較的胃に力があり、体力の充実した人の健胃剤として用いたり、排尿器官からくる水腫や神経痛、リウマチの浮腫、その痛みやしびれなどの苦痛を除くために利尿剤として使う。苓桂朮甘湯《りょうけいじゅつかんとう》、平胃散《へいいさん》、五苓散《ごれいさん》、当帰芍薬散《とうきしゃくやくさん》などがその代表例だ。

オケラは中国の原産で、江戸の中期に佐渡島に渡来したという。以来、佐渡で薬用に栽培され、「佐渡蒼朮」ともてはやされたが、いまはほとんどが輸入物になってしまった。

わたしの古里では薬草というより、食べられる山野草として知られる。若い芽は浸し物や和え物にするとおいしい。〈山で旨いはオケラにトトキ、里で旨いはナス、カボチャ〉といった里謡もある。

また梅雨や冬期の除湿にオケラを焚いていた。衣類や書籍のカビ止めにも効果があるそうで、オケラをいぶしたときは箪笥《たんす》や書棚も開け放していたのを思い出す。

江戸でも南天の薬効

花の少ない冬に、南天の赤い実はひときわ目立つ。とくに雪をかぶって顔を覗かせたりすると、白と赤の鮮やかなコントラストはすばらしい。その実を目玉にし、葉をちぎって耳にすると、かわいい雪兎が誕生した。〈ふるさとは遠くなりゆく実南天〉（沐石）――北国の寒さにさらされると、南天はいっそう赤みを強め、美しさを増すのである。

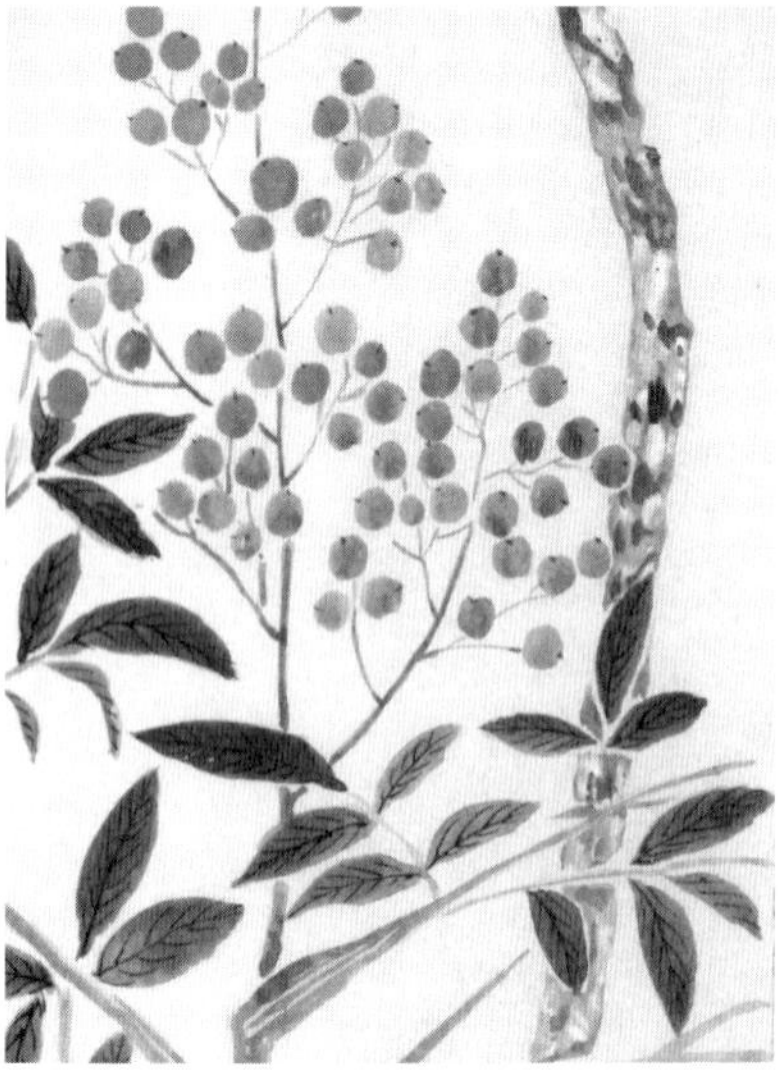

南天

そして何か祝い事があって赤飯などを炊くと、近所に配る重箱には南天の実が載せてあった。「難を転ずる」という語呂合わせの縁起だけではない。南天の葉の防腐作用を利用した風習であることを知ったのは、生薬学を学んでからであろう。

南天の葉にはナンジニンという成分が含まれており、これを熱い赤飯の上に載せて重箱の蓋をすると、熱と水分で解毒作用のあるチアン水素がごく微量ながら発生する。チアン水素は猛毒だが、南天の場合は微量なので腐敗を防ぐ作用に働き、危険はない。

ナンテンは日本の代表的な庭木の一つで、メギ科の常緑低木。東南アジアが原産地といわれ、葉は大型の羽状複葉だ。初夏になると花茎を伸ばし、白い小さな六弁花を円錐状につける。その実が熟するにつれて赤くなり、冬の庭を飾るのだ。

白い実もある。小鳥がついばむので袋をかぶせて実を守り、暮れになって正月用に出荷する農家が多い。〈日当たりや南天の実のかん袋〉（一茶）は、その風景である。

南天の実は古くから鎮咳薬として用いられた。いまでも「南天のど飴」が売られている。

だが興味深いことに、中国の本草書に「南天」の字はない。つまり南天の薬効を発見したのは日本人である証しといえよう。有効成分はアルカロイドのドメスチンやプロトピンで、これらは知覚と運動神経末端に働き、麻痺作用のあることが知られている。

成分的には実の赤も白も、南天なら色によって変わることはない。鎮咳薬としての薬用量は、南天実一日量五〜一〇グラムを五〇〇ミリリットルの水で半量になるまで煎じ、食間三回に分けて飲むとよい。喘息や百日咳などの咳にも用いてきた。

ただし子どもの百日咳には量を減らして三〜五グラムにし、蜂蜜や水飴を少量加えるとよいだろう。南天実は作用が強いので、量を過ごさないよう注意が必要だ。南天葉の煎液でうがいをすると扁桃炎にも効く。

民間薬としての効用はさらに広がる。根皮や茎にもアルカロイドが含まれているほか、葉にはアセトンやタンニンもあるので、消炎、利尿の目的に使われた。

たとえば歯痛のとき南天の葉を口に含む（『救民妙薬』）とか、歯茎が腫れて痛む場合は南天の実を煎じて口に含む（『経験千方』）というように、江戸中期以降の本草書には具体的な用法が出ている。

湿疹やかぶれには、南天の葉を浴剤にして入浴するとよいともいう。南天の防腐性にちなんで箸をつくったり、床柱にも重宝がられている。また魚を煮るときに南大の生の葉をちぎって入れると、魚の保存がよくなるそうだ。防腐作用を応用した一例であろう。

用途が広い植物は身近に植えたいと思うからなのか、古い庭にはたいてい南天が植えてある。〈門構へ玄関までの実南天〉（たかし）と凝る家もあった。花は寂しげだが、対照的に実は華やかという植物は珍しい。

庶民の風物を大切に

さて、京都のおけら詣や、重箱に載った南天の葉をみていると、医療の原型は呪術にあったことに思い当たる。〈おけら火を貰うて帰る白い息〉（純造）と寒さをおしておけら火をもらうのも、庶民の素朴な息災願望の表れなのだ。

南天を植えると火災を免れるという俗信もある。〈南天の朱がつくばいに映える寺〉（村雲）などは、一幅の南画をみるような句であろう。元禄のころ長崎に来たケンペルがこの赤い実をみて感動し、ヨーロッパに紹介したと伝えられる。いずれにしても庶民のささやかな幸福感につながる風習や風物は、大切に残したいものだと思う。

蜜柑《みかん》と落花生《らっかせい》

冬の代表的な果物といえば蜜柑だ。雪国で育ったわたしには、炬燵での団欒が浮かんでくる。〈蜜柑吸ふ目の恍惚をともにせり〉（楸邨）の句さながらに、蜜柑のある炬燵は冬の溜り場だった。あのころの蜜柑は粒も小さく酸っぱかったが、いま流通している蜜柑の八〇％はウンシュウミカン。果肉の袋が大きく果汁が豊かで甘いのが好まれたらしい。

炬燵の上に蜜柑と並んでいるのは落花生だった。莢《さや》をむくと小粒ながら頑なに居直る豆もあって、そんな出会いが落花生を食べる楽しみでもあったと思う。また風呂上がりにビールを一杯というとき、〈形よいものからつぶす落花生〉（秋子）と、これほど手軽なつまみはない。蜜柑も落花生も食べておいしいだけでなく、身近な薬材でもあったのだ。

冬場の栄養補う蜜柑

蜜柑の里は、四季の移ろいを色濃く映し出す。春の若葉を過ぎて夏が近づくと、里はむ

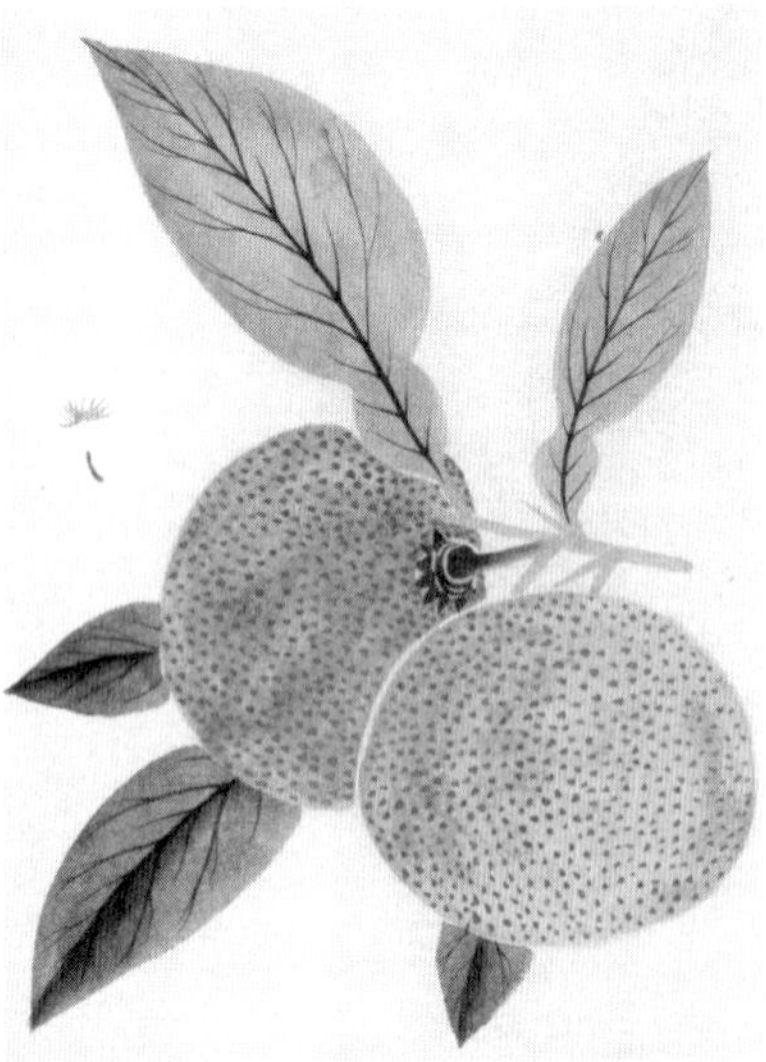

ミカン（洞庭柑）

せかえるような花の匂いに包まれる。濃緑色の葉の間に真っ白い花が、ほのぼのと咲きこぼれるのだ。

その花を求めて養蜂家が集まってくる。蜜柑の蜜には特別な香りがあって喜ばれるのだとか。果実は扁球形。青い実が秋の深まりにつれて黄熟し、外皮が鮮やかな橙黄色になる。

ミカン科の常緑低木。だが意外にも、ミカンという独立した植物はない。ウンシュウミカン、キシュウミカン、それに似た植物を総称してミカンと呼んでいる。

温州《うんしゅう》蜜柑《みかん》の原植物は東南アジアの原産で中国から渡来し、日本で改良された品種。早熟で寒さに強く、甘くてジューシーと果物の利点に恵まれている。そのせいで紀国屋文左衛門で有名な紀州蜜柑は、すっかり斜陽化してしまった。

蜜柑で注目したいのはビタミンCであろう。ビタミンCは血管や皮膚を丈夫にするほか抗酸化力もあって、いろんな病気を予防する働きがある。ビタミンA、Eのほか、カルシウム、カリウムなどのミネラル分も多い。

またクエン酸や精油が含まれているので胃液を分泌し食欲を促してくれる。果袋の部分にはペクチンやビタミンPの含有も認められるので、高血圧をはじめとする生活習慣病の予防にもよい。

薬用に使われるのは果皮。これを天日で乾燥させると「陳皮《ちんぴ》」という生薬に化ける。古川柳に〈俗名で呼べば薬種はやすくなり〉とあるが、蜜柑の皮といってはサマになるまい。しかしこの陳皮、芳香性健胃剤として漢方薬に配合される場合が多く、『日本薬局方』にも収載されている立派な医薬品なのだ。果皮には精油を含み、リモネン、フラボノイド配糖体のヘスペリジン、クエン酸、ビタミンCなどを含んでいる。

漢方では陳皮を、胸部や腹部の膨満感やつかえを除くのに使う。また吐き気を抑えたり、咳を鎮めて痰を切る効果なども知られており、有名な漢方処方には、補中益気湯《ほちゅうえっきとう》、清肺湯《せいはいとう》、竹筎温胆湯《ちくじょうんたんとう》などがある。ちなみに『神農本草経』には橘油と書かれており、陳皮の名が使われたのは『本草綱目』からだ。

民間療法では風邪のひきはじめによく利用される。代表的なのは蜜柑を弱火であぶり、熱い果汁をそのまま飲むか、生姜汁を加えて飲むと、発汗作用があって風邪の症状がやわらぐというもの。

また胃の不調には、乾燥した蜜柑の皮と刻んだ生姜をそれぞれ五グラムほど用意し、五

○○ミリリットルの水で半量になるまで煎じたものに蜂蜜を加えて飲むとよい、と伝えられる。

外用にも使われた。蜜柑の果実をあぶって汁をしぼり、頭皮にすりこむとフケが出なくなるとか、蜜柑の皮五個分ぐらいを布袋に詰めて浴槽に入れ、その袋をもみながら入浴すると補温効果があって神経痛などの痛みに効く、などは古くから知られたことである。蜜柑の浴剤は冷え症にも効くから試してみる価値はあるだろう。

しかし何といっても蜜柑の効用は、新鮮な食べ物の少ない冬場にビタミンや有機酸を摂取できる果物という点にあると思う。最近の研究では蜜柑の色素の正体であるカロチノイドの一種であるβクリプトキサンチンに発癌を抑える作用が発見されたとも報告されている。手軽に栄養を補給できてガンまで予防できるとあれば、蜜柑の存在はいっそう得難いものに映るではないか。

濃厚な給源の落花生

冬の栄養を補う意味では落花生も蜜柑に負けない。落花生はマメ科の一年生草本で南米が原産地。江戸の初期に中国経由で日本へ伝えられたという。だから南京豆とか唐人豆の別名がある。

晩夏に数個の黄色い蝶形の花を開き、これが落ちると子房柄が向地性の成長をするのが特徴だ。地中で子房が発育し、繭状の莢《さや》ができる。その中に二〜三粒の種子を結実したのが落花生というわけ。

莢は長楕円形で中央がくびれ、中に赤褐色の薄皮をかぶった白色の種子がある。種子は晩秋にとりこむ。千葉や神奈川あたりで栽培される落花生はバージニア型と呼ばれ、日本の代表的な品種だ。

実が大きくて甘味に富む。成分は脂質が五〇%、粗蛋白が三〇%くらいで、濃厚な油脂と蛋白の給源である。茎や葉も栄養に富み、自給飼料の価値は高い。

落花生の脂質は不飽和脂肪酸のオレイン酸とリノール酸が多く、両方ともコレステロール値を下げる働きがある。抗酸化作用をもち若返りのビタミンともいわれるEやB1、B2など、ビタミンも豊かだ。

カルシウム、リン、鉄などのミネラルも含んでいるので、五大栄養素のバランスはすばらしい。落花生の評価は高く、中国では「長生果」と呼び、欧米では最上級の滋養強壮食に数えている。

薬用にするのは種子。漢方では「花生《かせい》」といって、催乳、貧血、止血に効果が知られ、乾いた咳や痰切りにも用いる。また水腫を治して初期の脚気にも効くという。

さらにビタミンB群の一種コリンは肝臓にたまったコレステロールを分解するレシチンという物質を生成、脂肪肝を予防するほか、成分のサポニンは過酸化脂質を減らし、弱った肝臓を元気にしてくれる。

落花生油の用途も広い。脱穀した種子を冷圧してつくる淡黄無臭の不乾性油で、オレイン酸、パルミチン酸、ステアリン酸、リノール酸などを含む。食用や繊維の処理剤に使われるほか、湿疹やかぶれの回復期にできるカサブタに落花生油を塗布すると治りが速いとも伝えられる。

だが落花生が身近なのは、炒り豆としての効用だ。〈ストレスをほぐす炬燵の落花生〉（李渓）といったら、誰しもが思い当たる情景であろう。ただし問題なのは、落花生が高カロリー食品であることであろう。ひとつまみの落花生は軽くご飯一杯分に相当することをお忘れなく。尾を引く食べ物だけに気をつけたいものだ。

そしてなるべく殻つきの落花生を選びたい。〈女教師も汚く食べる落花生〉（短夜）というほど散らかすのが難点だが、脂質の酸化を防いで新鮮さを味わうためである。

わたしは子どものころから落花生が好きだった。「あまり食べると鼻血が出るよ」と、よくお袋に注意されたことを思い出す。それでもポケットを満杯にして外へ飛び出す。雪のトーチカで食べる落花生は格別に旨いものだった。雪合戦に夢中になった遠い日が浮かんでくる。食糧難がやってきた一五年戦争の末期には、その落花生も消えていた。

それにしても、最近の落花生は何で加工品ばかりになったのだろう。殻つきの落花生は新鮮な味がするのに、莢どころか皮までむいたものが増え、落花生の持ち味が半減してしまったように思う。

加工品は酸化するのも速い。長持ちさせるために余計な添加物を混入させて、賞味期限内でも変な味がするものもある。丹念に莢をはぎとって頑固者を発見するのも、落花生を食べる秘かな楽しみだったのに。

団欒《だんらん》に似合う食べ物

町を歩いていて、蜜柑の香りが漂ってくると冬を実感する。〈をとめ今たべし蜜柑の香をまとひ〉（草城）――これは何と鮮烈な句であろう。季節が生きていることは人を和ませてくれる。落花生を食べたあとも、それとわかる香をまとっているものだ。これらが混じり合って冬の匂いとなる。

先人たちはこれらの身近なものを広く生活に活用した。蜜柑の皮を七味唐辛子や浴剤に利用したり、落花生をペースト状に練り合わせて冷え症やしもやけに応用したり。それが生活の知恵だった。

冬の家庭を絵にすると、炬燵に蜜柑と落花生のある構図が浮かんでくる。でも暖房の多様化で、それも次第に薄れてしまったようだ。エアコンつきの個室では絵にならない。みんなが集まって暖をとりながら、あれこれと喋り合いながら食べてこそ、蜜柑も落花生も存在価値が出ようというもの。せめて正月ぐらいは、家族で団欒のひとときを過ごしたいと思う。

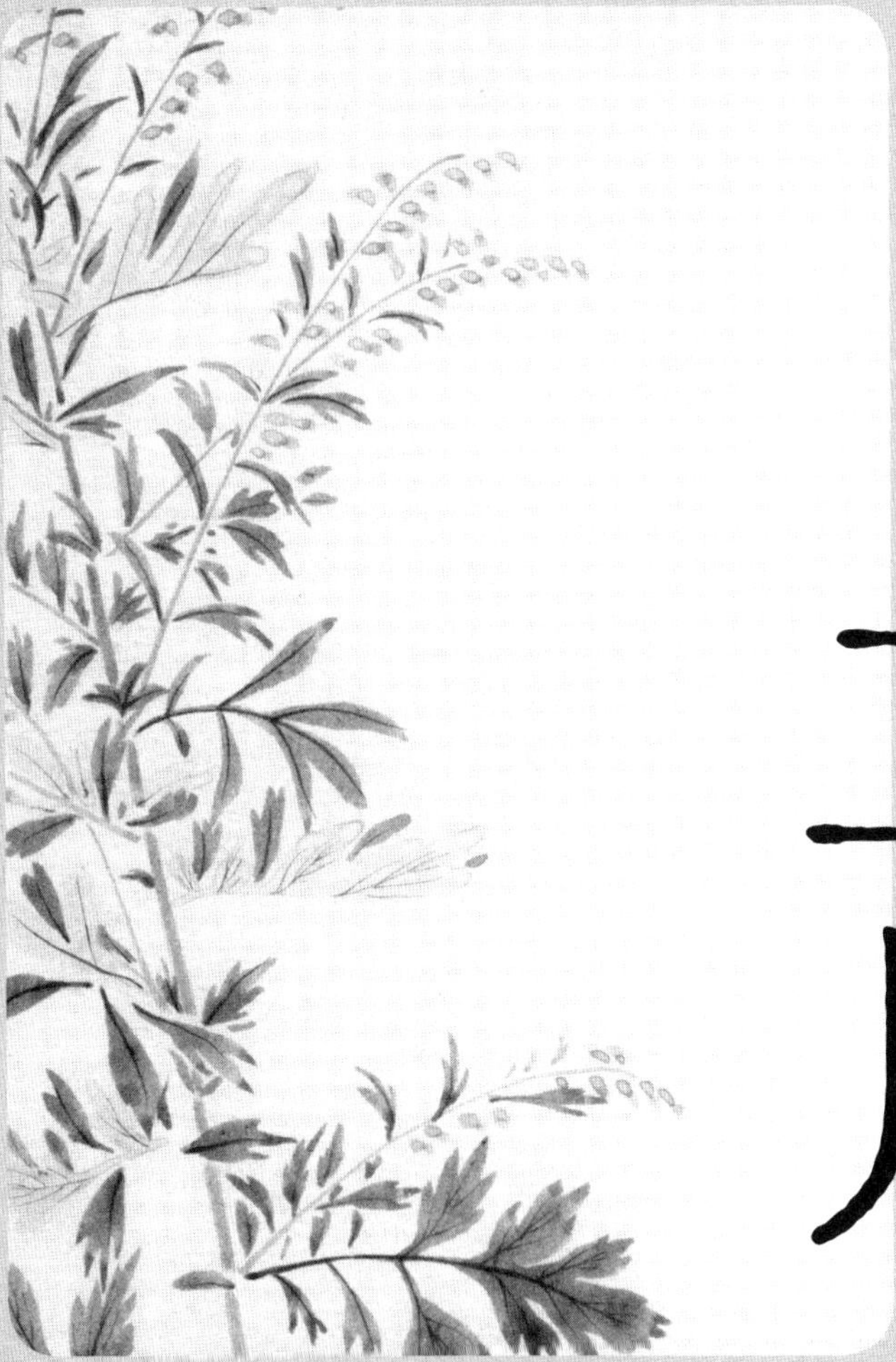
ヨモギ（艾）

二月

立春が過ぎると寒気もずいぶん和らいでくるが、寒の戻りとか余寒という言葉もあるのがこの時季。風邪にも油断はできない。インフルエンザが猛威を振るうからだ。

温度差の激しい生活は体へのダメージも大きいので、まだまだ寒さをあなどってはいけない。自然から栄養分を摂取するように心がけ、とくに年配者は血圧の管理と睡眠不足にご用心。

梅《うめ》と蓬《よもぎ》

小雪まじりの木枯らしの中で、もう早咲きの梅は蕾《つぼみ》を開きたそうに身を震わせていた。そして小川のほとりには、雪解けを待ちきれないように蓬の芽が顔を出している。雪深いわたしの古里に春を呼ぶのは、梅と蓬だった。

この二つの植物に共通しているのは、昔から身近な薬であったことである。新薬が溢れる現代でも決して疎外されることはない。存在感のある植物なのだ。その点でも梅と蓬は共通している。

三毒を断つ梅の効用

梅は百花の魁《さきがけ》という。ふくいくとした香りが周辺に漂い、清楚で気品さえある梅。日本ではこの梅をめでたい木として客間に飾り、盆栽や活け花にも好んで使ってきた。しかも嬉しいことに、その果実は梅干や梅酒となって食卓に親しまれ、薬効まで知られていることであろう。

梅の原産地は中国の山岳地帯といわれ、日本へは欣明天皇のとき呉《ご》の僧侶が奈良の都にもたらしたと伝えられる。その土産の中に梅の花びらをあしらった衣装があり、これが評判となって流行したのが「呉服」の語源なのだとか。

〈酒杯に梅の花浮かぶ思ふどち飲み手の後は散りぬともよし〉など、『万葉集』には一一八首もの梅の歌が収められている。可憐な匂い花が万葉人の心を捉えた様子が、生き生きと詠まれているのだ。

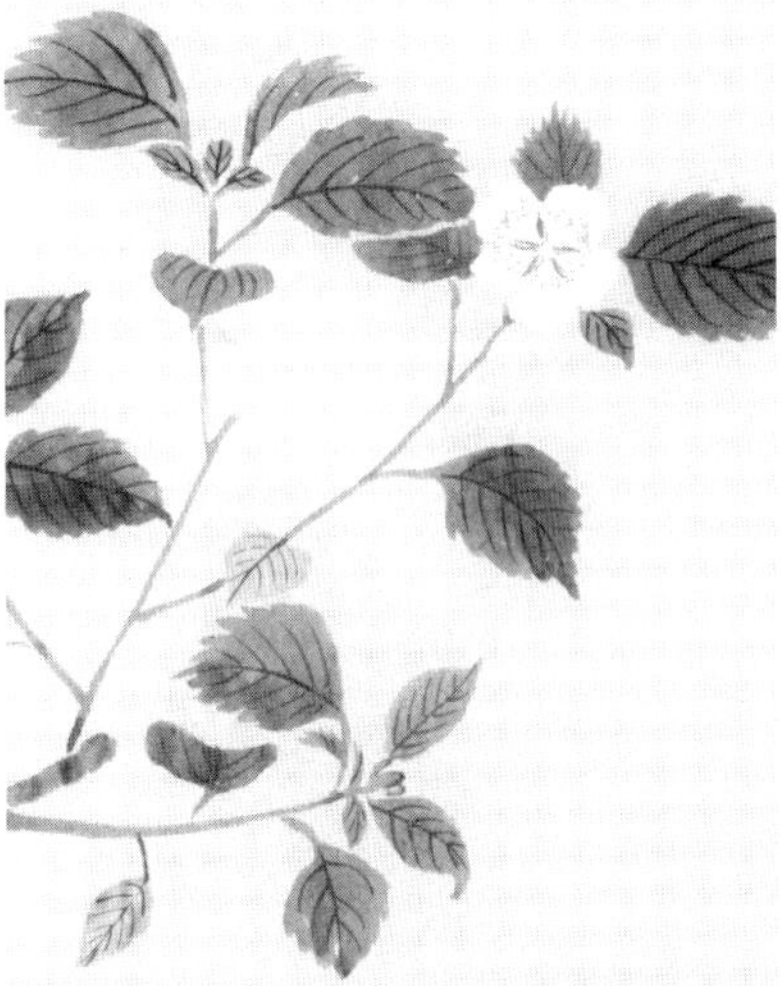
梅

薬用としての歴史はもっと古い。『金匱要略《きんきようりやく》』には回虫駆除や解熱・鎮咳に効果のある清涼収斂剤として烏梅円《うばいえん》の処方を載せている。これは未熟な梅の実を煤煙でいぶして燻製にし、これを乾燥させたもの。
梅肉エキスはこの処方をもとに考案された。青梅をすりおろしてその果汁を土鍋に入れ、とろ火で煮詰めて飴状にしたのが梅肉エキスである。下痢や消化不良によく効く。

もっと身近なのは梅干だ。お粥に梅干は病人食の原型みたいなものだが、永観二年の『医《い》心方《しんほう》』には「梅は三毒を断つ」と出ている。食、血、水の三毒、つまり食中毒、日射病、水あたりに効くというわけだ。

紫蘇《しそ》の葉で色づけした梅干の漬物が庶民の食卓に広まったのは江戸期に入ってから。梅の効用に紫蘇の持つ精神安定効果もプラスした庶民文化の傑作といえるだろう。

梅は数ある果実の中でもクエン酸、ピルビン酸、コハク酸など、良質の植物性有機酸をたくさん含んでいる。この有機酸そのものは酸性だから胃や腸では酸性反応を示して病原菌を殺す。しかし腸から吸収されて血液に入るまでにはアルカリ性に変化して血液のアルカリ性を高め、循環を整えるのだ。

未熟な梅の核の中には青酸配糖体のアミグダリンが含まれている。子どものときに「梅を食うとも核食うな、中に天神寝てござる」と教わったものだが、青梅を食べると腹痛を起こす。だがこれも塩や焼酎に漬けて一ヵ月も経てば徐々に分解し、毒性がなくなってしまうのである。

このような梅の特性から、いろんな利用法が開発された。梅干や梅酒だけでなく、梅酢、甘露梅、青梅漬、蜂蜜漬、のし梅、梅醤、梅菓子など、その種類の多いのにびっくりする。日本の代表的な保存食文化といえるだろう。

梅の民間療法も広い。ちょっとした頭痛には梅干をこめかみに貼ったり、扁桃炎には梅肉エキスを薄めてうがいをしたり。毛抜きで棘《とげ》がとれないとき、梅干の肉を厚めに貼っておくと棘が浮いてきて化膿もしない。

乳房が腫れたときや乳幼児の汗疹《あせも》のよりにも、梅干を貼ると腫れを引かせて膿を吸い取ってくれる。誰にも憶えのある日の丸弁当などは、飯を腐らせないための知恵であった。〈とろとろと梅酒の琥珀澄み来る〉(友二)は俳句、〈おむすびの中で梅干かしこまり〉(登美也)は川柳。いずれにしても梅と庶民とは縁の深い存在である。〈主婦の座の自信梅干よく染まる〉(文代)と、昔の主婦は梅干をうまく漬けるようになって一人前といわれた。

用途の広い蓬の薬効

早春の花が梅なら、野草の代表は蓬であろう。〈おらの世やそこらの草も餅になる〉(一茶)というわけで、小川のほとりの雪が消えるころになると北国では誘い合って蓬摘みに出かけた。

蓬は草餅をつくる原料になるので餅草の別名があり、また艾《もぐさ》に加工して灸《きゅう》に用いることから灸草とも呼んでいる。先人は摘み草のことを薬刈りとも云い、摘んだ野草は鮮度が落ちないうちに野原で食べた。

春の精気を体いっぱいに採り入れて健康になろうとする願いが、この野遊びには込められていたのである。〈道問えば老婆出てきて蓬の香〉（信子）ともいう。自然の恵みを享受する知恵と喜びは、遠く『万葉集』などにも詠まれていた。

食用にするだけではない。生の葉を揉んで虫に刺されたときや切り傷につければ、消毒と止血の作用があることも知られている。また布袋に詰めて浴剤にすると補温性があり、腰痛や婦人のこしけ、あるいは皮膚のトラブルにも効果があるとか。

蓬の成分としてはシネオール、セスキテルペンなどの精油分のほかビタミンや特有のタンニン類が検出されており、これが殺菌、止血、収斂などの効果をもたらすのである。

だが、蓬の薬用といえば灸の効用にとどめを刺すだろう。蓬の葉のやわらかい白い毛を臼でついて乾燥させ、篩《ふるい》にかけて綿状に加工したものが艾。これを経絡《けいらく》（ツボ）にすえて熱刺激を与えるのが灸である。

つまり熱刺激によって体組織に活力を蘇らせ、全身的な機能を正常化しようとする物理療法といえるのではないだろうか。灸は約二〇〇〇年前の『名医別録』に記述されているのだから、漢方では経験豊かな療法の一分野だ。

日本へ灸が伝来したのは平安時代だが、江戸の中頃には広い庶民層にまで普及している。

芭蕉が旅立ちに三里の灸をすえたことは『奥の細道』でご存じのとおり。当時は歯痛、腹痛、痔疾などにも灸が利用されていたようだ。

江戸で灸がもてはやされた様子は古川柳に詳しい。〈かわきりは女に見せる顔でなし〉とあるのは最初にすえる灸。大の男が歯を食いしばって呻く顔は女に見せたくないわけだ。〈大男小男おなじ灸が効き〉と不思議がる向きもある。図体の大小と艾の量とはあまり関係ないらしい。

〈新世帯灸を無にする出来心〉という句にも出会った。昔は病気でなくても健康維持のため灸をすえる風習があったが、灸をすえる前三日と後七日は体の安静を保つため同衾を避けるよう戒めたのである。

だが新婚ともなれば、それを我慢するのは大変だったに違いない。〈灸を無になさいますかと襟を折り〉と女房にたしなめられる事態もあったのだろう。この戒めは享保の『鍼灸重宝記綱目』という書物に、大まじめな記述で載っていた。

まことしやかな灸の掟《おきて》は房事だけでもない。産後の七五日、大病後の一〇〇日、疱瘡のあとには半年間、灸をすえてはまかりならん、とある。それでも〈艾屋は細き煙で世を渡り〉と商売は成り立っていたのだから、江戸っ子は何かにつけて灸をすえていたのだろう。

早春の代表的な生薬

さて、立春を過ぎても寒のぶり返しがある昨今、口をついて出るのは懐かしの『早春賦《ぶ》』だ。〈春は名のみの風の寒さや、谷の鶯歌は思えど、時にあらずと声も立てず〉――木造二階建ての校舎の窓から歌った遠い日の早春が浮かんでくる。

三月も近づけば、陽光はたしかに明るい。梅や蓬だけでなく、やがて連翹《れんぎょう》、辛夷《こぶし》、蒲公英《たんぽぽ》、蕗《ふき》なども元気に芽吹いてくれることだろう。それらの植物も豊かな春の産物であり、貴重な生薬なのだ。

土筆《つくし》と蕗《ふき》

雪国の冬は長い。雪囲いを一つずつはずしながら春を待つ。子どもたちは待ちかねて雪解けが始まった河原に走る。すると、堤のあちこちに鮮やかな若芽が萌え出ているのだ。〈雪すき分け見れば春なり蕗のとう〉（静子）。土筆も顔を出している。

歓声をあげてそれらを摘んでくると、お袋も歓声をあげた。いそいそと茹でて三杯酢や胡麻和えが小鉢に盛られ、親父の晩酌に供される。それが嬉しくて翌日はもっと遠くまで摘みに行く。収穫が多いと天麩羅にもなって食卓は華やぐのだった。そんな遠い日を思い出す。

土筆は食で杉菜《すぎな》は薬

陽炎《かげろう》がたなびく堤に近づくと、誰からともなく歌い出した。〈つくし誰の子すぎなの子、土手の土をそっとあげ、つくしの坊やがのぞいたら、外はそよ風春の風〉――雪解けの大地からひょっこりと顔を出す土筆。土筆は春の使者だった。

だが、歌に反して土筆と杉菜の間に親子の関係はない。むしろ兄弟というべきだろう。黄褐色で先端が筆のように膨らんでいる土筆は、繁殖のための胞子をとばすとすぐ枯れてしまう。まもなくその付近から緑の枝分かれした杉菜が芽を出し、夏に向けて繁茂する。

ツクシもスギナもトクサ科の多年草だ。杉菜の葉は退化して鱗片状になり緑の部分は枝である。枝は葉緑素を含み、デンプンをつくって地下の根茎に蓄えておく。土筆も杉菜も同じ根茎から地上に出るのだが、土筆は繁殖面を、杉菜は栄養面を担当しているといえるだろう。

土筆の若芽は昔から食用に供されてきた。古川柳には〈小判では嫌だと逃げる土筆売り〉とある。春先になると江戸の町にも土筆売りが出歩いていたのだろう。土筆の天麩羅も野趣があっていいが、薄味に煮て卵とじにすると、春の味が口中に広がる。土筆の穂を集めて酒粕に漬ければ保存食になり、お袋がよく漬けていた。花鰹をかけて醤油をかけると旨い。

薬になるのは土筆よりも杉菜である。つまり栄養茎の方で、全草にアルカロイドのパルストリン、サポニンのエキセトニン、フラボノイドのイソクェルセチン、それにケイ酸やビタミンCなどを含んでおり、多様な薬効が知られていた。サポニンには痰を切り咳を止める働きが、フラボノイドには利尿作用があるので用途は広い。八月ごろ杉菜の葉茎を刈り取って日干しにした生薬を「問荊《もんけい》」という。

痰がからんだり、膀胱炎などで尿の出が悪くなり体がむくんだとき、問荊一日量一〇〜一五グラムを五〇〇ミリリットルの水で半量になるまで煎じ、かすを除いて食間三回に分けて飲む。この液をうがい薬として用いても痰を切り、咳を鎮めてくれる。扁桃炎などにも応用できるだろう。

さらに化粧品かぶれには、この煎じ液が冷えてからガーゼに浸して冷湿布するとよい。細胞組織を引き締める収斂剤として役立つ。虫刺されには生の茎葉をよくもんで搾り汁をつける。野外での応急手当には便利だ。

杉菜の仲間にはトクサやミズトクサなどもある。木賊《とくさ》には多量の無水ケイ酸やタンニンが含まれているので、腸や痔の出血のときなど止血に使われた。秋に地上部を刈り取って日干しにしたものを「木賊《もくぞく》」と呼んでいる。木賊は物を磨くのにも用いられ、杉菜と同じように便利な薬草だ。〈家建てて杉菜が生ず束の間よ〉（凌子）という句もある。

子どものころ、原っぱで杉菜遊びに熱中したことを思い出す。杉菜の節々には退化した葉からできる鞘があるが、そこから茎や枝を抜いたり接いだりして遊んだ。〈ただひとり杉菜のふしをつぐことのあそぶをぞする河のほとりに〉（牧水）――漂泊の歌人も杉菜遊びを思い出したのであろうか。杉菜は土筆の終わったころから生え始める。

款冬《かんとう》の精気を薬用に

古川柳に〈御家老はふきの工夫でにがい顔〉とあった。秋田藩主が江戸城で国元の蕗を自慢したので本物を見せる羽目になり、国家老が苦労したという故事をうたったものである。たしかに東北には大型のアキタブキがあり、この栽培蕗は葉柄の長さが二メートル、葉の直径が一・五メートルにもなる巨大なものだ。不思議なことにこの蕗を東京あたりで栽培しても大型にはならない。風土による植物の変異を示す例であろう。

フキは野原や山地に自生するキク科の多年草だ。早春に地下の根茎から苞《ほう》をつけた花茎を出すのがフキノトウである。それは四月にはいると一挙に伸びて二〜三〇センチにもなり、上端に花を開く。〈ほとばしる水のほとりの蕗の薹《とう》〉（泊月）という風情だ。雌雄異株で雌花は薄黄色、雄花は白い。花が過ぎると雌花は実を結ぶが、これに白い絹糸のような毛がついて風が吹くと四方に飛び立つ。

あとに残った茎葉は、やがて黄色に枯れてしまう。晩春から見る蕗は大きい葉ばかりだ。この葉柄が八百屋の店頭に並ぶわけである。〈賢母ならず良妻ならず蕗を煮る〉（清子）とあるように、いかにも庶民的な味だ。煮るのもいいが、油で炒めて七味をふりかけた蕗は晩酌にも合う。

蕗は款冬とも書く。寒い冬に氷を叩き割って出てくるという意味である。昔の人たちは、この植物の精気に感動し、きっと薬になるはずだと考えたに違いない。たとえば中国では、乾燥した蕗の薹を「款冬花《かくとうか》」といって広く薬用に供した。

款冬花にはクェルセチン、ケンフェロール、苦味質、精油、ブドウ糖、アンゲリカ酸、カプロン酸、カプリル酸などの成分が含まれている。苦味質や精油には消化を助け、食欲を増進させる効果が、さらに精油には痰切りや咳止めの作用があることもわかった。

蕗の葉にも苦味配糖体や粘液質、サポニン、タンニン、コリン、酒石酸などが含まれ、ほぼ蕗の薹と同じ作用があると認められたのである。補肺湯《ほはいとう》や射干麻黄湯《しゃかんまおうとう》などは款冬花を配合した漢方処方で、古くから鎮咳、去痰に用いられてきた。

日本の民間療法でも蕗は重宝がられている。消化、食欲増進または痰切りと咳止めには、乾燥した蕗の薹か蕗の葉一〇～二〇グラムを五〇〇ミリリットルの水で半量になるまで煎じたものを一日三回に分けて食前に飲むとよい。健胃剤としてお茶代わりに飲む地方もあるという。

また生の葉を揉んで傷口につけたり、葉のしぼり汁は血止めになるといって農家などでは生活の知恵に数えられている。蕗の根を煎じて飲むと回虫などの寄生虫も駆除できるとか。農薬を使うまでこそ寄生虫は少なくなったが、半世紀ほど前までは小学校でも定期的に虫下しを服用させたほどである。

蕗はまた春を呼ぶ味でもあった。〈蕗味噌のほかにもてなす術がなし〉（高雄）というが、蕗の薹を生のまますりつぶして味噌に混ぜ、砂糖や味醂《みりん》で味つけしたのが蕗味噌。きゃらぶきも旨い。だが市販品の多くは促成軟化栽培である。わたしには田舎暮らしのころの、日向の匂いもする野生の味が忘れられない。

蕗味噌をなめた青春

雪国に生まれ、中学までそこに育ったわたしにとって、雪解けごろの植物には特別な思い入れがある。〈母が煮てくれし土筆よ蕗味噌よ〉（敦）と声に出してこの句を詠むと、思わず涙ぐんでしまうほど古里の山河は懐かしい。そこを離れて半世紀以上も経ち、遠《とう》に父母は亡くなってしまったのに、子どものころに体験した数々の残像は、驚くほど鮮やかだ。

そしてお袋が送ってくれた蕗味噌をなめながら、いつも飢餓状態だった青春時代を思い出す。〈蕗味噌のほか何もなし友と酌む〉（潮児）――奨学金が入っても贅沢はできなかった。焼酎の梅割を飲みながら熱く人生を語り合った日々が、まぶしく甦ってくる。

椿と水仙

まだ肌寒い郊外の朝を散策していると、どこからともなく椿の花が落ちてくる。花弁が厚いせいだろうか、しじまを破る音は意外に大きい。国字では春の木と書いてツバキと読み、花ごよみでも二月の花と決めているが、派手に咲くのは四月ごろ。しかし桜や桃の絢爛さには及ばないから、わたしは冬の寒椿を愛でたい。〈寒椿しだいに雪の明るくて〉（利一）の風情がいい。

雪中花の別名もある水仙は、この時季が盛りだ。霜や雪に耐えて健気に咲く水仙の姿には、たおやかな中にも芯の強さ、清浄さを感じさせるものがある。真冬から早春まで花を開く。正月には松や千両と取り合わせて花材に用いた家も多かったことだろう。あざやかな黄が障子の白に映えて、高雅な空間を描いてくれる。椿も水仙も、民間療法では広く知られた植物だ。

混沌の世に咲く白椿

木々の莟《つぼみ》が寒さに震えているころ、椿はいち早く陽光を吸い込み、膨らみを急ぐ。濃緑色の葉柄も美しい。〈日当たりて花新しき椿かな〉(敏郎)とあるように、陽春の椿、葉陰の椿も見事だが、その落花にも捨てがたい趣がある。〈花弁の肉やはらかに落椿〉(蛇笏)にはそこはかとない無常感も漂う。北海道を除く日本列島に自生するツバキ科の常緑高木である。

椿が日本の文献に表れたのは『日本書紀』が最初のようだ。椿の木で槌や武器をつくったという。栽培が流行したのは徳川秀忠が諸国の大名に命じて椿を植えさせたのがきっかけとか。寛永年間には『百椿集』や『百椿図』などの図譜も出ており、品種も広がったらしい。ただし椿の散る様子を武士の首が落ちるのに結びつけ、屋敷内に植えるのを忌む地方もあった。

西洋に伝えられたのは一七〇〇年ごろ、中国からイギリスの医師が白椿を持ち帰ったといわれる。一般化したのはヴェルディ作曲のオペラ『椿姫』が評判になってからであろう。椿は花の底に蜜を分泌するので、メジロがこれを吸いにきて花粉をまき散らす鳥媒花としても知られる。枝がよく茂り、肉厚の葉が互生して春に濃密な花弁を開く。

椿の花は五弁で枝の先に一個つき、下向きや横向きに半開する。紅色、淡紅色、濃紅紫色、白色とまことに多彩。園芸品種には絞り、八重咲、牡丹咲、ラッパ咲など、これまた多様だ。〈混沌の世の一隅の白椿〉（義子）に心打たれているかとみれば、〈ゆらぎ見ゆ百の椿が三百に〉（虚子）と圧倒される光景もある。

椿の果実は球形で径四～五センチ。果皮が厚く、その中に暗褐色の種子が二～三個入っていて、秋に熟すると裂ける。この種子から採取する椿油は昔から髪油として汎用されてきた。淡黄色の不乾性油で頭髪にすり込むと毛切れ、抜け毛、裂け毛を防ぎ、皮膚の炎症も和らげるから、フケや痒みを防ぐ効果がある。山茶花《さざんか》の実から搾った油も頭髪に用いるが、それは椿油の代用だ。

欧米では同じ目的でオリーブ油が使われる。髪油は新しく精製した椿油に酸化防止剤と香料を加えて溶かし込み、二～三日放置してから瓶詰めにしたもの。椿油に含まれる脂肪油はオレイン酸で、マイナス一五度になると凝固する。椿油の産地は伊豆七島と九州。とくに大島は有名で、全島に椿が植えられ、椿島とも呼ばれる。

二〇年ほど前に、わたしは大島の椿まつりを取材したことがあった。商工会が選んだミス椿は膝下までみどりの黒髪を伸ばしていたが、椿油の搾り粕で洗髪しているとのこと。シャンプーもリンスも使わない。洗髪のあとは椿油をつけるだけで、癖のない見事な黒髪が育つという。島に一軒だけ残る精油所も訪ねてみたが、横文字製品に押されたままらしく、そんな時勢を嘆いていた。

三原山の峠茶屋に椿餅があったのを憶えている。干し飯の皮に餡を包み、表と裏に椿の葉を貼りつけただけの素朴な餅である。〈椿餅なにかつらぬくこの小店〉（茶人）——桜餅や柏餅とも違う風情を感じたものだが、あの餅はまだ健在だろうか。かつて椿油は、食用に精密機械の潤滑油にと、かなりの需要があった。あのころの椿はひときわ輝いていたのだろう。

清らかで優美な水仙

冬の淡い陽光を浴びて黄金色に浮き立つ水仙は美しい。ギリシャの伝説によると、美少年ナルキッソスが池の水面に映った自分の姿に恋をしてしまい、成就しないのをはかなんで身を投じたとき、その場所にこの花が咲いたという。以来ギリシャでは水仙をナルキッソスと呼ぶようになった。自己愛をナルシシズムというが、あるいは人間の魂と深くかかわる花なのであろうか。

水仙は地中海沿岸が原産地で、日本へは中国から伝わったといわれる。ヒガンバナ科の球根性草花。『万葉集』や『源氏物語』にはまだ登場しないから、そのあとに渡植されたものらしい。文安元年の『下学集』に水仙華と載っているのが最初の記録であり、俗名を雪中花と出ている。『和漢三才図会』は正徳三年の刊行だが、すでに紅色種なども記してあった。

〈水仙の香やこぼれても雪の上〉（千代女）と詠まれたように、水仙は耐寒性の鱗茎を持つ植物だから雪の季節にも咲く。〈水仙やりんりんとして真夜を咲く〉（志解樹）の句もあって、冬の花で最も清らかな、優美な花といえるだろう。花の少ない季節だけに、水仙を待ちこがれる人は多い。〈水仙の束とくや花ふるへつつ〉（水巴）は、花屋に入荷の情景であろうか。

美しいものには毒があるのたとえどおり、水仙は毒草に分類される。その葉茎や鱗茎にはリコリンというアルカロイドを含んでいるため有毒。この毒性が薬用にも転じられるわけで、民間療法は割と広い。黒褐色の鱗茎を摺り下ろしてウドン粉と混ぜ、和紙か布地にのばして腫物に貼る。乳腺炎や乳房の腫れには酢を加えるとよいという。内服には使わない。

水仙の薬用は使うときに掘り出して用いる。もし誤って食べたり飲んだりすると、腹痛や吐き下しを起こすので注意すること。外用のときも、皮膚の弱い人はいきなり患部に貼りつけるとただれることがある。布で包んで用いればよい。花を頭髪につけたり、体に塗ったりする地方もあるが、これは水仙の香気を利用したもの。いわば天然のオーデコロンというわけだ。

水仙の香りは、いかにも乙女心をくすぐるような匂いがする。〈水仙の香りに人が恋しくて〉（早苗）とあるように、ほのかな芳香だ。なのに〈一茎の水仙の花相背く〉（越央子）ともあって、はかなさも匂う。一茎の水仙の花は決して同じ方向には開かない。それぞれ別の方向に開く花に潜む不思議さを、この句がうたいあげたように、何かと気になる花なのである。

わたしが学生のころ、白いドアの喫茶店があって、何気なく入ったら数カ所に鮮やかな水仙の切り花が飾ってあった。たしかピアノ協奏曲が流れていたと思う。隅の席にぽつんと女学生が座っていて、単行本を読んでいた。髪を水仙と同じ黄色いリボンで結んでいたのが、いまも瞼に残っている。〈水仙の花饒舌へそっぽ向く〉（麦人）――この花はこんな雰囲気に似合う。

遠い日に重なる二月

さて、二月といえば一年で最も寒い日が続く。どうしても出不精になり、閉じこもりがちになってしまう。だが室内に椿や水仙を活けてあれば、閉塞感はない。〈壁にさす白玉椿ここちよく家の内外を今日はきよめき〉（左千夫）という心境にもなるだろう。そして〈幼な子は通ふごとくにひとつ咲く水仙のまへにゆきてこごみぬ〉（栄一）と心躍ることも。ちなみに椿の花ことばは「控えめな美点」、水仙は「自己愛」だった。

大島のミス椿の黒髪は、まだ往時の美しさを保っているだろうか。よもや茶髪に汚染されているとは思えないが、椿をみると不安がよぎる。猫も杓子も茶髪にする没個性の世の中がうらめしい。水仙のある喫茶店にも何度か訪れてみたが、再びリボンの彼女に出会うことはなかった。なぜか遠い日を思い出させる椿と水仙ではある。

片栗《かたくり》と繁縷《はこべ》

春は名のみの早春、薄日の漏れる丘陵地を歩いていると、落葉樹林の中に紅紫色の小花が群生しているのを見かけるときがある。姫百合に似た愛らしい片栗の花だ。うつむいて微風に揺れているさまは、まるで清純な乙女がバレエを舞っているような情景で、しばし見惚れてしまう。その姿が愛しくて、〈片栗の花の私語聞く春の山〉(美和子)と、わたしは何年間か彼女らに逢いに通った思い出がある。

そして陽炎《かげろう》の揺れる川辺には、陽光を吸い取るようにして繁縷が広がっていた。雪解けは川の畔からやってくる。そこに芽吹く若草摘みに出かけると一面に萌えているのが繁縷というわけだ。鮮やかな緑を手にして、冬ごもりからの解放を実感したあの頃。わが古里は遠くなったが、少年のころの山河はいまも瞼に焼きついている。

いまや幻の片栗澱粉

〈雪淡し片栗の花なほ淡し〉(まり子)という。まだ、ほかの草木が茂りをみせない寒い林の中に、恥ずかしそうな風情で紅紫色の花を開く。やさしい花だ。

カタクリはユリ科の球根性多年草で、花茎の高さは二〇~四〇センチ。中央の下部に一対の長楕円形で紫褐色斑のある葉をつける。花は径四~五センチ。六枚の花被片は同形で披針形。可憐な花である。

地上に出ている部分の寿命は短い。花が散ると二ヵ月ほどで地下の球根にデンプンを溜め込み、溶けるように消えてしまう。鱗茎は柱状披針形で親指大。栗の実を半分に割った形に似ているので「片栗」の名があり、その中身のデンプン質が片栗粉である。かつては「片栗澱粉」の名で『日本薬局方』にも収載されていた。

六月ごろ、その球根を掘り出して皮を除き、砕いて水を加え、濾してから乾燥させると純白の光沢ある粉末が得られる。特別な匂いや味はない。指の間に挟んで動かすとキュッキュッと音がする。

これが正真正銘の片栗粉だが、品薄で高価だから、いま市販されている片栗粉はほとんど馬鈴薯や甘藷が原料の偽物になってしまった。本物の片栗粉は良質なデンプンであり滋養にも富む。だから田舎では老人や子どもが下痢をしたときなど、これを葛湯のようにして与えていた。胃腸の弱い人には整腸剤として用いても穏やかな効果がある。

ベビーパウダーとしても用いた。夏に多い湿疹や汗疹《あせも》などには、片栗粉を患部に塗ってやると痛がゆいのによく効き、肌荒れも防いでくれる。わたしも厄介になったことを思い出す。

片栗粉は丸剤や錠剤の賦形剤《ふけいざい》としても使われた。『薬局方』には四版まで収載されていたが、そのころはまだ収穫量も多かったから、製剤原料には便利な存在だったといえる。片栗のデンプンは粘り気が強いから製剤には適していたのだろう。現在はほとんど使われていない。片栗の応用も古典的な語り草になりつつある。

わたしが子どものころ、東北地方の銘菓に「片栗落雁《らくがん》」というのがあった。本物の片栗粉を原料とした砂糖菓子で、お袋の大好物だったことを思い出す。いまも時々、仏壇に菓子を供えるが、もうこの落雁を手に入れることはできない。本舗に問い合わせたところ、片栗の群生地が根こそぎ荒らされてから原料難に見舞われたのだという。ひどい話だ。

学生のころ山奥の温泉で、片栗の若葉を茹でて食べさせてくれたのを憶えている。根こそぎ取るような馬鹿はいなかったので、早春の味を毎年楽しむことができたのだろう。思えば貧しくても幸せな時代だった。

浸し物だけでなく、和え物、天麩羅などの食材としても喜ばれたらしい。ビタミンにも富む素朴な味であった。〈かたかごの花のふるへの愁ひかな〉（占魚）――堅香子《かたかご》は片栗の古名。片栗にとっても現代は受難の時代なのかも。

塩を加えて歯に繁縷

いまでこそ繁縷は小鳥の餌でしかないが、江戸の初期には青菜として栽培されていたらしい。アクがなくて軟らかいから、サラダや油炒めのようにすると合うようだ。薬用植物でもある。薬にするのは地上部。花期に茎葉を採取して日干しにしたものを「繁縷《はんろう》」という。成分は不詳だが、青汁には葉緑素やカルシウム、酵素などの含有がわかっている。

繁縷は春の七草に数えられ、古くはハコベラと呼ばれた。〈はこべらや雪嶺は午後うっとりす〉（澄雄）とあるように、ハコベは略されて通称となっ

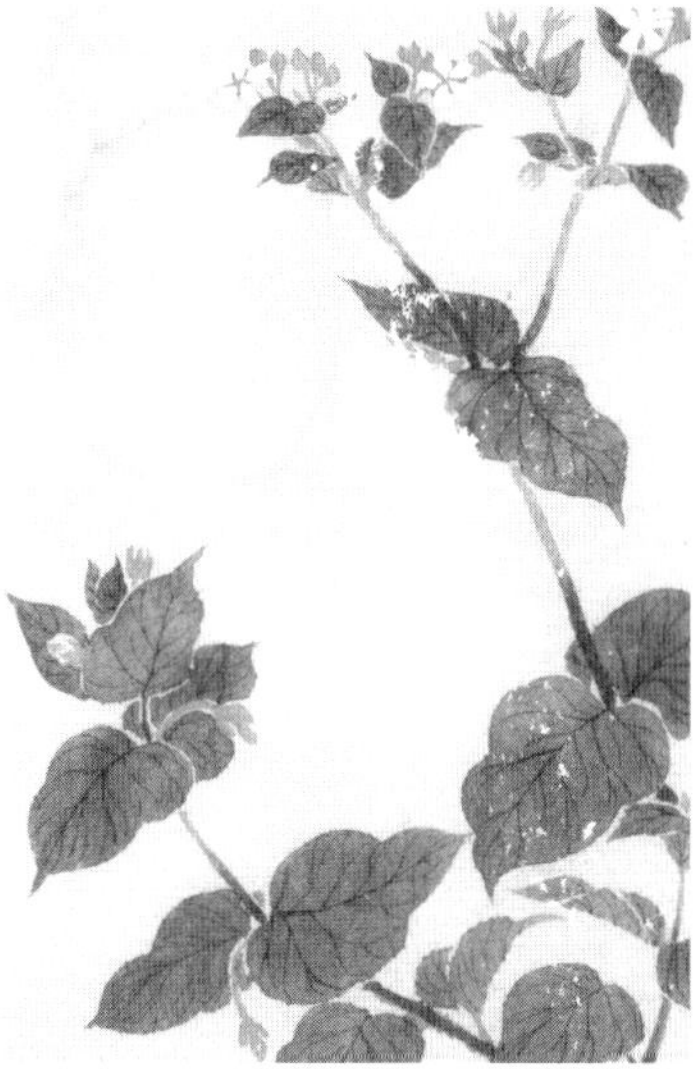

ハコベ（繁縷）

たのであろう。アザラシゲという地方もある。朝日に当たると盛んに花を開くので、「朝開け」が転化したものらしい。ネーミングの由来を探ってみるのも楽しいものだ。

ともかくハコベはナデシコ科の越年草。全体が軟らかく、枝を分けて群がり生えている。道端や生垣の脇などで見られ、茎の長さは一〇～二〇センチ。片側に一条の毛が並んで生え、数センチの卵形無毛の葉が対生している。先端はとがり、春を待ちかねたように枝先に小さな白い花を開く。花が終わるとだんだん下を向き、果実が熟して割れるころには上を向く特性がある。

繁縷の煎じ液で湿疹や子どもの瘡毒を洗う療法は、昔から広く知られていた。『千金方《せんきんほう》』には、「積年の悪瘡、痔《じ》の癒えざるものを治す」とあり、これを拡大解釈して虫垂炎の特効薬であるかのように記した書物もあるが、それは疑わしい。

むしろ有効なのは歯磨き粉としての用途であろう。『和漢三才図会』によると、繁縷の茎葉から汁を搾って塩を和し、鮑《あわび》の貝に盛って焼いたあと再び汁を加えて七日間乾燥する、と製法を述べている。

また江戸の庶民がよく口にした「いろは救民救薬の歌」には、こうあった。〈急ぐ道歩いて呼吸が切れるなら繁縷の汁に紫蘇《しそ》を入れて飲め〉――当時は息切れの薬としても用いたのであろう。

産後の母乳が出にくいとき、繁縷の茎葉を浸し物にして食べるとよい、と伝える地方もある。さらに産後の浄血薬として全草を煎じた液を飲む方法もあるが、これにはちょっと疑問符がつく。

わたしが納得できるのは歯磨き粉としての効用だ。『和漢三才図会』のとおりにしなくても、よく乾燥した茎葉を擂り鉢で粉末にし、同量の塩を加えればハコベ塩として通用する。これを指先につけて歯茎をマッサージするのは、かなり古くから知られた民間療法で、歯周病や歯槽膿漏を予防するのに試してみる価値はあると思う。

そして見逃せないのは、食用としての価値である。〈はこべ陽をみんなもらったように伸び〉（岩明）は川柳だが、そんな若芽を食べると、春の精気が体中にみなぎってくるような気分になるのではないか。繁縷の浸し物を食べると母乳を促す効果があると伝えられるのは、まさしくその証拠のような気がしてならない。自然の恵みにはすばらしい条理が秘められている。

天与の贈物を大事に

わたしが片栗の花と出会ったのは、大学に入った翌年の春休みに帰省したときだったと思う。東京にはまだ焼け跡が多かったころで、やたら山野が恋しかった。価値観が崩れてなかば茫然としている多感な年頃に、変わらない山河は救いの手を差し伸べてくれる。それが無上に嬉しかった。だから片栗の群生を目にしたときは思わず歓声を上げ、次の瞬間には涙ぐんだことを憶えている。

わたしが恋した故郷の樹林地帯も、あの列島改造に狂っていたころ、宅地造成でなくなってしまった。いや、その前すでに、都会から車で乗りつけるハイカーたちが、根こそぎ掘り出して掠奪して行ったという。季節が育ててくれる天与の贈り物が、心ない人たちによって姿を消してしまうことに、わたしは怒りを隠せない。〈片栗の花は万葉の化身かも〉（常念）の句は、わたしの胸に重く沈んでいる。

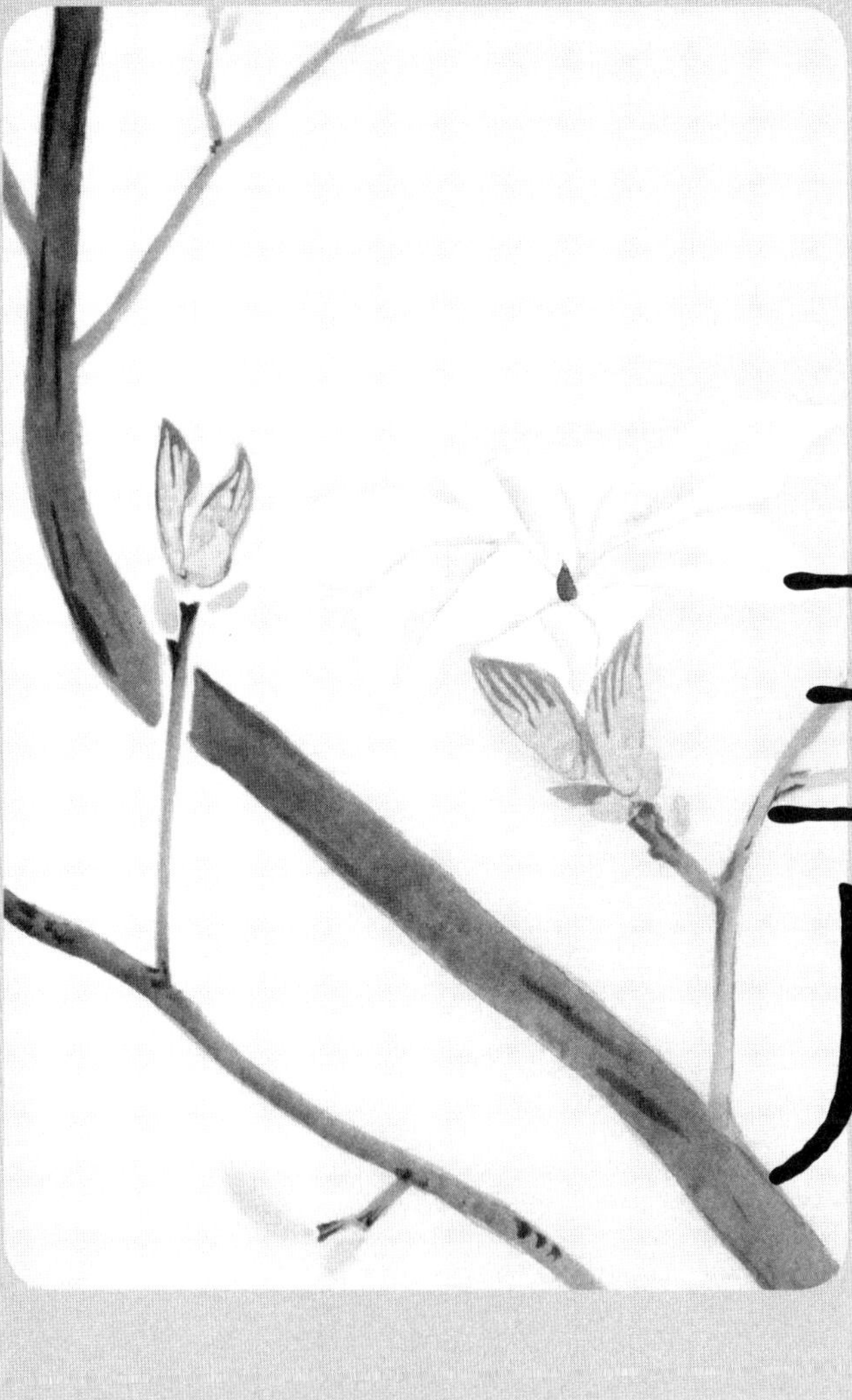

コブシ（辛夷）

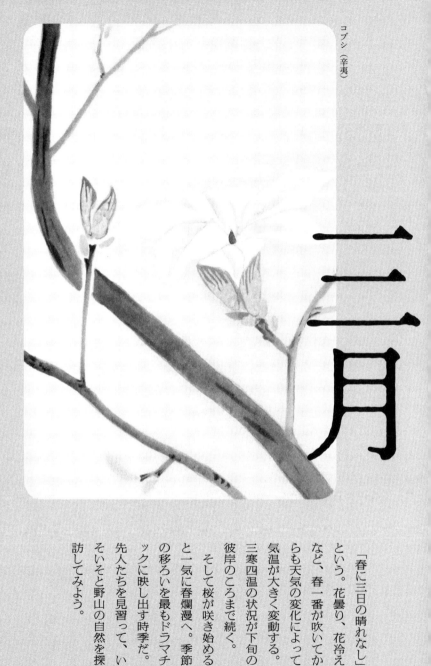

三月

「春に三日の晴れなし」という。花曇り、花冷えなど、春一番が吹いてからも天気の変化によって気温が大きく変動する。三寒四温の状況が下旬の彼岸のころまで続く。

そして桜が咲き始めると一気に春爛漫へ。季節の移ろいを最もドラマチックに映し出す時季だ。先人たちを見習って、いそいそと野山の自然を探訪してみよう。

土《つち》と水《みず》

ようやく春らしくなってきた。若芽が萌え出るころの土は輝く。その新緑が映えて水が光る。天地創造のときからあった土と水が、この季節ほど生き生きとする時季はない。そして土と水は、多くのものをこの世に産み出してくれた。貴重な医薬資源も例外ではない。今回のテーマは視点を変えて土と水。いわば根源的なものにスポットを当ててみよう。

生薬も土からの産物

母なる大地といわれる。土は人類にいろんな恵みを産んできた。主食の穀類はもちろん、衣食住に関わるたいていのものは大地の産物である。だから古代人は、五色の土を祀《まつ》る風習を持っていた。とくに農耕民族の土に示す愛着は強い。土は農民の膏血《こうけつ》を知っているからであろう。

土とは何か。物理的にいってしまえば、岩石の崩壊して生じた母材に生命力が働いて形成された地殻の最上層である。露出している岩石は長い歳月の間に自然の力で砕屑物質となってしまう。そして加水分解により風化複合態という粘土物質に変わる。

さらに風化が進み、有機質が腐植したりして泥炭状になると、微生物が着生したり植物が生えるようになってくる。植物などの枯死に由来する有機物は黒い表層をつくり、栄養分の豊かな土壌が形づくられるというわけだ。

医療の面で不可欠の抗生物質は、主に土壌の放射菌やカビを培養して抽出したものであり、その探索はいまも世界中で続けられている。場所にもよるが、一般に土一グラムの中には一〇〇万個のカビと一〇〇〇万個の放射菌、一億の細菌が含まれているという。

アオカビの一種からペニシリンが発見されたのは一九二九年のこと。これが細菌性疾患に強力な治療効果を示すことが明らかとなったのは同四一年であった。いまではおびただしい数の抗生物質が知られている。

しかし、新しく発見された抗生物質が人体の治療薬としてすぐ役立つとは限らない。毒性が強すぎて臨床に適さないものが圧倒的に多いからだ。抗菌、抗カビ、抗腫瘍と広い範囲にわたって抗生物質の探求は続けられており、いまではそのテンポも速い。

分離法が急速に進歩し、化学構造の決定もコンピュータで行われるようになり、微生物によらず合成するものまで現れた。天然の医薬資源が生体内でどのようにつくられるかという生合成機構の研究などは、日進月歩といえるだろう。

抗生物質が人間の平均寿命を延ばした功績は大きい。感染症による死亡率はたしかに激減した。半面、その使いすぎが問題になったのも事実。乱用が耐性菌を生み、菌と病との果てしないいたちごっこが始まった。

その過程で忌まわしい薬禍も頻発したのは記憶に新しいところ。そんな渦中で漢方医学が再認識されたのである。当時の時事川柳には〈科学する世に漢方が見直され〉（とき）とあった。

そういえば、漢方に欠かせない生薬のほとんどは土の産物である。『本草綱目』に収載されている植物一一九三、動物三四〇、鉱物三五七、計一八九〇種類の生薬すべてが大地と関わり、その恩恵を受けているといっても過言ではないだろう。

『本草綱目』から七七二種類を選び、日本在来の生薬を加えて一三六二品目を収めた貝原益軒の『大和本草』も例外ではない。まさしく土あってこその漢方なのである。

だが現代人は、土と親しむ機会がめっきり減ってきたのではないか。〈農村も裸足の味を子は知らず〉（京子）の昨今、〈日の匂い草のにおいで子が戻り〉（柳次）という子どもは少なくなってしまった。

わたしの子どものころは、〈叱られた足を雑巾まで戻り〉（秀哉）の腕白さで、冬でも裸足に馴染んでいたもの。そんな時代は影を潜めてしまったのかもしれない。人間も大地から栄養を吸い取るという農耕民族の哲学も怪しくなりつつある。

人間の集落も水から

あまりに身近すぎて、その恩恵を忘れがちな水の存在は、土と似通うものがあろう。わたしが水を意識したのは上京したときだった。カルキ臭さがどうにも鼻について離れない。〈甘露とはあの古里の湧き清水〉（昶）と、当時の日記に走り書きしてあった。それでも外国人にいわせると、日本の水は比類なく旨いのだとか。寒暖乾湿の調和を保つ風土の構造的なものが、おのずと旨い水を醸し出してくれるのであろうか。

水を一物質としてみると、水素二と酸素一から成り立つ。飲料に用いる水は降水がもたらすもので、河川や地下水の特性によりいろんな物質が溶け込んでいる。その微量な混入物によって水の旨さが決まるわけだ。

人の集落は、よい水質の土地から開けたという歴史を持つ。地球の表面の七〇・八％は海であり、そこに定住はできないのだから、絶対に必要な水を求めたのは当然であろう。

生物の生存に水は欠かせない。だが過ぎれば惨事、足りなければ凶作と、水をめぐる悩みもつきまとう。国土だけではない。人間の体をも支配しているのである。

体重の六〇～七〇%は水分だ。その一〇%を失えば黄信号が灯り、二〇%では確実に死ぬ。タンパク質や脂肪などは二割ぐらい失っても命に関わることはないが、水だけはハンストでも断つわけにはいかない。

水は口から入り、胃腸で血液の中にとりこまれて体内をめぐる。いくらかは臓器の細胞の中に、または細胞と細胞の間に流れ込み、新陳代謝の役を果たしたあと腎臓を通って尿として出て行く。あるいは呼気や汗となって蒸発する仕組みだ。

汗をかいたり下痢をしたりして、急に水分が減っているのに水を補給しないと、血液の水分や細胞の間の水まで動員されることになり、血液の循環が悪くなって脳症状まで起こす。さらに水のミネラル分が激減して心臓が衰弱し、脱力状態に陥ることも。

とくに赤ちゃんの脱水症状は怖い。乳幼児は一日七〇〇～一〇〇〇ミリリットルの水が出入りするといわれる。汗も尿も多いので、割合でいえば成人の必要量の三倍は水分が必要なのだ。

夏の暑い日や熱があるときの水分補給は、絶対に忘れてはならない。また、老人になるにつれて喉の渇きを自覚しにくくなるという。赤ちゃんと同じように、こまめな水分補給が望まれる。

　ところで、旨い地酒のできる土地にはおいしい水があるといわれるが、これはたしかな話だ。清酒は米と水が命。そしておいしい水にはカリウム、カルシウム、マグネシウムといったミネラル分が多く、鉄分は少ないことが明らかになっている。

　戦後の日本は火山や温泉の影響だけでなく、廃液汚染などによってかなり水質が落ちてきたと聞く。近年では飲料水まで売っているのだから、外国人に水質を自慢するのも気が引けるというもの。

　いずれにしても、水はかけがえのない天然の恵みである。山紫水明と云うが、水の美は日本の誇りでもあった。〈水ぬるむ人に心がある如く〉（短夜）という句に接したりすると、わたしは生家の井戸水を思い出す。

　それは雪深い北国の井戸水だが、夏は冷たく、冬は温かであった。〈井戸替えて先祖の知恵をきく日なり〉（胡存）と、夏には井戸替えの行事もあり、先祖を偲んで井戸に御神酒《おみき》を供えていたことが浮かんでくる。

許すまじ自然の破壊

経済大国と浮かれている間に、土は痩せ、水は汚染していた。〈病む土を握って土の私語を聞く〉（千佳）は農民の苦悩であろう。山林の整備や農業の規制など、日本の農政が抱える課題は多い。

水の不安も解消してはいない。廃水の処理や河川の治水が十分とは言い難いからだ。土と水、これに陽光も加わって、大自然が成り立つ。もし神が存在するなら、大自然を破壊する人間を許すはずはなかろう。

桃《もも》と連翹《れんぎょう》

三月三日は雛祭り。桃の節句ともいう。白・紅・緑の菱餅といっしょに桃の花を雛壇に飾り、白酒を飲んで春の到来を喜ぶ。江戸川柳にも〈雛祭り皆ちっぽけなくだを巻き〉とあって、白酒に浮かれる女の祭りだ。

桃の花がピンクなら、鮮やかな黄色の花をつける庭木は連翹である。枝ごとにびっしりと賑やかに咲く。雨の日でもこの花が咲いているあたりだけは明るい。〈連翹の黄に染まりつつ立ち話〉（阿良太）となるのは、春を待ちかねた喜びであろう。

桃と連翹は、桜と前後して花を開く。美しい花を咲かせる二つの植物は、古くから薬用にも供されてきたのである。

仙花と珍重された桃

ふくらみかけた桃の蕾《つぼみ》を眺めているうちに、ほのぼのとした気分に浸っている自分に気づく。〈野に出れば人みなやさし桃の花〉（素十）――そう、古人は平和な仙境を桃源郷と名づけた。そして江戸の町には、桃の節句が近づくと桃市も立ったという。

桃の花を荷籠に入れて「花ィ、花ィ」と呼びかけながら花鋏をチョキチョキ鳴らし、横丁から横丁へと売り歩く人もいたとか。ようやく寒気もゆるみ、弥生の空に心地よく響いたことだろう。『絵本江戸風俗往来』などに、当時のそんな風物が丹念に描かれている。

モモはバラ科の落葉小灌木《かんぼく》。中国の原産だが弥生式遺跡からも桃の種子が出土しているので、かなり古い時代に渡来したものらしい。三月末から四月にかけて淡紅色または白い五弁花を咲かせる。華やかではあるが、どことなくひなびた趣のある花だ。採果用としては桃畑に栽培される。園芸種には枝垂《しだれ》桃、源平桃、菊桃、箒《ほうき》桃などがあり、それぞれに個性があって庭の風情を競い合う。

果実の早生種は七月ごろ市場に出回るが、ひときわおいしい岡山産の白桃が出盛るのは、八月も下旬になってから。皮を剥くと芳香とともに甘い果汁がほとばしるような按配で、やはり初秋の代表的な果実といえるだろう。水蜜桃《すいみつとう》はその容姿も初々しい。

中国では邪気を払う仙果として桃を珍重した。梅と並んで瑞祥植物ともいわれる。また朝鮮半島でも桃の産毛に邪気を払う力があると信じられ、桃符の風習となってわが国に伝えられた。桃太郎の昔話もその霊力と無関係ではないと思われる。

薬用にするのは種子。果肉を食べ終わったあとに残る塊状の種子を「桃仁《とうにん》」といって、『薬局方』にも収載されている生薬だ。桃仁には脂肪油、アミグダリンなどを含んでいる。

漢方では消炎・鎮痛などの目的に使う。主な製剤をみると、月経困難や下腹部痛の婦人病に用いる桃核承気湯《とうかくじょうきとう》、桂枝茯苓丸《けいしぶくりょうがん》、大黄牡丹皮湯《だいおうぼたんぴとう》などの処方に配合されてきた。

花も陰干しにすると「白桃花《はくとうか》」という生薬になり、煎じてのめば利尿剤や強い下剤になる。ただし桃仁、白桃花とも作用の激しい成分を含んでいるので、用量には注意が必要だろう。

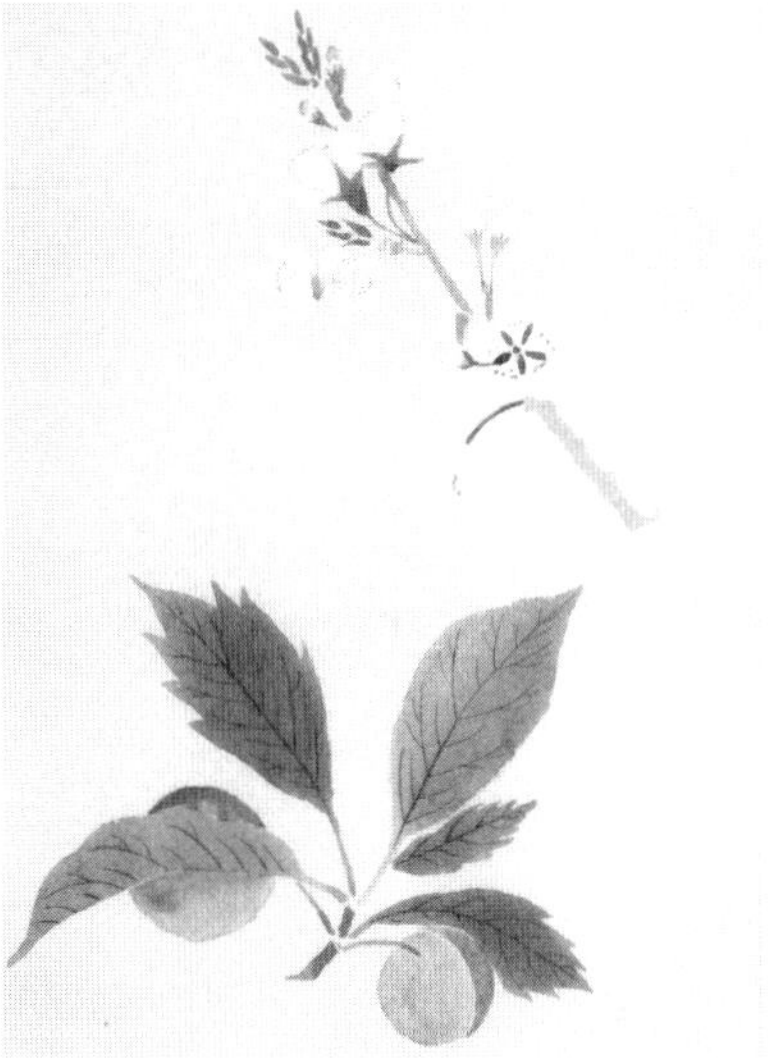

桃（李）

桃の葉と枝を刻んで木綿の袋に入れ、これを浴剤として風呂に用いると、桃葉湯といって汗疹や湿疹によく効く。まだ銭湯がたくさんあって庶民の社交場となっていたころ、土用になると桃葉湯をわかして喜ばれたものである。

桃の木は生育が速い。子どものころ「桃栗三年、柿八年、梨はとろくて一三年」と教わったものだが、桃は三年で開花結実する。ただ樹勢の衰えも早く、五年で老境に入り、一〇年では寿命が尽きてしまうそうだ。

桃を庭に植えると病人が出るとか、早死にするという俗信は、そのためであろう。根拠のない話である。むしろ朧月夜に白桃の花なんて、幻想的な美しささえ感じさせてくれると思うのだが——。

黄色い花明りの連翹

まだ桜のつぼみも硬いころ、景気よく鮮やかな黄色い花を開いてくれるのが連翹だ。満開になると枝も幹も隠れてしまって、黄一色に染まる。〈連翹の縄をほどけば八方に〉（青邨）という句があるように、まことに賑やかなのだ。

だからその花の盛りには〈行き過ぎてなお連翹の花明り〉（汀女）となるのだろう。あたりにはほのかな香りも漂って、何となく人恋しい思いに誘われる花だ。

レンギョウはモクセイ科の落葉小低木で、中国が原産地。綱吉が将軍のとき観賞用として渡植されたというから、栽培の歴史は比較的新しい。繁殖力が旺盛で、枝が地面に垂れるとそこから新たな根を生やす。成長もよく、独立した木になるのも速い。

葉が出る前の早春には、黄色の筒状五弁花をぎっしりと咲かせる。でも盛りを過ぎると枝についたまま萎んでしまう。『本草綱目』によれば、この植物は蓮に似て房をつくるから連、別名を異翹といったのを、合わせて連翹にした、とある。

薬にするのは果実。果実には芳香があって、なめると少し渋い。秋に熟した果実を採って日干しにしたのが生薬であり、その名も「連翹《れんぎょう》」といっている。化膿性の疾患で熱症状があるとき、解熱、消炎、排膿、利尿の目的で使う。連翹を配合する処方としては、荊芥《けいがい》連翹湯《れんぎょうとう》、柴胡清肝湯《さいこせいかんとう》、防風通聖散《ぼうふうつうしょうさん》などの製剤が有名だ。

成分的にみると、オレアノール酸、サポニン、フラボノイド配糖体などを含んでおり、果実の水性エキスは黄色ブドウ球菌にも抗菌作用を示すという。だから腫れ物の良薬として用いられてきた。とくに瘰癧《るいれき》（結核性頸部リンパ節炎）やニキビの治療には定評がある。

抗生物質がなかったころには、その煎じ液を淋病の治療にも使ったとか。同じ属にシナレンギョウとかチョウセンレンギョウといわれる種類もあるが、それらの果実も連翹と呼ばれ、同じ起源植物らしい。

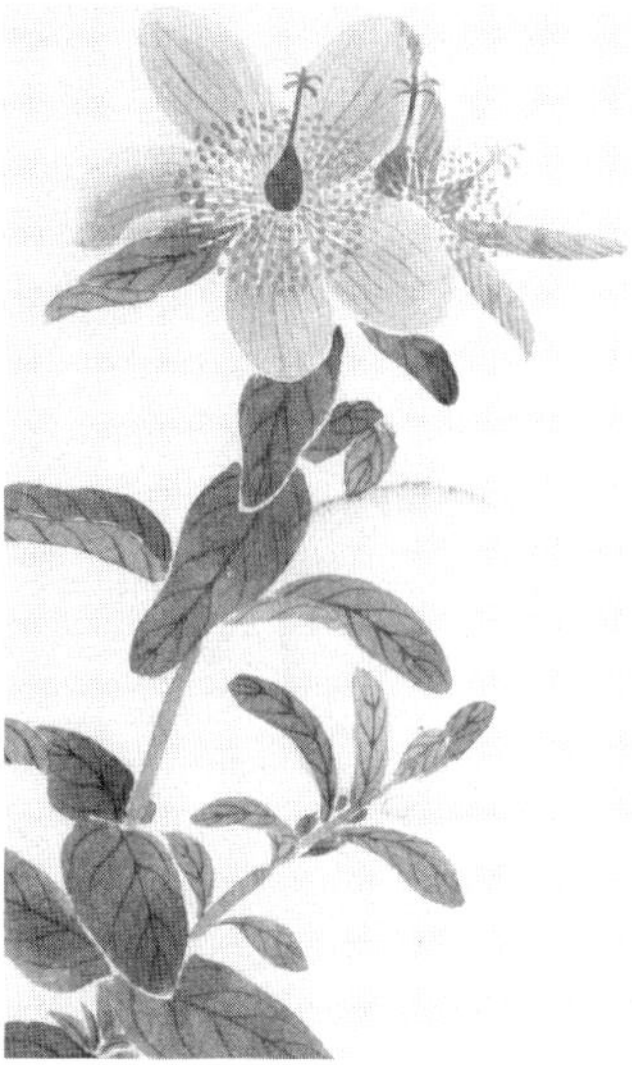

レンギョウ（連翹）

連翹は『神農本草経』の下品《げぼん》に収められているが、これとは別に「翹根《ぎょうこん》」も中品に記載されている。連翹の根で、長く服用すれば身の動きが軽くなり、老齢にも耐える、という意味の内容が記してあった。

民間療法では腫れ物の治療として連翹の果実三〜五グラム程度を水五〇〇ミリリットルで煎じ、一日三回に分服する方法が伝わっている。これは古くから知られた経験治療といえるだろう。

わたしは連翹の繁殖力を利用して挿し木を楽しんでいる。真夏や冬場でない限り、栽培は簡単だ。ただし薬用の果実を採るためには雌雄の二株を同じところに植えること。挿し木の場合はとくに注意したい。

また連翹を庭の生け垣にでもすれば、すばらしい春の風物となるだろう。夜目や遠目にもはっきりと浮かび、まさに〈連翹のまぶしき春のうれひかな〉（万太郎）という趣を呈するのではないか。

自然と対話する季節

三月の声を聞くと、寒気もゆるんで草木がいっせいに萌えてくる。三寒四温から春たけなわへ。季節の移ろいを最もドラマティックに映し出す時季だ。先人たちはこんな日を待ちかねて、いそいそと若草摘みに出かけたのであろう。それは薬の発見にもつながる行楽であり、大自然との楽しいデートでもあった。

わたしたちも先人の知恵に学んで、たまには野山を散策してみようではないか。家族連れもよかろう。緑の新鮮な空気を吸って、自然との対話を試みるという機会は、だんだん減ってしまった。世知辛い世の中だからこそ、そんな生活が必要なのだと思う。〈野に生ふる草にも物を云はせばや涙もあらむ歌もあるらむ〉——与謝野鉄幹はこう詠《うた》っている。

大葉子《おおばこ》と錨草《いかりそう》

原っぱに兎を放つと、ぴょんぴょん跳ねて雑草の群生しているところに行く。それを追いかけては大葉子を摘んできた。その株を引き合って勝負を決める遊びに熱中した子どものころを思い出す。踏まれても枯れることのない雑草——大葉子とはそんな草である。

そして山歩きをしているときなど、丘陵や渓谷に淡い紫色の花があった。四弁の花は錨形に反っている。薬局を営む親父は、その錨草の茎葉を乾燥させて煎じ薬をつくっていた。元気の出る薬だという。いずれも遠い古里の植物だった。

夜中の頻尿に大葉子

オオバコは地面に葉をへばりつくような形で群がっている。オオバコ科の多年草。漢名を車前草《しゃぜんそう》といって、車の行く手に生え茂っているからその名があるとか。和名は大葉子。地方によってはオンバコやカエルッパなどとも呼ぶ。

葉は株立ちで茎がなく、根生している。草丈は一〇～五〇センチ。卵形ないしは楕円形の長い葉柄があり、やわらかいうちは食用にも使う。花は夏に穂状の白い花をたくさんつけて、〈草のなか車前草鞭《むち》をあげにけり〉（無門）と映る。そのあと小粒で黒褐色の種子ができるのだ。

薬になるのはこの種子で、生薬名を「車前子《しゃぜんし》」といい、粘液質のプランタサン、アウクビン、コリンなどの成分を含む。『神農本草経』の上品に収載されており、その薬効を「尿の出をよくし、湿気による関節痛、筋肉痛を治す。久しく服すると身を軽くし、老いに耐え」という意味の説明がある。つまり利尿剤として使っていたわけだ。

また『本草綱目』には、車前子が眼病にも効くと説いて処方例などもあげている。江戸時代は雀目といって、栄養不良からくる夜盲症が多かった。『和漢三才図会』にも八つ目鰻を焙《あぶ》って車前子を少し混ぜたものを食べると効くことが記されている。

さらに江戸の香川修徳は、その著『一本堂薬選』に、「尿路の働きをよくして排尿困難、排尿障害

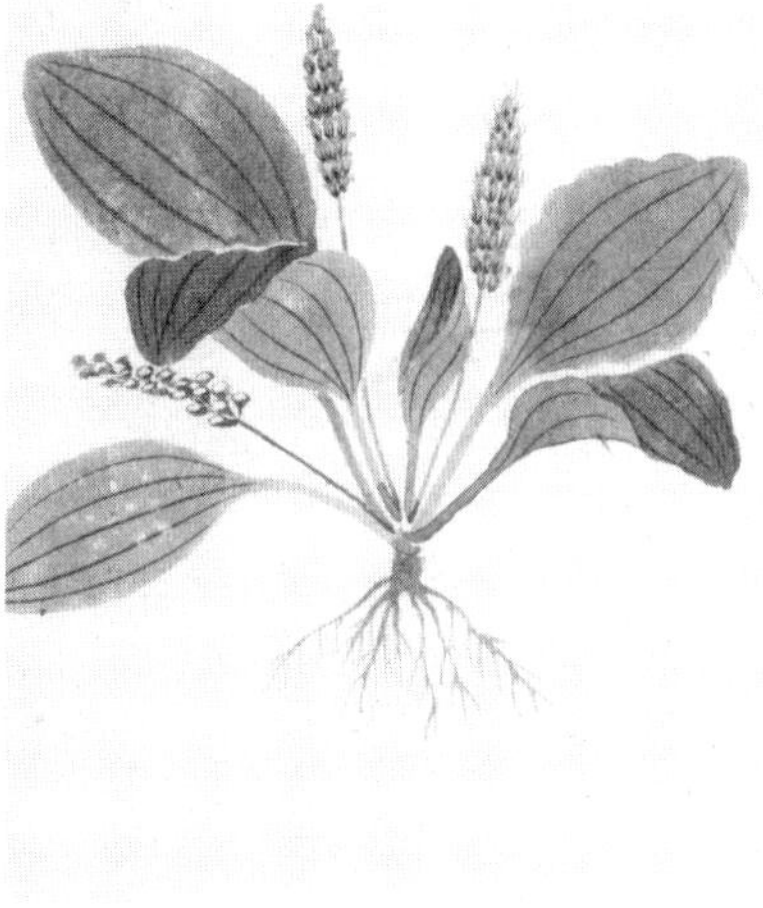

オオバコ（車前子）

を治す。胎児の娩出を滑らかにし、腫れを除く」と述べていた。用途はかなり広かったらしい。

車前子を配合する漢方の処方には、牛車腎気丸《ごしゃじんきがん》、五淋散《ごりんさん》、清心蓮子飲《せいしんれんしいん》などがある。これらの薬剤はいずれも排尿障害に用いるもの。年をとると夜中にトイレに起きる回数が増えて睡眠が妨げられる。あまり頻繁な場合は腎機能の低下や男性では前立腺肥大などが懸念されるだろう。

更年期の女性で、残尿感が続くのに特別な異常が見当たらず、膀胱《ぼうこう》神経症と診断されて悩んでいる人も多いようだ。このような症状には五淋散がよく効く。やはり車前子を配合した処方で、ほかには茯苓《ぶくりょう》、地黄《じおう》、芍薬《しゃくやく》など一一味を混ぜた製剤。冷え症の傾向のある人に適している。

民間療法では大葉子を煎じて鎮咳、去痰に用いてきた。大葉子五〜一〇グラムを一日量とし、三〇〇ミリリットルの水で半量になるまで煎じたものを食後に服用する。また全草を夏に採取して水洗いし日干しにしたものを「車前草《しゃぜんそう》」といって、浮腫をとるのに煎じ液を飲んだ。生葉を火であぶり、やわらかくもんで腫れ物につけておくと、膿《うみ》が出てよくなるともいう。生葉の汁を脱脂綿に含ませて鼻に詰め、鼻血止めにも利用した。

ところで大葉子には面白い生態がある。子どものころ山遊びをしていて道に迷ったとき、

「大葉子を見つけてその道をたどればよい」と教えられたもの。大葉子の種子が山歩きの人の靴などに張りついて繁殖する性質があるから、道案内をしてくれるというのである。古里の野山を駆け回った腕白盛りのころが懐かしい。

一茶を喜ばせた錨草

小高い丘や山裾の雑木林などに、樹木の下草として自生する錨草は、昔から強精剤として知れ渡っている。わたしの親父は夏になるとこの草の茎葉を採取してきて風通しのよいところに吊しておき、干し上がったころ淫羊藿酒《いんようかくしゅ》をつくっていた。そのせいか、精力的な親父だったと思う。

『神農本草経』に面白い記述がある。四川の北部に淫らな羊がいて、一日に百遍も交尾していた。その羊はある種の草（藿《かく》）を食べたからで、その草を淫羊藿と呼ぶようになったという。草の薬効は補精・強壮とある。錨草の別名を放杖草ともいう

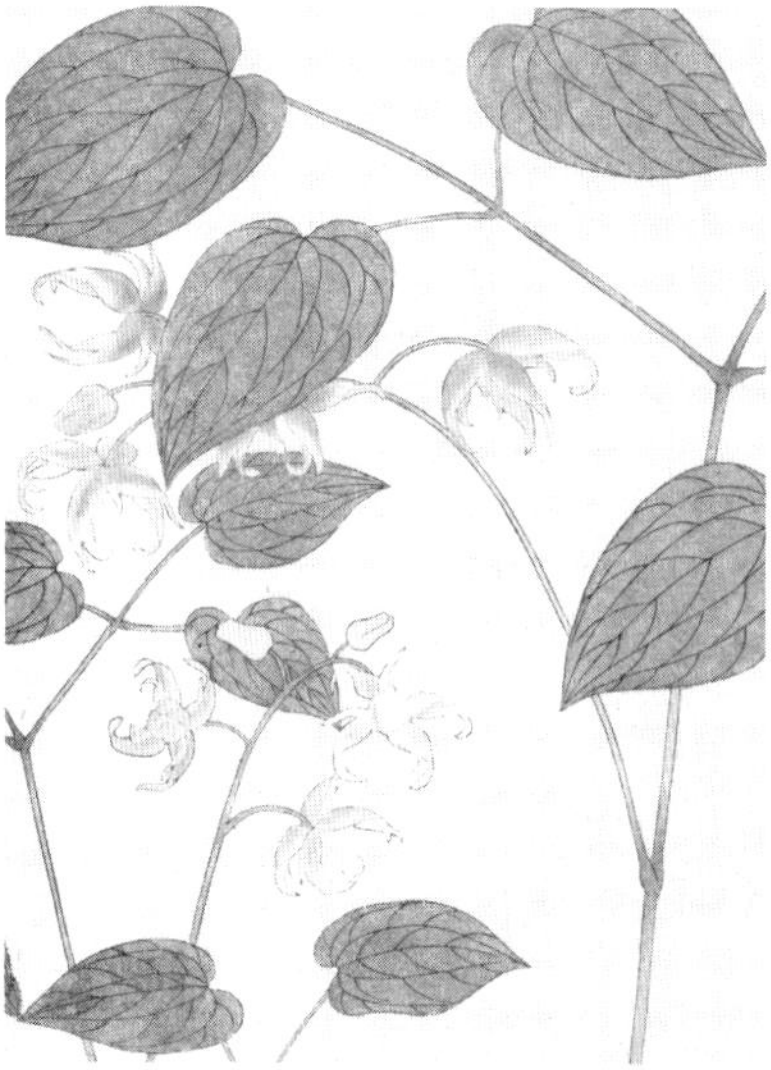

イカリソウ（淫羊藿）

が、その由来にはこんな伝説があった。

中国の昔話である。老人が杖を頼りにとぼとぼと歩いていると、目の前を病気にかかったような牡羊がよろよろと山を登って行った。「死に場所を求めて行くのか、かわいそうに」とつぶやいて老人が冥福を祈っていると、先ほどの羊がすごい勢いで駆け下りてきて羊の群れに飛び込んで行き、数頭の牝羊と戯れているではないか。

驚いた老人は再び山に登って行く牡羊の後をつけてみると、羊は山地に生えている特定の草を夢中に食べているのだった。試しに老人もその草を食べてみると、たちまち精気がよみがえって杖を放り出し、町へ駆け戻って来たのだそうな。この話には孫の友だちを相手に爺さんが大勢の子どもをつくったオチまでつく。

白髪三千丈のお国柄だから、この話は多分に眉唾《まゆつば》ものであろう。しかし錨草の強精効果を説く人は少なくない。俳人の一茶は五二歳で妻をめとったが、彼の著『七番日記』には「八月八日晴。菊女帰る。夜五交。十五日夫婦月見、三交――」などと、絶倫ぶりを書いている。

一茶は毎日、錨草や黄精《おうせい》（ナルコユリの根茎）を食べていたそうだ。一九日間に二九交のおそるべき記録を残しているのだから、いまどきの若者など一茶には脱帽するしかない。

ともかく錨草のエキスを動物に与えると、精液分泌を旺盛にすることが知られている。つまり精嚢の充満によって知覚神経が刺激され、間接的に興奮するのではないかというのが定説だ。〈袈裟とって尼が近づくいかり草〉（さだ）と、川柳のような味わいの俳句もある。

ところでイカリソウはメギ科の多年草。丘陵地の林の中などに広く自生し、草丈は三〇センチぐらいで早春に紅紫色の小花をつける。葉は非対照でいびつなハート形。花の形もちょっと変わっていて、船の錨に似ているからこの名がついたのだろう。

錨草は経験的に薬効が知られ、民間療法としても盛んに利用されてきた。夏に茎葉を採取して風通しのよい日陰に吊しておき、青色に干し上がった生薬を「淫羊藿《いんようかく》」という。細かく刻んだ淫羊藿の一〇グラムを水五〇〇ミリリットルで半量になるまで煎じ、一日三回食前に飲むと強壮効果が得られる。

酒にするともっとよい。淫羊藿六〇グラムを一・八リットルの焼酎に入れ、三〇〇グラムの氷砂糖を加えて冷暗所に貯蔵しておく。一ヵ月ほど経ったら出来上がり。食間に盃一杯も飲めば低血圧や食欲不振にも効き、就寝前に飲めば不眠にもよい。

中国には有名な「仙霊脾酒《せんれいひしゅ》」もあって、古書には「男性を益し陽を興し、腰膝の冷えを治す」とある。適量のアルコールがもたらすリラックス効果もあるから、中高年には喜ばれる薬酒となるだろう。

ともに懐かしい雑草

大葉子も錨草も、ありふれた雑草である。だけど野山を歩くような機会があると、わたしはいまでもこれらの草を探しているのに気づく。子どものころや家族との思い出につながる植物への、愛着がそうさせるのであろう。雑草はしたたかな庶民の生きざまに似ている。だからわたしは惹かれるのだ。

〈おおばこに少年の日の草相撲〉（清子）といい、〈ひとしずく妻への願い錨草〉（勝正）という。雑草に注ぐ庶民の目はやさしい。そして雑草を薬草とした人間のたゆまざる知恵に、わたしはいまさら驚いている。〈錨草煎じつつぞ思ふ誰も誰も老いて静けくなりたるときを〉は鹿児島寿蔵の歌。胸に響く歌だ。

辛夷《こぶし》と木瓜《ぼけ》

早春の空に恥ずかしそうに半開きで咲く白い花。辛夷は葉が伸びないうちに春を待ちかねて咲いてしまう。どこか早熟な乙女の風情に似ているではないか。〈辛夷咲く白さにゆらぐ思慕ひとつ〉（清子）――ほのかな夢も運ぶ花だ。

辛夷と同じころ咲く花に木瓜がある。こちらは赤の濃いもの（緋木瓜）が多いが、白いもの（白木瓜）や白地に紅を散らしたもの（更紗木瓜）など、園芸品種も多い。桜や梅のような華やかさはないが、辛夷も木瓜も昔から馴染み深い春の花で、薬用としても利用されてきた。

辛夷は農民の自然暦

わたしが生まれた雪国では、辛夷の花を種蒔き桜と呼んでいる。〈山辛夷ぱらりと咲けば田ごしらへ〉（実）とあるように、野良仕事を告げる目安となったからであろう。たくさん辛夷の咲く年は稲の実りもよいと占われた。〈豊作をこぶしの花は数できめ〉（タメ）たのである。これほどまでに春の到来を喜ぶのは、雪ごもりをした人たちでなければ味わえぬ実感かもしれない。

コブシは日本の特産で、山野に広く自生するモクレン科の落葉高木だ。一〇メートル以上に生育するものも珍しくはない。〈陽に近い順に帽子を脱ぐ辛夷〉（明子）とうたわれるように、陽光が和らぐと大型の白い花を小枝の先につけて咲き競う。ほの甘く香る匂いもいい。

花弁は六枚で、直径一〇センチほどもあり肉質。葉は花より遅れてつき、倒卵形で先がとがっている。秋になると長さ五センチぐらいのいびつで長楕円形の袋果をつけ、これが熟して裂けると赤い種子が白い糸で垂れ下がるという習性を持つ。

種子は辛い。そして苞《ほう》が茅花に似ているから、漢名では辛夷と書く。これを日本で「こぶし」と読んだのは、蕾《つぼみ》の形が握り拳に似ているからだという。コブシハジカミの別名もある。ハジカミは山椒《さんしょう》のことで、それに通じる辛味があるからだろう。

薬用にするのは開花直前の蕾で、三月ごろその蕾を採取し、風通しのよいところで陰干しにした生薬を「辛夷《しんい》」と呼ぶ。毛筆形で長さは二センチほど。外面はグレーの柔毛を密生し、特異な芳香を放つ。辛夷にはシラトール、シネオール、オイゲノール、ピネンなどの精油を含み、有機酸のパルミチン酸、リノール酸のほかアルカロイドとしてコクラウリンなども認められる。

辛夷は『神農本草経』に収載されており、主に鼻の疾患に処方されてきた。漢方では鼻炎や蓄膿症などによる鼻づまりのほか、頭痛や歯痛にと用途は広い。風邪で鼻閉や鼻汁の症状がひどいときは葛根湯《かっこんとう》加《か》川芎《せんきゅう》辛夷《しんい》を、慢性鼻炎や蓄膿症で鼻閉や頭痛があるときは辛《しん》夷清肺湯《いせいはいとう》を投与する。

民間療法で辛夷が用いられるのも鼻炎や頭痛のときだ。乾燥した蕾一〇グラムを五〇〇ミリリットルの水で半量になるまで煎じて飲むと、症状が軽くなるという。薬理的には辛夷のアルカロイド成分に筋弛緩作用があるとか、ラットの実験で抗アレルギー作用を示したなどの報告もある。しかし辛夷だけで蓄膿症まで治すのは無理。正しい漢方処方の薬に頼る必要があるだろう。

わたしがお勧めしたいのは辛夷酒だ。材料は辛夷の花と蕾一〇〇グラム、氷砂糖五〇グラム、焼酎七二〇ミリリットル。花は満開になる前のものを使うから、しおれたり枯れたものは除く。これをガーゼの袋に入れ、氷砂糖と焼酎を加えて密閉しておくだけである。

一ヵ月経ったら中身を引き上げ、さらに一ヵ月熟成を待つ。すると淡黄色のさわやかな香りの果実酒が出来上がる。ストレートでも旨いがカクテルにしてもよい。軽い頭痛など吹っ飛んでしまう。生薬の辛夷を原料にすると褐色味を帯びるが、味はほとんど変わらない。

また、辛夷の材質は柔らかくて緻密なので、床柱、楽器、製図板、彫刻材、ろくろ細工など、いろんな用途がある。果実を煎じた汁は黒色の染料にも用いてきた。草木染めとして民芸家には不可欠のもの。利用範囲が広いだけに、よく農家の庭には辛夷が植えられ、花どきにはそれが一つの田園風景にもなっている。

気が滞れば和す木瓜

辛夷の白い花を追うようにして花を開くのが木瓜だ。真っ赤な花が多いが園芸品種は多彩である。夏目漱石はよほど木瓜が好きだったらしい。〈才子群中只拙を守り、小人囲裡独り頑を持す〉とうたい、〈木瓜咲くや漱石拙を守るべく〉の一句を残している。

ボケは中国大陸の原産で日本へは平安時代に渡来したと伝えられ、庭などに植えられてきた。バラ科の落葉小高木で丈は二メートル内外。三月から四月にかけて、まだ葉が出ないうちに深紅の花をぎっしりと開く。葉は楕円形で茎に互生し、先端が鋭く尖っている。園芸品種が多く、一重咲きや八重咲きもあるし、花の色もさまざまだ。

花のあとに楕円形の果実を結び、秋になって黄熟すると香りを放つ。この木の実は酸味があるが食べられるから木瓜の名があると『本草綱目』はいう。酸っぱいのは多量のリンゴ酸、クエン酸、酒石酸などの有機酸を含んでいるからだ。ほかにビタミンC、アミグダリン、ペクチンなどの成分が知られている。

薬になるのはこの成熟果実だ。八～九月ごろに完熟した果実を採取し、数個に輪切りして陰干しにする。こうして得た生薬を「木瓜《もっか》」と呼ぶ。ちなみに中国の木瓜はカリンの果実をいう。木瓜は『名医別録』に収載されているが、これを引いて『和漢三才図会』には、「気脱せばよく収す。気滞ればよく和す」とあり、霍乱《かくらん》、吐利《とり》、脚気《かっけ》などに効くとあった。

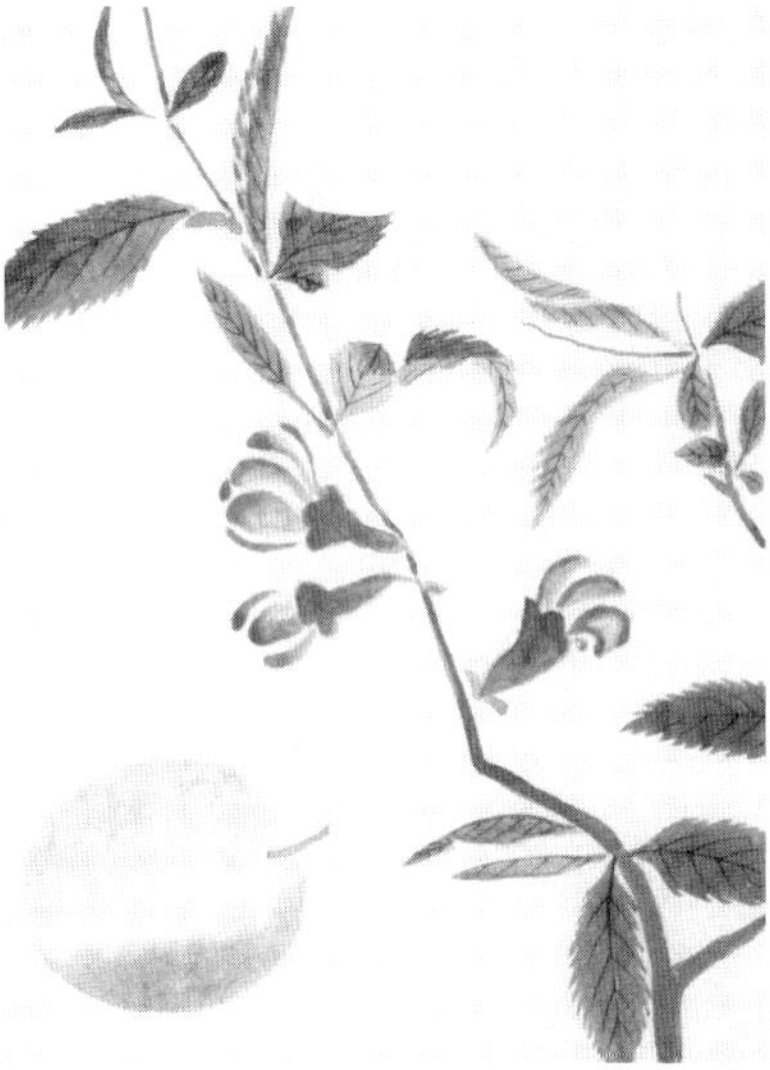

ボケ（木瓜）

木瓜を配合した漢方処方には、鶏鳴散《りいめいさん》加《か》茯苓《ぶくりょう》、導水茯苓湯《どうすいぶくりょうとう》がある。激しい嘔吐や下痢にともなう下腿筋痙攣《けいれん》や下肢の筋無力、関節痛などに用いてきた。民間療法では筋肉が痙攣するときなどに、よく乾燥した果実五～一〇グラムを五〇〇ミリリットルの水で半量に煎じ、一日三回に分けて飲む方法が伝えられている。

しかし、一般的に木瓜が重宝がられるのは木瓜酒の原料としてであろう。黄熟した果実一キログラムを洗って水気を切り、四つ割にする。これに焼酎一・八リットルと氷砂糖四〇〇グラムの割合で加え、密封して半年から一年ほど熟成させるのだ。これを布巾で濾すと見事に琥珀色をした果実酒が出来上がる。整腸作用があるほか不眠症や低血圧症、冷え症などにも効く。

木瓜酒は食前か寝る前に飲む。アルコールに弱い人は水などで薄めて飲めばよい。有機酸の働きで疲労や病後の回復にも向いているだろう。木瓜の果実をすりつぶしたものに蜂蜜を加え、生姜《しょうが》といっしょに軽く煎じて飲むと、体が温まって風邪の予防にもなる。寒い日に、ぜひ試してみたい飲料だ。

ところで、昔から「ボケの花を家に持って帰ると火事になる」とか、「ボケを屋敷に植えるな」とか伝える地方があると聞く。これには全く根拠がない。言い伝えというものには、なるほどと思わせる半面、納得できないことだってあることもお忘れなく。

木瓜の場合は、真っ赤な花に火事を連想した誇大妄想としか思えないのだ。さらに「ボケを植えると親がボケる」というに至っては、語呂合わせの話でしかない。そんな迷信は早く払拭したいものである。

果実酒に自然の恵み

さて、春を呼ぶ辛夷は農民たちにとって自然暦の役割を果たしてくれる花であった。そして辛夷の蕾は頭痛や瘡毒の薬となり、芳香のある花は香水の原料としても利用されたのである。木瓜も迎春花と呼ばれた。花も美しいが、秋の黄熟した実は佳香を漂わすので、籠に盛って居間に飾られ、柚湯《ゆずゆ》のように香気を飲む地方もある。

わたしが嬉しく思うのは、辛夷も木瓜もすばらしい果実酒の原料となることだ。果実や花や茎や根などをアルコールに漬け込むと、浸透作用で成分が抽出され、自然の恵みが体内に流れこむような気分が味わえる。自然と人間が渾然一体となるところに、わたしは果実酒の薬用を認めたいと思う。

漢方の古典①

『黄帝内経《こうていだいけい》』

春秋時代に編纂されたと推測される最も古い中国の医学書。人間は自然界の一つであるという考えから、陰陽学説、五行学説、五臓六腑、経絡学説などを説いている。漢方理論はこの書を基本理念として成立したといってよい。

『神農本草経《しんのうほんぞうきょう》』

中国で最も古い本草書。後漢の時代に方士によって編纂されたといわれ、伝説の神農（炎帝）が著した本ではない。現存する『神農本草経』は明や清の時代に復元されたもので、三六五種類の生薬が収められている。内訳は植物二五二品目、動物六七品目、鉱物四六品目。効能や使用目的によって上品《じょうほん》、中《ちゅう》品《ぼん》、下品《げぼん》に分けられており、これを本草の三品分類という。

上品はほとんど毒性がなくて滋養強壮を目的にしたもの一二〇品目、中品は毒性が弱くて養命と治療を兼ねたもの一二〇品目、下品は有毒の治療薬で長期服用を禁じるもの一二五品目である。西洋医学の薬はほとんど下品の概念に相当するだろう。同書の薬効はいまも生薬の成分や薬理研究上の参考にされている。

『傷寒雑病論《しょうかんざつびょうろん》』

三世紀の初めごろ湖南省の太守・張仲景による編纂といわれるが、のちに『傷寒論《しょうかんろん》』と『金匱要略《きんきようりゃく》』とに分けて伝えられた。

『傷寒論』は傷寒という腸チフス様の急性熱性病を進行症状によって六つのパターンに分け、それに対応する処方を述べたもの。

つまり症状の類別を的確に診断すれば、自動的に適応処方が得られる仕組みになっている。これをあらゆる疾病に応用できると考える学派（古方派）が、江戸後期の日本漢方の主流となった。いわゆる方証相対、随証治療の考え方が傷寒論医学である。

『金匱要略』は種々の慢性病や雑病の治療法を論じたもの。『傷寒論』が一つの病気を経時的に論じたのに対して、『金匱要略』は病名症候群別の治療書となっている。両書に重複して出てくる処方も少なくはないが、いま多用される漢方処方は『金匱要略』を出典とするものが多い。

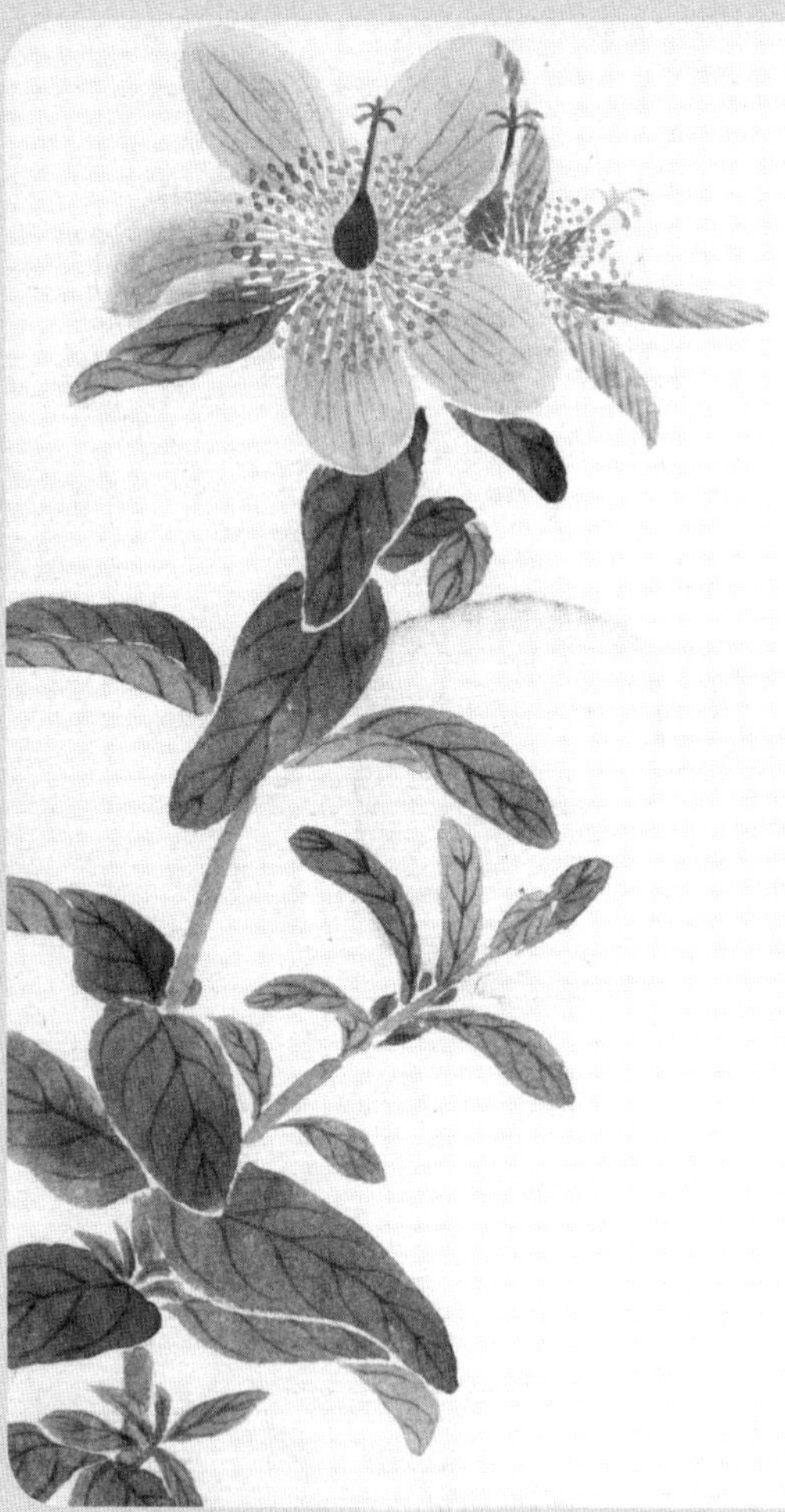

レンギョウ（連翹）

四月

新年度のスタートとあって、フレッシュマンも入社、新しい息吹が感じられる月だ。困るのは春に生じる花粉症。鼻水、くしゃみ、涙でティッシュが離せない人が目立ってくる。

　花粉症は日本人の二〇%前後が罹患するというアレルギー反応で、最も多い疾患だ。花粉から身を守り、症状が出る前に抗アレルギー薬を処方してもらうなど、不安な人は早めの対策を。

桜《さくら》と月桂樹《げっけいじゅ》

日本の春たけなわは桜の季節である。爛漫と咲いて一気に花吹雪と化す桜。その散り際をいさぎよしとしてか「花は桜木、人は武士」などともいう。封建時代から戦中にかけての頑なな概念が鼻を突く言葉だけれども、花そのものの風情はいい。

桜に遅れること旬日ぐらいで月桂樹も黄色い小花をつける。こちらは堂々とした常緑高木で、その樹形が愛でられてきた。古代ギリシャでは勇者に月桂冠を与えたのにちなみ、栄光のシンボルにもなっている。そして桜も月桂樹も、薬用に知られて古い。

魂をゆさぶる桜の花

古川柳に、〈あす来たらぶてと桜の皮をなめ〉という句がある。古い初鰹をつかまされて下痢をした長屋衆が、魚屋に腹を立てながら桜の皮をしゃぶっているのだ。

「桜皮《おうひ》」は日本の民間薬として知られた生薬で、桜の皮を乾燥させたもの。華岡青洲《はなおかせいしゅう》もその著『瘍家方筌《ようかほうせん》』で、桜皮を煎じて飲めば食中毒、食傷、痢疾などに効果があると伝えている。江戸時代に入ったころにはかなり普及していたらしい。

桜皮には配糖体のサクラニンが含まれている。これは樹皮の成分で、殺菌作用を持つ物質の仲間だ。桜皮を配合した処方といえば、化膿性皮膚疾患の初期や蕁麻疹《じんましん》などに用いる十味敗毒湯《じゅうみはいどくとう》が思い浮かぶ。桜皮のほか柴胡《さいこ》、茯苓《ぶくりょう》など一〇味の生薬を配合し、多用される処方の一つだ。

また桜皮から抽出したエキスはブロチンと呼ばれ、市販の咳止め薬にも入っている。一茶の句に〈山桜皮を剥《は》がれて咲きにけり〉とあるが、これはかなり広く桜皮を薬用にしたことを示す句であろう。

桜の花弁は塩漬けにしてお茶に使った。クマリンが含まれているので二日酔いに効く。結婚式の待合室などでは、いまも桜湯が配られる。雄花と雌花に見立てて結び、花開く様子をめでたい席に合わせて演出したもの。

桜湯からは、ほのぼのとした香気も匂い立つ。〈飲みのこす湯に桜漬ひらきけり〉（秋蝶）は春の朝であろうか。さらに〈桜湯に部屋の空気が虹になる〉（弦月）という句からは華やぐ席が伝わってきて頬笑ましい。

江戸の昔から桜餅も好まれた。〈屋形舟へ岡から投げる桜餅〉とあるのは古川柳だが、のどかな舟遊びの光景が浮かんでくる。桜餅で有名なのは隅田川に臨む長命寺の茶屋であった。

そこは現在も江戸の味を伝えており、〈なまめかし移り香に似て桜餅〉（味平）などと詠まれている。花といえば桜をさすが、花の風情だけでなく味まで愛されているのだ。

それでも江戸っ子は、桜の季節に結婚するのを敬遠しがちであったという。桜の花は移ろいやすいからで、縁起を担いだものなのか。だが〈恋女房桜ざめにはかかわらず〉という古川柳もあった。

惚れてしまえば話は別ということであろう。迷信と割り切ってしまうのだ。そんな江戸庶民のしたたかな一面を物語るのは「花より団子」の諺《ことわざ》である。〈花に背を向けて団子を喰うている〉のは、からっきしの下戸に違いない。

余談はともかく、サクラはバラ科の落葉高木。自生種だけで三〇種以上もあるという。最も多いのはソメイヨシノという品種だ。江戸の末期、駒込染井の植木屋が初めて売り出したのでこの名がある。葉の出る前に花が満開となり、その色香と容姿が朝夕の景色を彩ってきた。

野生種の代表はヤマザクラで、若葉と同時に花が咲く。しかし〈うたかたのロマンへ花が揺れはじめ〉（祐喜子）と、桜の命は短い。〈生涯は一度落花はしきりなり〉（朱鳥）――

短いから余計に、日本人の魂をゆさぶる花なのであろう。

天にそびえる月桂樹

桜が日本の花の代表なら、月桂樹はヨーロッパの神木とあがめられるもの。古代ギリシャでは凱旋《がいせん》する将軍や競技の勝者に月桂冠を授けて祝福した。月桂樹の葉や小枝を王冠の形につくったもので、これを頭に飾り健闘を讃えたのである。

またイギリスには月桂詩人の称号もあり、栄光のシンボルとみられるようになった。学名にラウルス・ノビリスと名づけられたのは高貴な緑を意味し、英語ではノーブル・ローレルと名づけられている。

ゲッケイジュは地中海沿岸が原産地。クスノキ科の堂々とした常緑高木だ。日本には明治の後半に渡来したというから、歴史は新しい。樹丈は一〇メートルを超える。枝が豊かに茂り、葉は革質で互生する八センチぐらいの長楕円形。深緑色で縁はやや波形にうねっている。

葉に傷をつけるとさわやかな芳香を放つ。雌雄異株。四月末から五月にかけて葉腋に黄色い小花を密集する。日本には雌株が少ないから、果実は滅多に見られない。

葉の芳香は精油のせいで、主な成分はシネオール。精油中に五〇%も含まれている。ほかにはオイゲノール、ゲラニオールなどが確かめられ、これらの香りが好まれてスパイスにも利用されてきた。ローレルとかベイリーフの名で売られている。

葉の乾燥したものを魚や肉の煮込み料理に使うと臭みを取り、スープやシチューの味付けにもなるわけ。葉の採取は開花しているときがよいといわれ、これを陰干しにしたのが月桂葉である。

かつて薬用にしたのは月桂葉だった。果実は一・五センチほどのドングリに似た形で、秋になって熟すると暗紫色に変わる。芳香性苦味健胃薬として『日本準薬局方』に収載されたこともあった。

しかし雌株が少なくて果実を収穫できない理由などから、現在では削除されてしまい、成書には載っていない。だからいま、民間療法に用いられるのは専ら月桂葉ということになる。

月桂葉を刻み、一回量三グラムを濃く煎じて飲むと、リウマチや神経痛の痛みをやわらげるという。葉を細かく刻んで布の袋に詰め、浴槽に入れて浴剤に利用してもよい。さわやかな香りを楽しめるだけでなく、精油の働きで肌に潤いを与えてくれる。

またヨーロッパでは、月桂葉をフケ取り香水ベーラムの原料にしているそうだ。葉を刻んでエチルアルコールに浸し、一週間ほど冷暗所に置いてから濾過すれば、これに似たローションができるはず。辛抱強く使えば育毛にも効いてくるということだ。

わたしは月桂樹の芳香を酒に活かしたいと考えているが、材料が手に入らないのでまだ実現していない。友人の話では、三五度の焼酎に月桂葉を浸すと琥珀色の香り高い酒に仕上がり、ストレートでもいけるそうだ。つくれる日を楽しみにしている。

それにしても、わが家の庭がもっと広ければ、と思う。ぜひ月桂樹の大樹が欲しいのだが。〈月桂樹さも高らかに天を衝く〉（勝）――そう、何といってもあの樹相がいい。生の葉を使う楽しみもある。悲しいのは月桂樹が少なく、身近な樹木とはいえないこと。もっと日本でも植えてほしい樹木である。

ひときわ目立つ樹木

いずれにしても、この季節には桜と月桂樹がひときわ目立つ。自然はわたしたちにいろんな言葉をかけてくれるが、桜や月桂樹は何を話しかけてくれるのだろう。桜と月桂樹に共通するキーワードは「勇気」ではないだろうか。

桜の散る勇気、月桂樹の伸びる勇気――これらの樹木と対話していると、こせこせと世相にとらわれているのが阿呆らしくなってくる。そして新たな勇気が湧いてくるように感じるのだ。

甘茶《あまちゃ》と山葵《わさび》

釈迦《しゃか》が誕生した卯月八日、菩提寺では仏生会が催された。境内に花御堂《はなみどり》をつくり、そこに小さな誕生仏の像を安置して参詣人に甘茶を注がせるのである。〈花まつり母の背ぬくし風甘し〉（憲吉）は幼い日の情景。それは一段と華やぐ春の行事だった。

そして若葉が日増しに鮮やかになるころ、谷川の浅瀬に白い四弁花が顔を揃える。葉っぱの格好が葵に似ている山葵だ。〈水清し山葵はかくて人に辛し〉（青邨）とうたわれ、夏場に向けては特に重宝がられる香辛料である。甘さと辛さの薬味、しかも日本特産の二つを話題にしよう。

甘露の雨と化す甘茶

仏生会に甘茶を注ぐ習わしは、釈迦がインドのルンビニ園で産まれたとき、八大竜王が歓喜して産湯に甘露の雨を降らせたという伝説にちなんでいる。この甘茶を家の周囲にまいておくと病魔が入り込まないともいう。江戸時代から始まった行事らしい。それ以前の古書に甘茶は見当たらないからである。

アマチャはユキノシタ科の落葉低木で、高さは七〇センチ程度。日本の特産で中国にはない。葉は対生で柄があり楕円形。先端が鋭く尖り縁には鋸歯《きょし》があってヤマアジサイに似ている。初夏のころ四弁の花のように見えるのは萼《がく》が変形した中性花。内側のたくさんある小さな花が両性花で、五弁花と一〇本ほどの雄蕊《おしべ》がある。中性花、両性花とも青紫色だ。

利用するのは葉。花を咲かせないように蕾《つぼみ》を摘んで葉の生育をよくする。そして八月ごろ根元から刈り取って葉を摘み、水を打ちながら木桶に詰めて一昼夜おく。発酵して湯気が出るようになったら、これを取り出して青汁が出なくなるまで手で揉み、天日で乾燥させる。これが生薬の「甘茶《あまちゃ》」だ。生の葉を噛んでみても苦いばかりの味だが、発酵させると初めて甘味が出てくる。

甘味の成分は糖分ではなくて、グルコフィロズルチンと呼ばれる物質。そのもの自体に甘味はないが、発酵させると酵素により加水分解を受けてフィロズルチンになる。砂糖の一〇〇〇倍もの甘味があるという。

だから糖分を控える必要のある糖尿病の患者などには、甘茶を煎じた液が甘味料として喜ばれる。甘さは注ぐ水の量で加減すればよい。ウリ科のアマチャヅルは葉を噛むと甘いので甘茶と混同されやすいが、それは蔓性の多年草なので、容易に見分けはつくはずだ。甘茶は『日本薬局方』にも収載されており、医薬品の矯味剤《きょうみざい》として用いられる。口腔清涼剤や小児薬の味つけには欠かせない。また民間薬では胃弱や口臭の除去にお茶として利用される。濃く煎じて飲むと血液の循環をよくして体を温めるといい、海女たちが愛飲するとも聞いた。醤油の製造にも使う。かすかな甘味をつけるだけでなく防腐剤の役割も果たしている。

甘茶の生産で有名なのは長野県信濃町だ。ここは全国生産の七割を占めるといわれ、生垣にも甘茶を植えている家が目立つ。信濃といえば俳人・一茶の古里である。〈蛙にもちとなめさせよ甘茶水〉とか〈里の子や鳥も交る花御堂〉など、甘茶をうたった句は多い。〈子どもらも頭に浴びる甘茶かな〉も仏生会の情景であろう。

甘茶にちなんで思い浮かぶものに「かっぽれ」がある。江戸の末期、かっぽれと呼ぶ大道芸が流行した。願人坊主たちが白の着付けに浅黄の投げ頭巾、赤緒のぞうりという出で立ちで二階笠を立て、拍子木《ひょうしぎ》を叩きながら大道に繰り出して踊りまくる。

〈かっぽれかっぽれ、甘茶でかっぽれ、塩茶でかっぽれ、ヨーイトナ、ヨイヨイ〉――と囃子が入って賑やかな歌が続くのだ。政情不安なその時代の憂さを晴らそうとでもするように。これは九世団十郎によって舞台化され、『初霞空住吉』の名題でいまも上演されている。

〈ぬかづけばわれも善女や仏生会〉（久女）ともいう。だが菩提寺で仏生会が催されるという話を聞かなくなってから、もう何年になるだろうか。稚児行列の無邪気な笑顔も見られなくなったのだ。やたら甘い飲料が溢れてしまったいま、甘茶に群がる子どもは少なくなったせいかもしれない。昔から続いた行事が減っていくのは淋しいことである。

江戸っ子気質の山葵

ツーンと鼻にくる辛さ、そしてスーッと消えてしまう。〈おもしろうわさびに咽《むせ》ぶ泪《なみだ》かな〉（召波）という句があるが、たしかに山葵は面白い香辛料だ。人の気質にたとえれば江戸っ子か。熱しやすくて冷めやすい。辛さのしつこい胡椒よりも、山葵は男性的だ。よく「山葵と浄瑠璃《じょうるり》は泣いて誉《ほ》めろ」といわれるけど、なるほどと思う。泣かせるほどでなければ浄瑠璃はうまいといえないし、涙も出ない山葵では気が抜けている。寿司なんかもツーンとくるのが旨い。

ところでこのワサビ。実は日本の特産種で、元は深山の清流に自生しているアブラナ科の多年生草本であった。山間の涼しい場所を好み、産地として有名なのは静岡県の天城山と長野県の穂高。静岡物はぴりっと辛く、長野物はあっさりした辛さだとか。

古名を和佐比といい、元禄のころから各地の谷川の浅瀬で栽培されるようになったらしい。『本草和名』には、葉が葵に似ているのでこの名がついたとある。

山葵の葉は蕗《ふき》のような光沢があり、四月から五月ごろに茎の頂上に白い四弁花をたくさん開く。利用するのは根。栽培農家では花が咲くと花茎を除去して根の充実に努め、植え付け後一五ヵ月から二四ヵ月くらいで収穫するそうだ。

産地では秋から冬にかけてが収穫期だが、市販品はいつでも入手できる。山葵の辛味はシニグリンという配糖体が酵素のミロシナーゼで加水分解され、刺激性のあるアリルカラシ油ができるから。

一般に香辛料には防腐・殺菌の働きがあって食欲を促す。生の肉や魚を食べるとき、山葵とか生姜が添えられるのは、臭みを消すだけでなく香辛料の殺菌性を利用したものである。蕎麦《そば》に大根おろしや葱《ねぎ》とともに七味唐辛子を添えるのも同じ。

さらに香辛料は体を温め、余分な水分を皮膚から発散させる働きもある。辛いものを食べて汗ばむのはそのためで、軽い風邪など吹っ飛んでしまう。香辛料を薬味と名づけた先人の知恵に肯かざるを得ない。

江戸期の「いろは救民救薬の歌」に、こんなのがあった。〈をこりをばくすりまじない多けれど、わさびを煎じ飲むが妙なり〉――「をこり」とは瘧と書いてマラリア様の症状。効果のほどは定かでないが民間療法として試されたのであろう。外用にはよく使われた。

いまでも温ハップ剤にはトウガラシチンキが配合されているが、同じ理屈で山葵の根をすりおろし薄く布にのばして神経痛やリウマチの患部に貼ると、痛みは和らぐ。ただし皮膚の弱い人はかぶれるのでご用心。

驚いたことに、市販の山葵粉の大半はいかがわしいという話を聞いた。北欧産のワサビダイコンを粉末にして着色した品が出回っているとか。辛味も味も劣るから、すぐ怪しいとわかるはず。

ついでに注意したいのは、山葵をおろすときは葉つきの方から静かにやること。生山葵はすりおろすと同時に辛味が出るが、粉山葵は練ってから三〇分ぐらい経って最高の辛味となる。

だいぶ昔の話だが、天城山の山葵沢を訪ねたことがあった。〈山葵田を溢るる水の岩走り〉（蓼汀）そのままの風景に接して、清冽な流れに感動したものである。環境の劣化したところに山葵は育たない。そして栽培農家でご馳走になった山葵漬の旨かったこと。〈ほろほろと泣き合ふ尼や山葵漬〉（虚子）の句を実感したのであった。

地味だが貴重な薬味

甘茶も山葵も、決して目立つ食材ではない。むしろ黒子に徹した役どころを心得ている。地味だが、これがないと困るのだ。たとえば医薬品の矯味剤には甘草《かんぞう》なども使う。しかし家庭薬の製造元にいわせると、小児のシロップ剤などは甘茶でないとマイルドな味が出ないと語る。食品の加工業にも共通のことらしい。

山葵だって主役にはなれないが、この演技いかんでは舞台が台なしになってしまう。山葵抜きの寿司を想像してみるといい。気の抜けたビールと同じだ。甘茶も山葵もいまや季節感というものがなくなり、必要とあればいつでも手にはいる。旬がわからない。それだけ有難味が減っているからこそ、改めてその存在を見直してみたいと思う。

甘草《かんぞう》と独活《うど》

良薬は口に苦し、という諺がある。とくに和漢薬や生薬には苦いイメージが強い。なのに汎用生薬の中には甘いものもあった。その名も甘草という。甘味が強いほど良品とされ、蔗糖の五〇倍も甘いとか。漢方では単味の生薬を使わないが甘草だけは例外で、喉が痛いときや声がかれたときに甘草湯を用いる。日本には自生しないのに、江戸のころから知られた薬草だ。

独活もかなりユニークである。独活の大木といえば、背ばかり大きくて役立たずの代名詞みたいなものだが、若芽や茎は食用に、根は薬用に、根茎は浴剤にと、大いに役に立つ。しかもこの栽培は、大都会の近郊が本場と知って嬉しくなった。東京砂漠といわれるところにも、わずかながら大自然の味が生きていたのである。

単味でも有効な甘草

よく江戸っ子に歌われたという「いろは救民救薬の歌」に、こんなのがあった。〈腰痛み筋がつるなら橙《だいだい》の皮に甘草を入れ煎じ飲め〉――「甘草」は有名な生薬だが、日本には自生していない。奈良時代に唐の文化と共に渡来し、いろんな土地で栽培を試みたのに成功はしなかった。しかし江戸の庶民までが甘草というものを知っていたのである。薬種屋で売っていたからであろう。

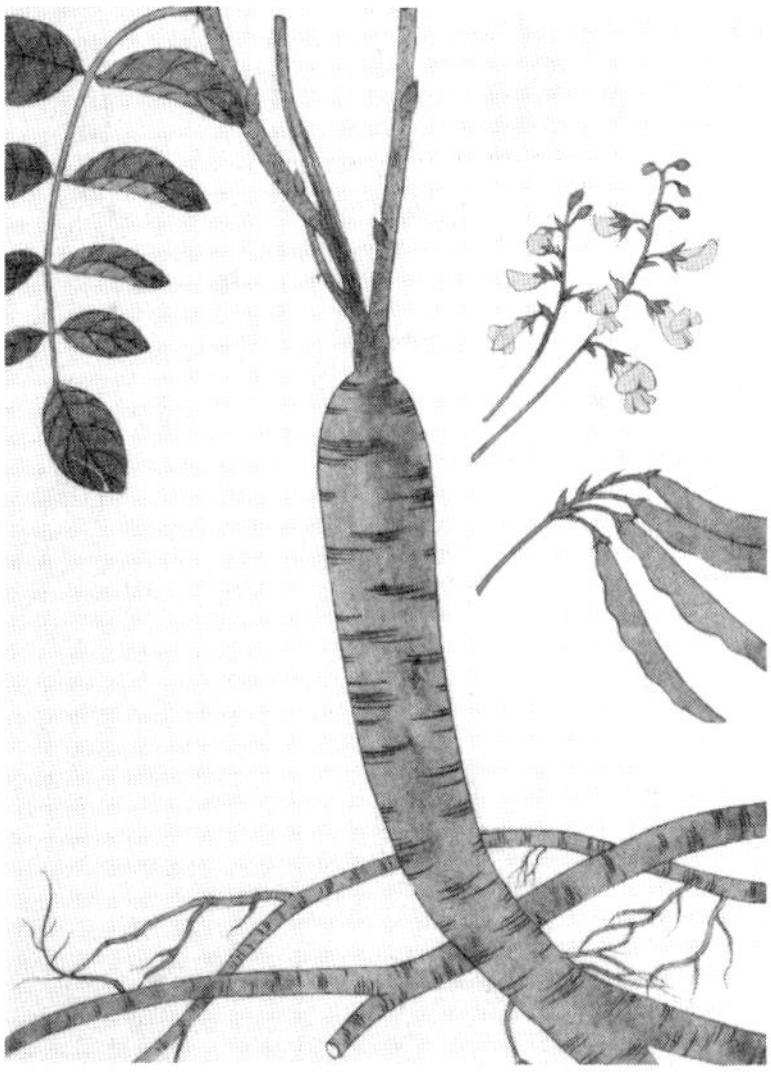

カンゾウ（甘草）

信州から甲州にかけて旅をしたとき、塩山市に甘草屋敷があると聞いて訪ねてみた。この地の高野某と称する人が江戸時代に幕府の保護を受けて甘草を栽培した遺蹟《いせき》である。しかし市の教育委員会が掲げている由来には家屋の記述だけで、甘草の講釈はなかった。どうやら栽培は成功しなかったとみてよかろう。日本では薬用植物園などで稀《まれ》に栽培される程度だ。

ともかく、カンゾウはマメ科の植物で中国、シベリア、スペイン産がある。『薬局方』にも収載されている生薬で、薬用には根と根茎を使う。『傷寒論』によれば、これに収載植物の一一三処方のうち七〇処方に甘草が配合されている。とくに熱が高いという症状でもないのに寒気のひどい風邪をひき、喉が痛むときには甘草湯を勧めているのが目立つ。甘草湯は漢方処方に珍しく単味の煎液である。

甘草は漢方薬のほとんどに配合されているようなものだ。『名医別録』には「百薬の毒を消し、七二種の石、一二〇〇の草と和す」とあり、その効能は解毒、鎮咳、去痰から筋肉の緊張による疼痛、胃痛、十二指腸潰瘍、食中毒にまで及ぶ。とくに甘草の消化器潰瘍に対する有効例が広い規模で数多く報告されてきたことは注目に値するだろう。

甘草の主成分はグリチルリチンという物質で、これが甘味の素でもある。そのほかにはフラボノイド配糖体やブドウ糖、マンニット、アスパラギンなどを含んでいるが、未知の成分も多い。それだけに生薬学者の間では、甘草をスリリングな研究テーマに数えている。これまで発表された例を見ても、副腎皮質ホルモン様の作用を認めたとか、抗アレルギー、抗炎症などと数えきれない。

最近ではエイズ・ウイルスにも抑制力があると話題になった。本当ならビッグニュースだが、まだ立証はされていない。甘草を配合した漢方処方で最も有名なのは小柴胡湯《しょうさいことう》であろうか。急性の疾患では風邪や気管支炎に、慢性の病気では気管支喘息や慢性肝炎に、そして幅広く体質改善の意味でも使われる。小柴胡湯での甘草の役割は諸薬の調和であり、甘草湯や芍薬甘草湯《しゃくやくかんぞうとう》では鎮痛の役割を果たす。

このように有益な生薬ではあるが、数年前に副作用が報告されて問題視されたこともあった。甘草湯、桔梗湯《ききょうとう》、芍薬甘草湯などで浮腫や高血圧症を起こしやすいという。漢方薬には副作用がないと信じている向きがある。確かに率は低いが、全くないとは云えない。甘草配合の薬で顔や手にむくみが出たら、相談するようにとわたしは勧めている。

甘草は市販薬にも含まれているし、醤油の味付けからタバコや菓子の甘味料まで需要は広い。最も輸入量の多い生薬でもある。〈甘くては頼りなさそう煎じ薬〉（修子）という川柳もあるが、小児用の大衆薬などは甘草がないと商品にならないほどだ。甘草そのものの特性を知り、使い方を誤らなければ、やはり得難い生薬と云えるだろう。

益軒が推奨する独活

〈うど到来燗《かん》の熱すぎたしなめる〉（大三）という句がある。よほど独活の好きなご仁であろう。吉野塗のお椀《わん》をとると、ぷーんと独活の香りが鼻をくすぐる。燗が熱すぎては、せっかくの香りが台なしになるというわけだ。目に浮かんでくるような光景ではないか。野

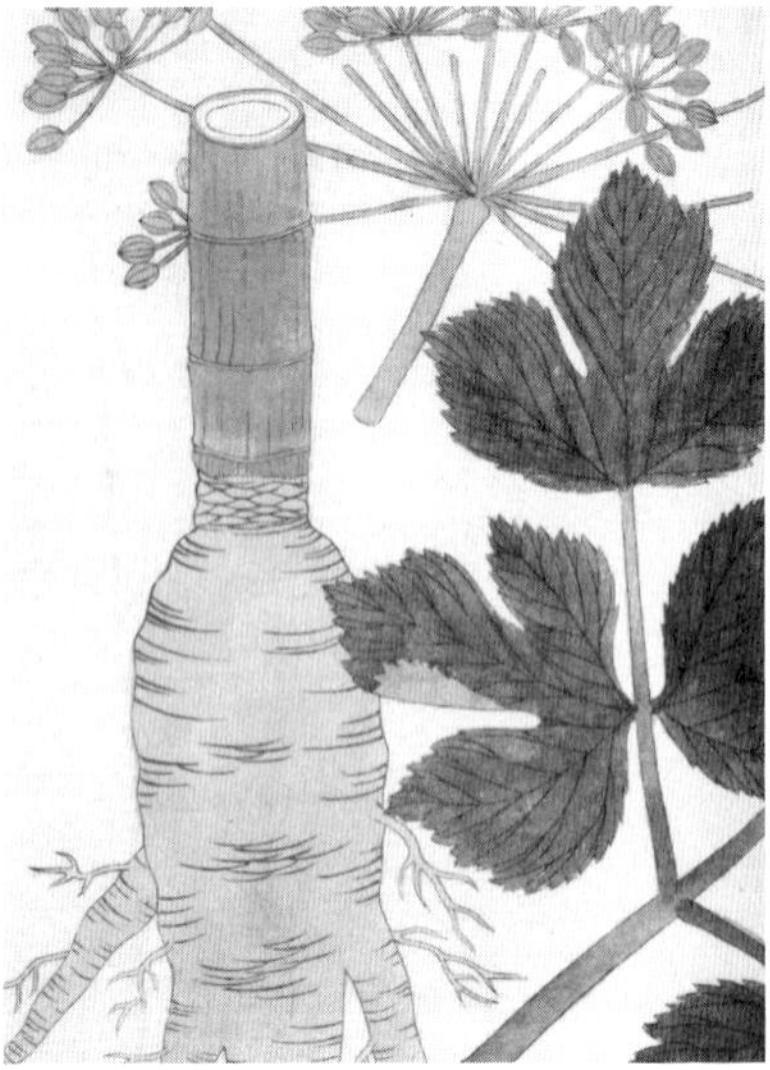

ウド（独活）

生の山独活はとくに香りがいい。〈山うどのにほひ身にしみ病去る〉（光太郎）は実感であろう。

ウドはウコギ科の多年生草本。アジアの原産で日本の山野にも広く自生している。小さな複葉を互生し、地上部は有毛で丈は二メートルにも及ぶ。「うどの大木」といわれる所以だ。しかし貝原益軒《かいばらえきけん》の『大和本草』によると、「菜とすべし。初生の芽、茎は蔬《そ》と為すに香気あり。佳品と為す」とあり、「うどの実を圃にうえてよし。長じて後、冬より根の上にわら芥を深く被えば白茎長く食すべし」と続く。

つまり『大和本草』には、現在行われている軟化栽培の初歩的なことが触れてあるわけだ。いま食べているウドの品種は、中部地方の野生種を改良し、二五度ぐらいの温度に保った室《むろ》で軟化栽培したものが多い。これが考案されたのは明治以降のことらしい。寒ウドと春ウドがあるが、溝、穴倉、小屋掛け、盛り土などの方法で若い茎を軟化し、食用に向くように工夫している。

しかし薬用には、秋に野生のウドの根を掘り、三日ほど日干しにしてから陰干しにしたものを使う。生薬名を「独活《どっかつ》」といい、ジテルペンアルデヒドのほかアミノ酸、タンニンなどを含んでいる。漢方処方では十味敗毒湯《じゅうみはいどくとう》や独活寄生湯《どっかつきせいとう》に配合され、皮膚疾患や関節痛、リウマチの鎮痛剤として使われてきた。とくに十味敗毒湯は化膿性の皮膚病に汎用されている。

民間薬としては、ウドの乾燥したものを煎じて頭痛や歯痛に用いる地方が多い。独活五～一〇グラムを一日量として〇・五ミリリットルの水で半量に煎じ、三回に分けて温服する方法だ。また軽い打ち身のときなど一〇％ほどの煎じ液で温湿布すると、炎症を和らげて痛みを軽減するという。

広く利用されるのは浴剤で、根茎を刻んだものをたくさん布袋に詰め、これを風呂に入れる。香りはよいし、体が温まって冷え症などによい。地方によっては生汁が強壮に効くという話もある。茎や根の生汁をしぼって一日に〇・二～〇・三ミリリットルも飲むと、疲れに効果があるそうだ。

ところで、嬉しいことに独活の主産地は大都会の近郊であることをご存じだろうか。東京なら都下の小平や立川あたり、大阪や名古屋でも通勤圏の近郊で、盛んに軟化栽培が行われていたのだ。そういえば、わたしが勤めていた頃は縄のれんでも新鮮なウドを食べさせてくれたもの。〈あたたかや煮上げて独活のやや甘く〉（万太郎）という句が懐かしい。

価値ある甘草と独活

漢方の長老に聞いた話だが、甘草のことを「国老」とも呼ぶという。国家老のことらしく、甘草の重要さを示す証しだ。事実、『傷寒論』収載処方の六〇％に甘草が配合されているると知れば頭が下がる。こんなに大事な薬材なのに、なぜ国内の栽培が軌道に乗らないのであろう。塩山の甘草屋敷でも痛感したことだが、生薬の自給自足という問題にもっと真剣味が必要なのではないか。漢方の発展には不可欠の課題である。

甘草が栽培されないのにくらべて、都会の近郊が独活の主産地と知り、大いに感激した。あの、ちょっとした苦味がコップ酒とも合い、縄のれんでは人気のある肴《さかな》だったと思う。いまはどうなのか。いずれ若いスタッフを誘って酒場探訪をしてみるつもりだ。インスタント文化がのさばる時代に、独活のような存在を聞くと心から嬉しくなるのは、あながちわたしだけでもあるまい。

梔子《くちなし》と山椒《さんしょう》

「くちなしの白い花、お前のような花だった」という流行歌があった。この花にはどこか哀愁がつきまとうからか、この曲だけは不思議に憶えている。〈くちなしの花夢見るは老いぬため〉（湘子）――そう、いい歳をしてわたしは、まだそんなムードに弱いのだろうか。実からは赤みを帯びた濃黄色の染料を生み、くちなし色ともいう。ほのかな香りを放つ花の風情もまたいい。

見てくれは変哲のない野草なのに、若芽から種子まで役に立たないものはないのが山椒だ。その実は小粒でピリリと辛い。わたしはそんな山椒にしたたかな庶民性を感じる。葉のつけ根に棘があり、幹が硬くて頑丈なところまで庶民の生きざまに似ているのだ。晩春から初夏にかけてが〈摺り小木も智恵もまはるや木の芽和え〉（嵐七）の季節。山椒の木の芽を特別に好んだ親父を思い出す。

詩情を誘う梔子の花

平安前期の『本草和名』に「枝子」と出ているのがクチナシである。アカネ科の常緑低木。中国の原産で、日本では静岡県以西の山地に自生もする。夏に白い大型の香りのいい六弁花を開く。実は楕円形で両端がとがり、縦に六個の稜線がある。晩秋には黄赤色に熟し、内側に黄色い肉と種子が入っているのだが、実は熟しても口を開かない。その生態が「口無し」と映ったのであろう。

〈くちなしのひとつほころぶ銀の雨〉（はる枝）とあるように、梅雨入りのころから蕾《つぼみ》がほころび、花期は仲夏に及ぶ。〈くちなしの一片解けし馨かな〉（より江）は俳句、〈くちなしの匂い女の風を呼ぶ〉（利子）は川柳。ジャンルは違っても共通の詩情を誘うのである。そして〈くちなしも実となり庭の秋盛ん〉（紫苑荘）と、この花が散るとやがて秋が訪れるのだ。

薬になるのは果実。よく熟した実を採って陰干しにした生薬を「山梔子《さんしし》」という。『神農本草経』の中品に収められ、古くから薬効が知られていた。山梔子の主成分はイリドイド配糖体のゲニポシドで、胆汁《たんじゅう》の分泌亢進作用を示す。ほかにカロテノイド色素のクロシン、脂肪油も含まれ、その水性エキスは腸管の狭窄や弛緩に働いたり、血圧降下などの作用があることも認められている。

山梔子を配合した漢方処方には、肝炎、胆嚢炎、胆石症などに用いる茵陳蒿湯《いんちんこうとう》と、のぼせや精神不安をともなう症状に多用される黄連解毒湯《おうれんげどくとう》などが代表例だ。前者は山梔子に大黄と茵陳蒿《いんちんこう》を加えたもの。後者は山梔子に黄連、黄芩《おうごん》、黄柏《おうばく》の三味を加えたもので、いずれも中等度異常の体力のある症例を目的に用いる。

民間薬としての応用も広い。梔子の実を粉にしてウドン粉に混ぜ合わせ、これを卵白で練って打撲傷に湿布したり、やはり実を酢に漬けて粉と練りペースト状にして挫傷につける、などは江戸時代の本草書にも出ていること。しもやけ、ひび、歯痛、鼻血などにも外用されてきた。湿布には乾いたら数回とりかえるようにすれば腫れが引く。

果実の色素は全く無害なので、沢庵《たくあん》や金団《きんとん》の着色などにも使う。いまでも年末になると、正月料理の金団を煮るのに漢方薬局へこの実を買いに行く人がいる。黄色い色素はカロテノイド色素のαクロシンで、衣服の染料にも使った。梔子が庭木

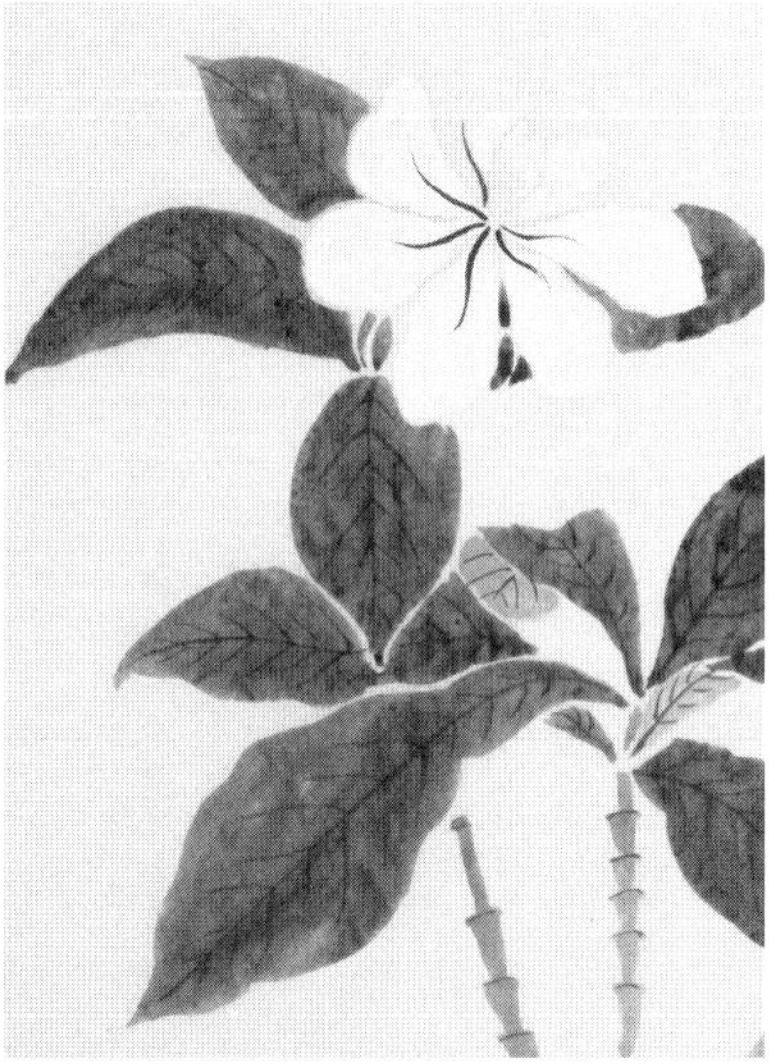

クチナシ（梔子）

に好んで植えられたのは、白い六弁の花の美もさりながら、あのかぐわしい香気が愛されたのであろう。

最近では八重咲きの品種も庭木に植えられるが、果実を結ばないので薬用にはならない。花の色は白から淡黄色に変わる。夜になるとますます甘く匂って周辺に漂う。だが〈口なしの花はや文の褪《あ》せるごと〉（草田男）の脆《もろ》さもある。どこか薄幸の佳人を思わせる花だ。それだけに余計、心惹かれる花なのかもしれない。鈴蘭が純情な乙女なら、梔子は清楚な麗人にもたとえられようか。

野趣のあふれる山椒

晩春から初夏にかけて黄緑色の粟粒ほどの花を総状に開くのは、山椒の花だ。サンショウはミカン科の落葉低木。北海道から九州まで栽培されている。〈山里や道に花もつ山椒の木〉（無山人）と、まれに山地に自生することもあるらしい。羽状複葉で縁に波のある細長い卵形の小葉が相対し、枝先に花をつける。〈花山椒雲烟《うんえん》のまた脚下より〉（五千石）は野生の山椒であろう。

秋になると果実が紅熟し、はぜて黒い光沢のある種子を現す。これを粉末にしたのが粉

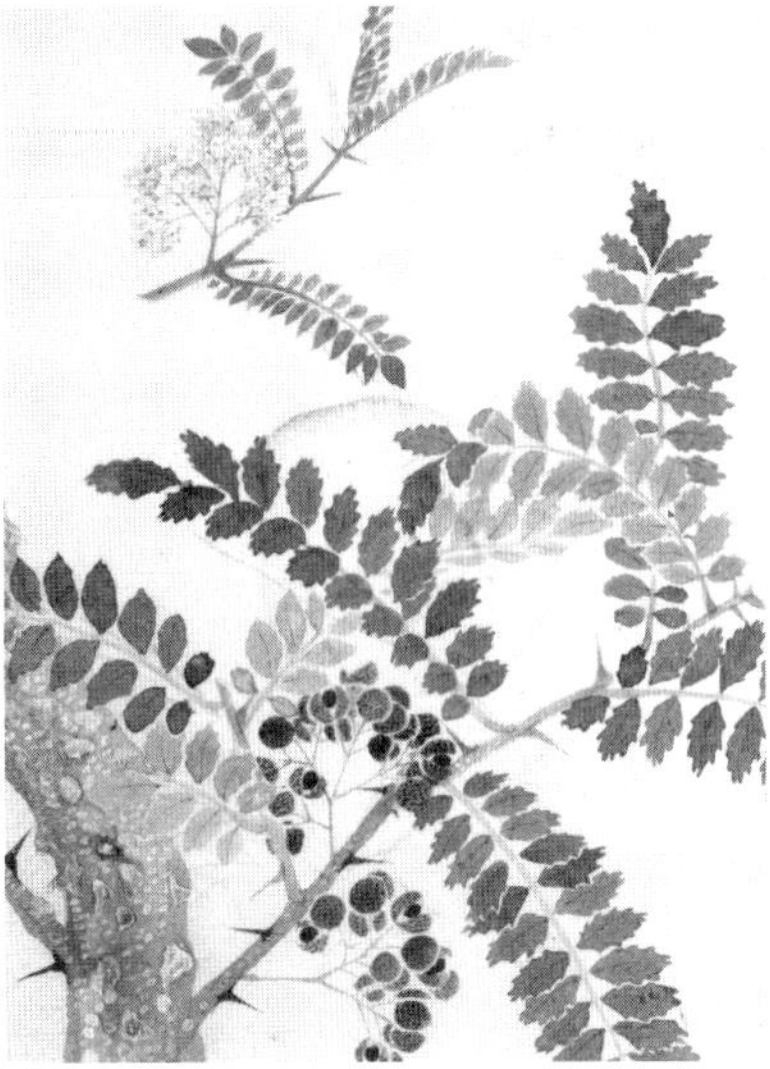

サンショウ（山椒）

山椒である。鰻の蒲焼きにかけたり、料理の風味づけに用いるもの。山椒は雌雄異株で雌の方に実を結ぶ。葉をちぎってみると香りがいい。春の新芽や若葉を使った木の実味噌や木の芽和《あ》えは絶品。〈木の実和この頃朝の食すむ〉（占魚）と、親父の大好物だった。

　山椒の若芽は香ばしい。吸い物や煮物に春の喜びを運んでくれる味として、雪国ではとくに珍重した。若芽を刻んで砂糖と味噌を加え酒や煮出し汁でゆるめたものが木の実味噌。これに筍《たけのこ》や烏賊《いか》などを入れたのが木の芽和えである。〈木の実田楽香りもほのか花に酔い〉（三和子）という句のように、風趣あふれる季節料理だ。残念ながら都会ではめったに味わえない。

　中国では、高貴な婦人の寝室の壁に山椒の粉を塗り込める風習があったという。その部屋を椒房《しょうぼう》といった。山椒は湿気を除いて温める効果があるのと、実を多く結ぶから多産を願う意味も込められた風俗であろう。言い伝えでは、おならが出て困る人は、山椒の実でも葉でもいいから毎日少し食べるようにすると出なくなる、といった話も聞く。

山椒の実は香辛料として使われるだけでなく、薬にもなる。晩秋によく熟した実を採って陰干しにした生薬を「山椒子《さんしし》」という。『神農本草経』の下品に「蜀椒《しょくしょう》」の名で載っているのが山椒だ。果実が黄色みを帯びる夏の終わりに採取し、日干しにしてから果皮だけを集める。その生薬名も「山椒」という。果実には二〜四％の精油があり、ジペンテンやシトロネラールなどの香りと、サンショオールやサンショアミドの辛さの成分が混じり合って含まれている。

これらの成分が大脳を刺激して内臓の働きを活発にするわけだ。芳香性の健胃薬として消化不良などに用いられるほか、整腸、駆風などの目的にも使われる。山椒を配合した漢方の処方には、烏梅丸《うばいかん》、大建中湯《たいけんちゅうとう》、千金当帰湯《せんきんとうきとう》などがあり、腹痛、悪心、嘔吐などに用いられることが多い。回虫の駆除には一日三〜六グラムの山椒を煎じて使う。

家庭では老葉を布袋にたくさん詰めて風呂に入れると、刺激の強い補温性の浴剤となって冷え症に効く。ちょっと葉をつまんで冷や奴や汁物に使っても重宝。用途が広いだけに、ベランダでもよいから鉢植えにしておくと便利だろう。ただし二〜三株以上を植えること。異株で花は咲いても実をつけないこともあるからだ。

得難い季節の花と味

四月は春たけなわである。年度初めとあってフレッシュマンたちが忙しげに街を歩く姿は頼もしい。狂いがちな日本の国の軌道を修正するのは、やはり若い力だ。そしてこの季節は、勢いよく芽吹いた多くの植物が葉を広げ、緑を増してエネルギッシュな活動を始める。わたしは何もかも鮮やかなこの季節が好きだ。庭の片隅にひっそりと咲き匂う梔子や、食卓に香りを恵んでくれる山椒も、この時季が最も存在感を示すときであろう。

この季節になると梔子の切り花が一輪、いつもわたしの机上に活りてあったもの。そして晩酌の小鉢からは山椒の若芽が匂ってきた。女房が健在だったころの話である。〈妻の手に香り残して木の実和え〉（あやめ）と、得難い季節の味だった。親父の晩酌にもこんな小鉢がつきものだったことを思い出す。時は移っても自然の営みは変わらない。地酒に陶然となりながら、わたしは悠久の人生を思うのである。

漢方の古典②

『名医別録《めいいべつろく》』

何人かの名医によって『神農本草経』を補う目的から編纂されたもの。原典は存在しない。後世の薬学書にしばしば引用されたので、そのアウトラインを知ることができた。薬種の収載は全部で七三〇品目。うち三六五品目は本草経の補足解説で、新収載は残りの三六五品目である。


『新修本草《しんしゅうほんぞう》』

六五九年に時の中国政府により刊行された初の公定薬学書。つまり『薬局方』のはしりである。八五〇品目の生薬類が収められている。


『本草和名《ほんぞうわめい》』

平安初期の九一八年、深根輔仁が編纂した日本最古の本草書。古代薬物、古代医学、博物学など幅広い範囲にわたり、本草書の基礎として重視される。


『本草綱目《ほんぞうこうもく》』

明時代の一五七八年、李時珍が著した本草書。わが国には慶長一二年（一六〇七）林羅山によって紹介された。植物一一九三、動物三四〇、鉱物三五七、計一八九〇種類の生薬が全五二巻に収められている。「東方医学の巨典」といわれ、世界各国で翻訳された。日本語版が完訳されたのは一九三一年のことで、その書名を『頭註国訳本草綱目』という。


『本朝食鑑《ほんちょうしょっかん》』

元禄一〇年（一六九七）に人見必大が著した日本の食品解説書。『本草綱目』に触発されて編纂に取り組んだと伝えられる。


『大和本草《やまとほんぞう》』

宝永五年（一七〇八）に貝原益軒が著した本草書。先に紹介された『本草綱目』から七七二種類の薬を選び、民間薬なども含めて日本在来の一三六二品目の生薬を収載した。全一六巻。植物分類法にも独自の見解を示している。


『和漢三才図会《わかんさんさいずえ》』

正徳三年（一七一三）に大坂の医師・寺島良安がまとめた図入り百科事典。明の『三才図会』を手本にして、当時刊行されていた幾つかの事典類を集大成したもの。生薬については『本草綱目』などからの引用が目立つ。一〇五巻の労作だ。


『草木図説《そうぼくずせつ》』

江戸の後期（一八五六～一八六二年）に飯沼慾斎によって刊行された植物図鑑。リンネの分類法に則り、日本の植物を二四綱目に分けて解説している。全三〇巻。植物図鑑のはしりとして珍重された。

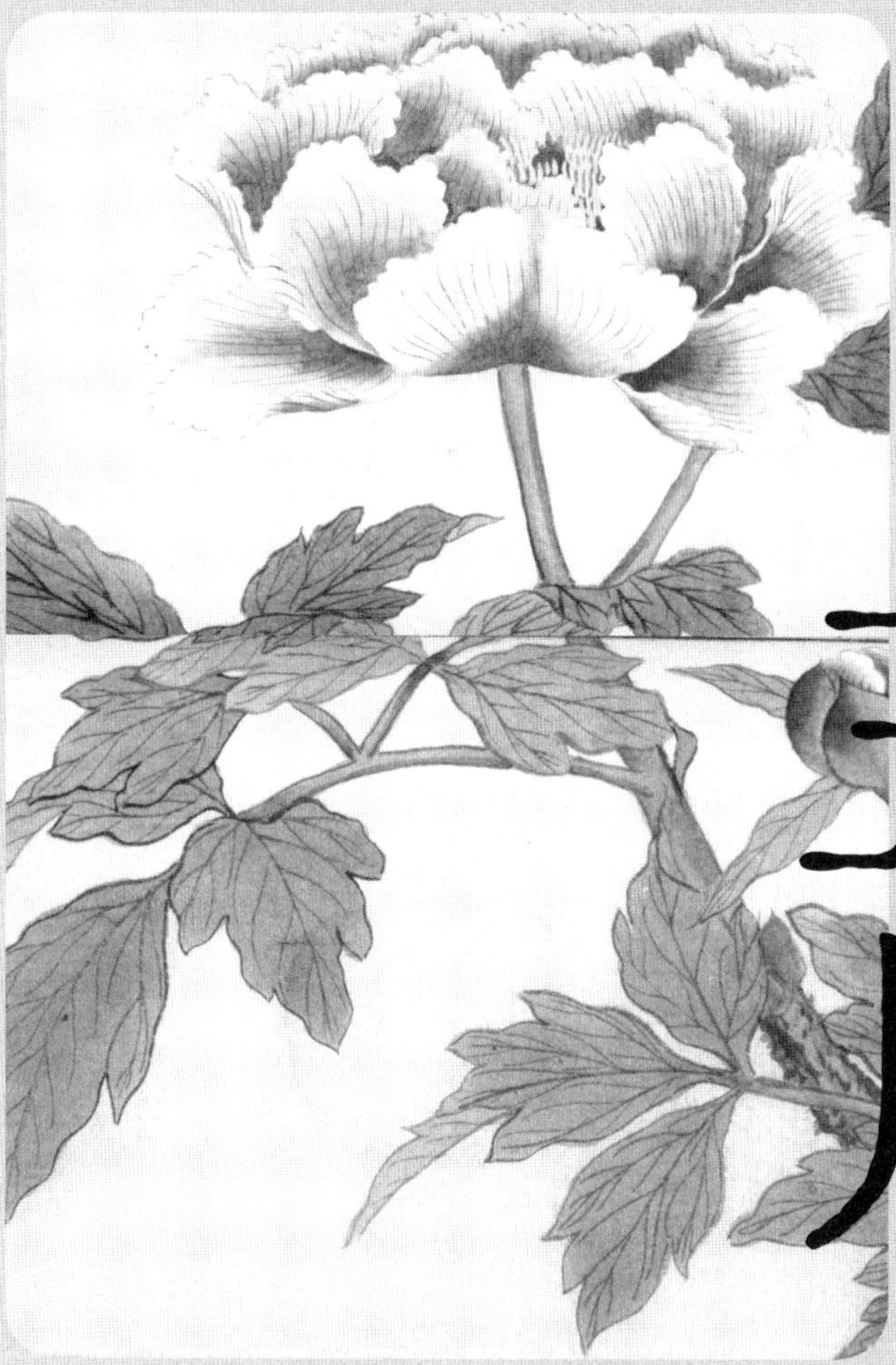

ボタン（牡丹）

五月

ストレスの多い季節である。五月病という言葉もあるくらいで、登校拒否や出勤拒否も多くなる時季だ。進級や転勤、昇進など環境の変化が大きなストレスになる。

また菜種梅雨のころの日照不足が重なると、鬱病や神経症が発症しやすいもの。そこで勧めたいのは森林浴。晴れた日は明るい太陽や新緑の中で過ごすのが最も有効な予防法だ。ＧＷは外へ出よう。

笹《ささ》と菖蒲《しょうぶ》

〈蒸し上げてなほふかみどり粽笹《ちまきざさ》〉（喜久代）という句がある。わたしが子どものころ、粽はどこも自家製であった。蒸しても鮮やかな緑を保つ笹の色に、すがすがしい息吹を感じたものである。菖蒲と蓬《よもぎ》を束ねて入口の廂《ひさし》に挿し、端午《たんご》の節句《せっく》を迎えた風習も懐かしい。それは邪気を祓《はら》い、厄難を除く呪《まじな》いだった。

端午の節句を「薬の日」とも呼ぶ。この日の薬草には特別の効能があると伝えられ、先人たちはいそいそと山野をめぐって薬刈りを楽しんだとか。〈掬《すく》ひ飲む水のうまさや薬の日〉（零雨）というわけで、江戸時代から続いた五月の風景である。

貴重な笹の防腐作用

ビニールというものがなかったころ、笹にはいろんな用途があった。握り寿司には必ず笹が添えてあったし、笹の葉の上に鮮魚を並べたり、水菓子を置いたり、握り飯まで包んだものである。いまは正月の注連飾《しめかざ》りにさえ使う家は少ない。強いて探せば端午の節句のころに粽が出回るくらいだろうか。その粽も手づくりだった。〈母の膝娘の膝や粽結ふ〉（素十）という風情も、セピア色にしか浮かんでこない。

ところでササとは、タケの小型の種類を総称したものである。同じイネ科だが竹にくらべて茎が低く、細いのが特徴。日本の全土に広く自生しており、クマザサ、チマキザサ、ニッコウザサなど種類も多い。東アジアを除けば珍しい植物で、分類上でも牧野富太郎翁がササ属を設定、この日本名が世界に通用するようになった。

隈笹《くまざさ》は公園の下草や庭園の石組みの間などに使われるので、都会でも目につきやすい。春先に緑の新芽を伸ばすが、秋から冬にかけて葉の縁が白っぽく隈取《くまど》りされてくる。これがまた美しく、全国的に栽培されるようになった。したがって隈笹と書くのが正しい。粽笹は山奥へ行くと大群生をつくって繁殖している。葉が大きいので、文字どおり粽などの食べ物を包むのに便利。

笹でよく知られるのは、この二種類だ。ちなみにササという呼称はササダケの略。小さい竹という意味である。名は体を表すというが、なるほどと思う。竹や笹は夏に新葉を生ずると古い葉を落とす。これを竹落葉とか笹散ると表現している。〈月よしと夜も舞ふ庵の竹落葉〉（風生）は、そんな夏の宵の風情であろう。

笹に共通の成分は葉緑素、ビタミンC、K、B群、カルシウムなどである。さらに食品の防腐作用を示すのは安息香酸によることも明らかになった。野良仕事に出かける人が握り飯を包んだり、寿司や日本料理に笹の葉を使うのは、食べ物の新鮮さを保とうとする先人たちの知恵だったのである。血液の弱アルカリ性化にも役立つ。新鮮な葉のやわらかい部分をミキサーにかければ簡単に青汁ができる。

笹の実が救荒食物となることも特筆しなければなるまい。敗戦の翌年はひどい食糧難であったが、この年、笹の実が〝豊作〟だったのである。山形の片田舎で、そのころ中学生だったわたしは通草《あけび》の蔓《つる》で編んだハケゴを背負い、何回も笹の実を採りに出かけた。これをお袋が粉にして団子や麺類をこしらえ、あるいはご飯に混ぜて食べさせてくれたのを思い出す。米どころにいても農家ではなかったから、白米だけを食べるわけにはいかなかったのであろう。

あとで聞いた話によれば、笹の花が咲くと凶作になるという言い伝えがあるそうだ。花のあとに実がつくわけだから、あの昭和二一年はどうだったのか。笹の実は栄養もあるし、野鼠が異常発生して耕作物に影響があるとは考えられるが、干魃《かんばつ》などと結びつくとは思えないのだが——。

しかし当時を振り返ってみると、銀シャリを腹一杯食べられる平和が、すこぶる貴重なものと痛感する。〈文もなく口上もなし粽五把〉（嵐雪）という句に出会って、遠い日の素朴な田舎の人たちまで思い浮かべてしまった。

浴槽にも酒にも菖蒲

端午の節句が近づくと、江戸の路地には菖蒲売りののどかな声が流れたという。邪気払いの軒菖蒲だけでなく、菖蒲湯をわかしたり、菖蒲酒を酌んだりするのに菖蒲は欠かせないからである。そんな風習は昭和の戦前まで連綿と生きていた。〈江戸をまたここに見つけた軒菖蒲〉（春子）や〈くちつけてすみわたりけり菖蒲酒〉（蛇笏）の句は、その証しといってよい。

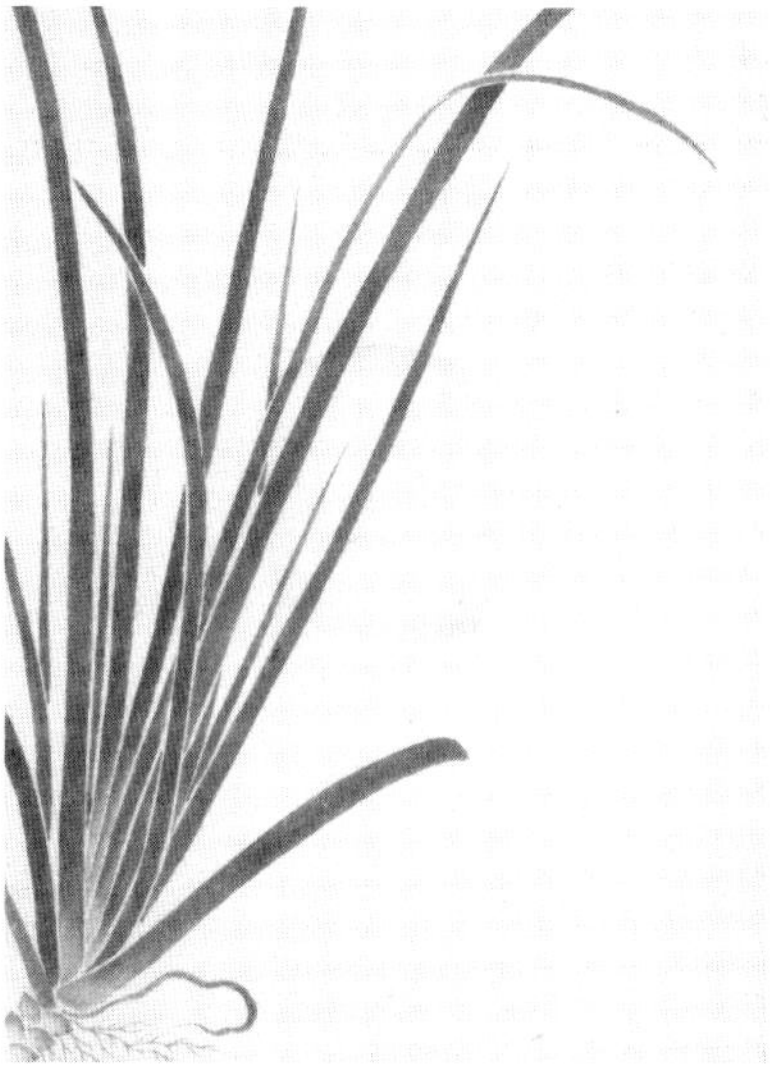

ショウブ（菖蒲）

ショウブは池沼や渓流のほとりに生える多年生草本である。根茎は太く横に走り、節が多い。葉は直立して多生し、長剣状の緑色多肉。光沢があって強い芳香を放つ。六月ごろ淡黄緑色の花を密生するが、ハナショウブとは微妙に違う。ショウブはサトイモ科、ハナショウブはアヤメ科だから類縁はないのだ。菖蒲は葉や花茎が短く、花期も僅かながら早い。

薬用となるのは根茎。晩秋から翌年の春まで、あるいは八～九月に根茎を掘り取り、ひげ根を除いて日干しにした生薬を「菖蒲根《しょうぶこん》」という。神経痛やリウマチの浴剤として使われてきた。菖蒲根の一握り分を布袋に入れて煎じた液を袋ごと浴槽に入れて入浴する。とくに端午の節句は菖蒲湯に入って精気を養う風習があり、〈影武者の一人が菖蒲湯に沈む〉（新吾）だの〈菖蒲湯や菖蒲の束で父を打つ〉（狩行）などの類笑ましい句もある。父と子のスキンシップが目に浮かぶ。

菖蒲にはアザロン、オイゲノールといった精油成分が多く含まれており、これが芳香を放つのである。菖蒲湯に浸かると農作業後の腰痛や神経痛を和らげてくれるのは、これらの成分が鎮痛や血行改善に働くからだ。そのほか民間療法としては、根茎を煎じて健胃剤に利用したり、菖蒲根と薄荷《はっか》をウドン粉で練り合わせて歯痛に貼るとか、打ち身に菖蒲の黒焼を酢で練って貼る——などが伝えられている。

ただ、体質によっては菖蒲の内服で吐き気を催す人がいるからご用心。『食経』という書物には菖蒲が仙人になる食べ物の一つと出ているが、試した記録は見当たらない。中国では自生の菖蒲の生薬名を「白菖《はくしょう》」といい、園芸品種のものを「石菖《せきしょう》」と呼んで区別している。男の節句に菖蒲が重んじられるのは江戸のころから。縁起担ぎの大好きな江戸っ子らしく、菖蒲が尚武に通じるからだろう。

余談だが、端午の節句に鯉のぼりを流すのも江戸の後期に始まった。武家の門前に家紋入りの旗指物や吹き流しを飾り立てたのに対抗して、江戸の庶民は天高く出世魚のデモンストレーションを試みたのである。中国の古人は、急流の瀬を威勢よく泳ぎ登る鯉の生命力に驚嘆し、やがて鯉は龍に育つと信じたらしい。だから江戸っ子も鯉を出世魚と思ったのであろう。ともかく五色の吹き流しをつけて大空にへんぽんとひるがえした江戸っ子の心意気が、いまに伝えられているわけだ。

〈風さけて入り日涼しき菖蒲の日〉（千代女）――端午の節句といえば初夏である。紺碧《こんぺき》の空を勇壮に泳ぐ鯉のぼり。一日の労働を終えて菖蒲湯にくつろいだあとの亭主には菖蒲酒が待っている。そして子どもたちには柏餅や粽のご馳走も。端午の節句は、やがて訪れる厳しい暑さに備えての養生を心がける節句でもあったのだ。

自然の恵みを生活に

若葉も深みを増すこの時季、自然の勢いに背いて〝五月病〟などにとりつかれる人も多くなる。世の中がこうも世知辛くなると、ノーマルな感覚を維持するのは至難な時代だが、時には郊外の清浄な空気を吸ってみようではないか。大自然の中には言葉にまさる教訓がいっぱい含まれている。自然との対話こそ現代人が忘れていた養生法であろう。

いみじくも先人たちは五月五日を「薬の日」とも呼んだ。それは野山に出て薬草を採るのに適した日でもあるからだろう。この日に摘んだ薬は卓効があると伝えられ、いそいそと薬刈りに出かけたのである。〈薬草の知恵が途切れる核家族〉(万歩)――わたしは自然の恵みを経験的に受け継いできた知恵が、暮らしの中の基盤にあるべきだと痛切に思う。

人参《にんじん》と熊胆《ゆうたん》

高貴薬の代名詞みたいなものに人参がある。野菜の人参ではない。薬用の、朝鮮人参とか高麗人参と呼ばれるもので、昔は万病薬ともてはやされた。重い病気になって体が衰弱すると、頼りは人参ぐらいしかなかったのである。古川柳に〈木薬屋女衒《ぜげん》のそばで五両取り〉とあるのは、人参を飲ませるため苦界に身を沈めた娘が相次いだことを物語っている。

そして俗にクマノイと呼ばれる熊胆。これも薬用人参を城主とすれば家老みたいなもので、古川柳も〈熊胆は薬種の中の国家老〉という。めったに手には入らない高価な薬だった。いまとなっては、良薬が口に苦かったころの懐かしい薬材である。というわけで、今回は高貴薬を二題採り上げてみよう。

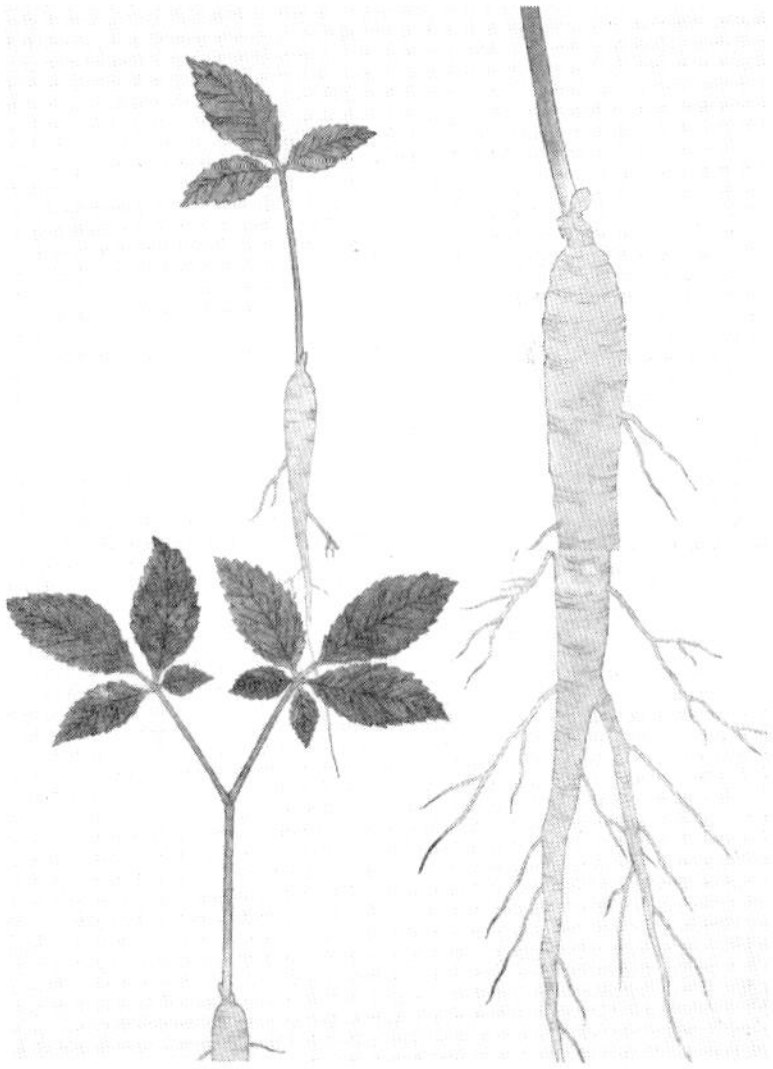

人参

万能薬であった人参

人参を詠んで古川柳らしいものに、〈薬代に薬研を売って孝を立て〉という句があった。薬研はその形から女陰の意味。薬草一本のために犠牲となるのが美徳とされたところに、当時の家族制度のしがらみも浮き彫りにされている。江戸時代だけの話ではない。病身の親を助けるために身を売る娘の悲劇は、昭和の戦前まで続いた。

ところで、野菜の人参はセリ科だが、薬用の人参はウコギ科の多年草である。根は白く、葉は掌状をしているから外観も違う。日本に渡来したのは享保の初期といわれ、幕府が種子を与えて栽培を奨励したことにちなんで、御種人参《おたね》とも呼ぶ。

朝鮮半島や中国の東北には自生があり、また多量に栽培もしている。そして人参の自生地には雪が降ってもその周辺には積もらないとか、臨終の枕元には人参を飾るなどの伝説や風習があり、人参の薬効を神秘的なものに色づけしているようだ。日本では会津、信州、出雲地方が栽培地で、生薬やニンジンエキスの形で供給している。

人参の根は白くて太く、枝分かれしていて茎丈は六〇センチくらい。夏に茎の頂から直立する花の柄を伸ばし、淡黄色の小さな五弁花を開く。掌状の複葉で、縁に細かな鋸歯のある長い倒卵形だ。薬になるのは根で、単に「人参《にんじん》」と呼ぶ。

生薬の調整法には二通りある。根皮を剥いで天日に干した白参と、根を湯に通したり蒸気で蒸したあと乾燥させた紅参だ。白参は外面が淡黄褐色で紡錘形。長さが五〜二〇センチあって縦皺や細根の痕《あと》があり、特異臭がある。味はやや甘く、わずかに苦い。紅参は紡錘形で五〜二五センチ。外面は赤褐色で半透明だ。生の根を一日天日で乾燥したあとに、硫黄でまぶして再び日干しにする方法もある。白参も紅参も、ふっくらとして豊満な女体に似た形が良品といわれ、高い評価を得るのだという。

人参の主成分はパナクスサポニンとパナセチンだ。『神農本草経』にはその作用を、「五臓を補い精神を安らかにし、魂魄《こんぱく》を定めて驚悸《きょうき》を止め、邪気を払い、目を明らかにして心を開き、智を益す。長く服用すれば身を軽くし、歳を延ぶ」と書いてある。

体を売ってまで人参を求める用途は労咳《ろうがい》だった。もともと人参は新陳代謝の減弱がみられる虚証体質に効く。そのころの結核には特効薬もなく、人参三〜五グラムを煎じて温服するぐらいしか対応できなかった。しかし貧血、胃下垂、低血圧の傾向や食欲不振、下痢しがちで無気力な体質には、たしかな滋養効果が認められている。

人参を配合した漢方処方も多い。六君子湯《りっくんしとう》は代表的な処方であり、冷え症で胃弱なタイプの適剤だ。ほかにも四君子湯《しくんしとう》、人参湯《にんじんとう》、小柴胡湯《しょうさいことう》などに人参は不可欠の薬材である。ただし実証体質の人が人参をのむと、時には血圧が上がることもあるので万人向きとはいえない。

日本の人参栽培地の一つ、会津の現場を取材したことがあった。山裾の日陰に一面の人参畑があったが、人参の連作はきかず、根を掘り出したら別の栽培地を求めて移る。大地の栄養分を根に吸い取ってしまうからなのか。病虫害の対策もたいへんな作業だった。高価な薬材にはそれだけの労力も必要な実態を見せつけられたのである。

幻と化す熊胆の薬効

かれこれ三〇年も前になろうか。アイヌ民族を取材して伝承の知恵に驚いたことを思い出す。阿寒湖から数キロの小さなコタンで、長い髭《ひげ》を生やした古老が、熱っぽく熊の効用を語ってくれたのである。彼らにとって熊狩りは神から贈り物を授かる儀式であり、熊胆は神が与えてくれる薬であった。

アイヌ民族の人たちは、頭が痛いと熊の脳味噌を食べ、扁桃腺が腫れたときは熊の脂を溶かして喉に塗る。あかぎれや火傷にもその脂を使う。難産とわかれば熊の小腸の干したものを呑ませ、胃が痛いときは胆汁を啜らせる。その毛皮で寒さを凌《しの》ぎ、精のつく肉を賞味したことはいうまでもない。

倭人《わじん》の支配下に置かれてからのアイヌ民族は、命がけで獲った熊をも自由にはできなかった。熊を捕獲すると松前藩の役人が立ち会って毛皮と熊胆に封印をしたという。毛皮は武将の陣羽織となり、熊胆は薬用として内地に引き揚げられた。中国から伝来した『本草綱目』などで熊胆の薬効は注目され、松前藩を潤したのである。

蝦夷地《えぞち》が北海道と改められてからも、アイヌ民族の人たちが捕獲する熊は貴重な製薬原料に数えられて海を渡った。彼らに残るのは肉だけであり、矢毒が弱められた背景を秘めている。そんな状況の中でも熊を薬とする知恵が、細々と伝承されていたのだろう。

熊胆――クマノイとも呼ばれるこの生薬は、熊の胆嚢《たんのう》を乾燥させて固形にしたものだ。冬眠中の熊を狙わないと良質な熊胆は得られない。猟師たちは雪山に熊の穴を探して煙を送り、犬を追いやって熊をおびき出す。

アイヌ民族の猟師は専らトリカブトを矢毒に塗って弓を射る猟法だった。それが、倭人の支配後は猟銃に代わっている。射殺した熊から血液や脂肪などの夾雑物《きょうざつぶつ》が混入しないように胆嚢を取り出し、これを陰干しにしたのが熊胆というわけだ。かちかちに固まり、大きい胆嚢は一二〇グラムもあるが、乾燥すると二割ほど減ってしまう。

熊胆は不透明黒色の固い塊で、一種の香気があり、味はきわめて苦い。熊胆の主成分は胆汁酸。ほかにタウロコール酸とグリココール酸が分析されている。薬効分類では苦味健胃、鎮痛鎮痙剤に属し、成人の一日量は〇・五〜二・五グラムと微量。強心剤などの売薬には必須の配合剤であったが、いまは品薄で動物胆の代用が目立つ。

貴重な薬材だけに、昔から熊胆の偽物は絶えなかった。〈熊の威を借りる木曽路の猿の肝《きも》〉は天保年間の川柳。熊胆の鑑定法としては水に溶けるときの表面張力で回転するのを確かめる方法があり、〈くるくると熊胆売りの鉢の中〉とあった。だが牛や豚の胆汁に竜胆《りんどう》や黄連《おうれん》エキスを加えると熊胆そっくりになり、玄人も欺《だま》されたとか。

いま生薬市場に出ている日本産の熊胆は、北海道のヒグマと北陸地方のツキノワグマから獲ったものだという。ほとんどは中国産で、それも高価なために牛胆などに処方を替えた薬が多い。漢方医の処方も熊胆とはっきり指示する例は皆無の状況だと、東京本町の生薬問屋は語っている。

いつまで高価薬信仰

秀吉が朝鮮を侵略したときを詠んだ川柳に、〈日本勢人参蔵でつかみあい〉とあった。さぞ人参を奪い合ったであろうという想像が、この句に表れている。熊胆でも同じような掠奪が、松前藩の侍たちによって行われたのであろう。

それにしても、日本には〝高貴薬信仰〟ともいうべき現象があるような気がしてならない。高価な薬は効くと思いこむ風潮は、現代でも払拭できないままだ。不用な薬まで押しつける薬屋集団がはびこるのも、そんな土壌があるからだと思う。人参や熊胆は必要な薬材である。しかし無駄な高価薬がまかり通っている現状は、憤慨に堪えない。

藤《ふじ》と紫陽花《あじさい》

薫風に吹かれてゆらめく藤の花は、のどかな初夏の風物詩である。〈藤棚の隅から見ゆるお江戸かな〉（一茶）という句もあるから、江戸時代の後期には藤の園芸品種も現れて、庶民の間でも藤見の宴がはやったのであろう。また紫の色を藤色ともいって、かつては高貴のシンボルだった。藤原一門は藤を家紋にして権勢を誇ったし、衣装や蒔絵の文様も藤が多い。

藤よりもちょっと遅く地上に咲くのが紫陽花だ。土壌の酸度によって花の色を変えるので別名を七変化という。〈紫陽花に佇んで胸濡らしけり〉（まどか）と、梅雨時を代表する花だ。どこか寂しげな雰囲気も雨と似合う。幕末に滞日した蘭医のシーボルトはこの花を愛人に寄せて「オタクサンバナ」と呼んでいたとか。そして藤は胃腸の、紫陽花は解熱の薬草でもある。

藤の種子を緩下剤《かんげざい》に

藤は躑躅《つつじ》や山吹《やまぶき》と並んで晩春を代表する花だ。日本特産でマメ科の蔓性落葉低木。藤には二種類あって、蔓が右に巻くのをフジ（ノダフジ）、左巻きをヤマフジと呼んでいる。北海道と沖縄には見られないというから、分布の狭い植物なのであろう。枝は長く伸びて葉は奇数羽状複葉。晩春の汗ばむころ、若枝の先に長さ三〇センチから一メートルの花房を開く。

この花房が風に揺れるさまを藤浪といって見事なものだ。〈藤浪を惜春楽と懸けにけり〉（たかし）はその風景。見とれているうちに〈遠つ世へゆきたし睡し藤の昼〉（苑子）となる。花は蝶形。一般にはノダフジで紫色だが、白いのはヤマフジの変種らしい。紫藤は濃艶、白藤は清楚な風情を愛される。ヤマフジの花房はフジより短く、「花美短」とも呼ぶ。

藤は古くから知られた花で、『古事記』には花衣と記され、『万葉集』には二一首もうたわれている。平安京の大内裏後宮の飛香舎には、藤を植えて藤壷と称し、花の盛りに藤花の宴が催されたと『源氏物語』は記す。当時、全盛を極めた藤原家を象徴する花だけに、平安の貴族たちには特別な思いがあるのだろう。古歌にあるムラサキグサやマツミグサは藤の別名である。

古くは食用にも使われたらしい。貝原益軒の『大和本草《やまとほんぞう》』には、「葉わかきとき食うべし。花は春の末より四月にさきかかる。花の長さ三尺にみつるあり。その実を炒って酒に入れば酒敗れず」とある。別の文献では「若葉を灰汁で茹でて水をかえること三日、よく水で洗って調理。花も茹で酢味噌で、種子はあぶって食す」とあった。味のほどはまだ試さないので定かではない。

薬に用いるのは種子と樹皮にできる瘤《こぶ》（藤瘤）。藤の種子は紫藤子《しとうし》といい緩下剤に使う。乾燥した種子一〜三グラムを一回量として三〇〇ミリリットルの水で半量になるまで煎じ、食間に飲むと便通がよくなる。また藤瘤を粉末にして一日量一〇グラムを二〜三回に分服すると、胃の不調に効くという。いずれもイソフラボン配糖体のアレスチンやタンニンなどを含んでいる。

種子は八月ごろ莢《さや》ごと採取して日干しのあとに取り出す。藤瘤は必要なときに採取し、水洗いしてから日干しにする。藤瘤は老木に多く、普通は地上部にあるが稀に地下に埋もれていることも。市販品でも入手できる。藤は古くから棚仕立てにして庭などに植えられてきた。咲き下がる花房をより長く優雅にと品種を競い、九尺藤の名を持つ花もある。

花房の色も多彩だ。濃紫色の羽衣錦や八重黒龍藤、それに胡蝶《こちょう》の舞と名づけられた藤はひときわ鮮やか。淡い紅色の本紅藤や白色の白野田藤という品種もある。ヤマフジ系では大輪の白カピタン、莟の色が濃い赤紫の岡山一才などが有名。藤の樹勢は強いが、種蒔きから花をつけるまではほぼ二〇年、接ぎ木でも五～六年を必要とするので、品種改良には長い年月を要するとのこと。

〈藤見ごろ多情多恨の雨が降る〉（益恵）とあるように、藤の花が咲くころは天候が定まりにくい。しかし盛りともなると〈藤棚の紫に身を溶かさんか〉（多勢子）となり、汗ばむ日には格好の日陰を提供してくれる。江戸の川柳にも〈藤の花もらこの上は日も延びず〉とあって、いよいよ梅雨を経て夏を迎えるわけ。平安の昔から藤は多くの人に愛されてきた。

紫陽花の花は解熱剤

雨に濡れて存在感を示すのは紫陽花である。うなだれて濡れる紫陽花の風情は一幅の名画であり、見る人の詩情を動かさずにはおかない。〈月冴えてほむらだらたるあじさいの花むらふかく入りて眠らむ〉（弘彦）と歌えば、〈水鏡してあじさいのけふの色〉（五千石）と詠む。そしてわが庶民の文芸も〈紫陽花もわれも老いたり長い雨〉（八起）とうたうのだ。

拙宅にも二株ばかりの紫陽花があって、狭い庭に彩りを添えてくれる。片隅には萼紫陽花《がくあじさい》、もう一方には手毬花があり、それぞれに個性的な花を開く。花の色を変える楽しみは云わずもがなだが、鮮やかな葉の緑もまたいい。肉質で対生する葉は広卵形で先が鋭く尖り、縁に相鋸歯があって上面は鮮緑色、下面は黄緑色をしている。

アジサイはユキノシタ科の落葉低木。開花は六月ごろ一～二メートルほどの枝頭に球形の花をつけ、その径は二〇センチに及ぶ。初めは淡い紫碧色で白みがかっているが、次第に藍色になり、淡紅色に変わり、しまいには茶褐色になって散る。〈紫陽花の雨からもらう七変化〉（十舟）と詠まれるのは、雨を吸い込むようにして順々に色彩を変えるからであろう。

紫陽花は漢名で、白楽天が名を与えたという説がある。ところが異説もあって、中国からの渡来植物ではなく、ガクアジサイを原種とする日本特産の園芸品というのが定説になったようだ。シーボルトの『日本植物志』で欧米に紹介され、やがて輸出もされるようになったが、外国で品種改良が進みハナアジサイやヒトランデアの名で逆輸入されている。

小さな花弁が集まっているかに見えるのは萼《がく》が変形したもの。一つの花は装飾花から成り、四～五片の萼片が大きく花弁様になっている。本物の花弁はごく小さくて目立たない。雄蕊《おしべ》があるのに雌蕊は退化してしまったので果実はできないのだ。野生はなく、すべて人工栽培したものだが、陰気な梅雨時に濃淡さまざまのコバルト色が人の心を明るくしてくれる。

紫陽花は薬にも用いられた。花にはフラボノイドのルチンを含み、解熱剤に利用される。葉にはヒドランゲノール配糖体やタンニンがあり、抗マラリアのアルカロイドも含むという。花と葉の一〇グラムを水七〇〇ミリリットルで煎じたものを瘧《おこり》に一日三回分服する方法がある。中国の報告では、花のアルコール抽出液を血液中のマラリア原虫に与えた実験で、キニーネより効果が強い、とあった。

水を好む紫陽花は挿し木でも簡単に苗が得られる。春、秋の彼岸のころ充実した枝を選んで一～二節で切り、これを挿し穂とすればよい。元肥には油粕を用いる。水をやっていれば翌年には立派に株立ちし、たくさんの花をつけてくれるだろう。〈紫陽花の雨の雫《しずく》は虹の詩《うた》〉（ヤス子）――梅雨時の花が少ない時季に群がり咲くので、狭い庭にも多くの詩を運んでくれるのだ。

ちなみに、灌仏会になくてはならぬ甘茶は紫陽花と同類である。長野県の柏原などで栽培しているが、夏にこの葉を採取し、半乾燥品を発酵させてから青汁が出るまで手で揉み、乾燥させると甘味が出てくるもの。でも紫陽花に甘味は期待できない。民間療法では古くから花の盛りに花を採取しておき、乾燥したものを煎じて解熱剤に用いてきた。

晩春と初夏を彩る花

『古事記』には、藤蔓から織りだした衣服をまとい、藤の花で身を飾った男神が、多くのライバルを退けて美しい女神の愛を得るという話が載っている。古代の人たちは藤の持つ強い生命力と美しい花に、神秘の力を見ていたのであろうか。また『枕草子』には「藤の花、松にかかりたる」とあるが、松に絡ませてその緑の葉に映える藤の花を愛でたのであろう。多くの人々を魅了し続けた藤は、いまも日本の晩春を美しく彩っている。

そして、そぼ降る雨に濡れてひたむきに咲く紫陽花は「東洋の薔薇」とも呼ばれた。武士階級からは節操がないと嫌われたそうだが、庶民にはむしろ色彩の変化が喜ばれ、シーボルトは日本情緒の溢れる花として欧州へ紹介している。西洋アジサイと呼ばれる品種は改良されて里帰りした姿だという。装飾花が八重咲きになったガクアジサイやら、あでやかな手毬状の姿を保つ花など、園芸品種は数百を数えるとか。薬用植物であることも忘れてはなるまい。

牡《ぼ》丹《たん》と芍《しゃく》薬《やく》

美しい女性の艶やかな容姿をたとえて、「立てば芍薬、座れば牡丹、歩く姿は百合の花」という。牡丹と芍薬は晩春から初夏の季節を映して華麗に咲く。濃艶さを誇る牡丹が花の女帝なら、優美さをたたえた芍薬は花の宰相であろうか。

牡丹は木本で芍薬は宿根草。見た目にもはっきりと違いはあるが、植物分類では同属だ。そして貴重な薬用植物であることにも変わりはない。美を愛でるだけでなく、これを薬に利用した先人の知恵に、わたしはいまさらながら敬服せざるを得ないのである。

優れた瘀《お》血《けつ》剤《ざい》の牡丹

よく牡丹はバラと対比されるようだ。両者とも華麗で芳香があり、気品に富んでいる。バラが西洋の女王なら、牡丹は東洋の女帝とでも讃えるべきであろう。〈呰を牛みし天に日月地に牡丹〉（朱鳥）と、感嘆して止まない句もあった。

ボタンはボタン科の落葉低木で中国が原産。日本へは一〇世紀ほど前に仏教と前後して渡来したと伝えられる。古くはフカミグサとか富貴草とも呼ばれた。『神農本草経』の中品《ちゅうぼん》に収められ、「頭痛を治し悪血を散じ、血脈を順らす」と記載されている。

平安時代には薬用として寺院に植えられたらしい。『万葉集』や『古今集』にはまだ登場していない。『枕草子』に「ほうたん」とあるのが文芸物では最初である。観賞用として栽培されるようになったのは江戸に入ってから。古川柳に〈使ふたる金の行方も二十日草〉とあり、宝永年間には早くも四三種の品種が生まれるほどの人気であった。二十日草も牡丹の古名である。

それはともかくとして、牡丹の木丈は一メートル余。葉は淡緑色の羽状複葉で、新しく伸びた枝の先に八弁花もの大輪の花を開く。それは直径二〇センチにも及ぶ。花期は五月上旬。原種は紅紫色だが、いまでは白、紅、紫、黄と多彩だ。

薬になるのは根皮である。秋に根を掘り取り、水洗いしてから木槌で軽く叩いて割れ目から硬い木部を取り除く。そのあと日干しにして五センチ程度に刻んだ生薬を「牡丹皮《ぼたんぴ》」という。

主成分は配糖体のペオニフロリンで、ほかにペオノール、ペオノリット、ペオノサイドなどを含む。薬用にするためには根を太らせる必要があり、栽培農家では蕾《つぼみ》を摘み取って四〜五年目に掘り上げたという。

牡丹皮は『薬局方』にも収載されており、婦人科疾患の漢方処方には不可欠の生薬だ。消炎性駆瘀血の目的で頭痛、腰痛、月経障害の場合に用いられ、大黄牡丹皮湯《だいおうぼたんぴとう》、桂枝茯苓丸《けいしぶくりょうがん》、温経湯《うんけいとう》などの重要な配合剤である。

とくに大黄牡丹皮湯は婦人薬として汎用されてきた。これは牡丹皮のほか桃仁《とうにん》、芒硝《ぼうしょう》、冬瓜子《とうがんし》、大黄《だいおう》を配した製剤。比較的体力があって下腹部に痛みのある月経不順、月経困難、痔疾などに向いている。便秘しがちな傾向のある人にもよい。

中国からの報告では、牡丹皮を高血圧や過敏性の鼻炎の治療に用いて効果を示しているという。まだ精査されていない成分もあるので、応用はもっと広がる可能性が強いようだ。

ところで、牡丹は中国が原産なのに、日本に渡来してから世界の注目を浴びるようになった植物の一つである。元禄のころはすでに牡丹栽培の手引書まで出版されて牡丹ブームが起こっていたという。

その後、蘭医として来日したドイツ人のケンペルが初めてヨーロッパに牡丹を紹介し、その妖艶さが話題をまいた。そしていまや世界一の牡丹国である。熱中すると、〈牡丹百咲かせあるじの枯れ木然〉（香珠夫）となるのかもしれない。

鎮痛に卓効示す芍薬

牡丹の花が崩れると芍薬が咲く。大きな葉にゆったりと座ったように咲く牡丹と、真っ直ぐに伸びた茎の頂上に咲く大輪の芍薬は、いずれ劣らぬ美女の形容にふさわしいが、両者は同じボタン科のボタン属だ。

だから市販の牡丹苗の多くは、芍薬の芽に接ぎ木されたものである。つまり、草に木を接いだものだが、不思議に調和するのは同属のよしみであろうか。芍薬は中国から渡来したので古名を夷草といった。時期については定かでない。

『延喜式』には山城、相模、武蔵の国から芍薬を典薬寮に献納したという記録があるので、渡来したのはかなり古い時代であろう。中国での栽培歴も牡丹よりも古いといわれる。唐代には貴族の愛玩花となっていたようだ。

ボタンは木性だがシャクヤクは多年草で、地上部は毎年枯れる。草丈は六〇センチから一メートル未満。一株から数条の直立した茎を出し、葉は披針形か楕円形の互生複葉だ。六月ごろ茎頂か分岐端に大型の花を開く。紅、白、紫紅色と品種も多く、一重も八重もある。

薬にするのは根。秋に掘りとった根を日干しにした生薬を「芍薬《しゃくやく》」と呼ぶ。煎じて収斂、鎮痛、鎮痙の目的に用い、とくに婦人薬として利用度が高い。『薬局方』の規定では、芍薬

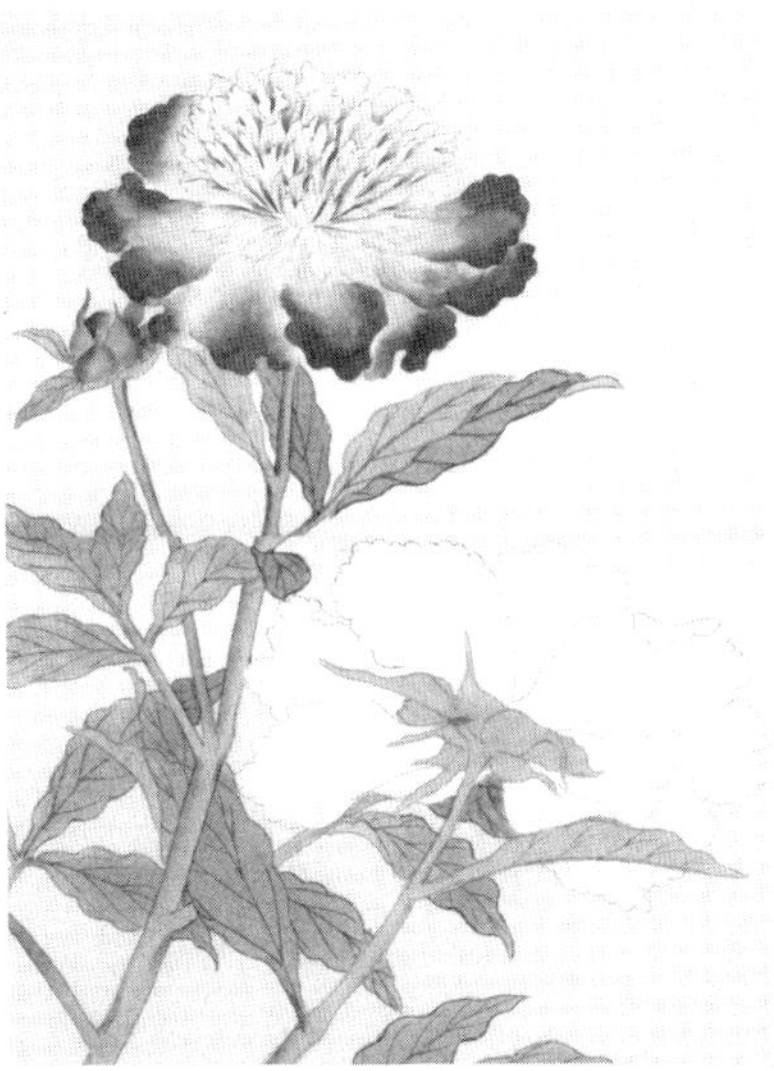

シャクヤク（芍薬）

と近縁植物となっており、コルクをつけたまま乾燥させた野生種の赤芍と、コルクを除き熱湯処理して乾燥させた栽培種の白芍に分けられる。

芍薬の根には配糖体のペオニフロリン、アルカロイドのペオニンを含むが、まだ有効成分の不明なものも少なくない。ヨーロッパ原産の芍薬の根はペオニア根といって、日本のものとは一味違うようだ。用途も鎮痛剤に限っている。日本の場合は山地に自生するほか奈良、長野、千葉県などが栽培地として有名。

牡丹と同じように、江戸の末期にケンペルによって日本の芍薬がヨーロッパに紹介され、浮世絵の国の花と大きな反響を呼んだという。そしていまでは、薬用よりも観賞用の需要が高くなってしまった。

『神農本草経』には芍薬の効能について、「知覚異常を除き、刺すような痛みをとり、発作性の痛みをとる。利尿の作用があって神経の安定にもよい」という意味の記述がある。筋肉の痙攣からくる痛みをやわらげるのに効果があるのだろう。

また、江戸期の「いろは救民救薬の歌」は、〈腹痛みあるひは下り渋るなら芍薬の根を煎じ飲むべし〉とうたっている。歌に残っているくらいだから民間療法でもかなり使われていたに違いない。だが漢方では芍薬を単独に用いることはない。そのかわり芍薬を配合した処方はたくさんある。

急性胃炎や尿路結石などの痙攣性の疼痛に用いる芍薬甘草湯《しゃくやくかんぞうとう》。これはこむらがえりにも有効だ。最近の研究報告では、ある種の原因の不妊症にも効果が確かめられたとのこと。また渋り腹や下腹部が痛む下痢には桂枝加芍薬湯《けいしかしゃくやくとう》が使用される。

生理痛には当帰芍薬散《とうきしゃくやくとう》、桂枝茯苓丸《けいしぶくりょうがん》、四物湯《しもつとう》などが処方されるが、そのいずれも芍薬を配合したもの。痛みだけでなく、吐き気、めまい、食欲不振などにも有効だが、漢方薬には体質によって微妙な使い分けがある。そこが漢方の妙味でもあろう。

芍薬は庭に咲いた風情もよいが、〈壷寂びてしろき芍薬を咲かせたり〉(秋桜子)と、切り花にして机上に活けてもすばらしい。葉も茎も伸びやかで、気分がくつろぐ思いがするのだ。莟も味がある。その独得な丸みは「芍薬の珠《たま》」ともいわれ、「紫陽花《あじさい》の毬《まり》」と同じように、うまい表現だと思う。

牡丹も芍薬も女性薬

幸田露伴は「牡丹に徳あり、芍薬に才あり」といっている。風格と才気をその花たちに感じとったのであろう。〈牡丹散り白磁を割りしごと静か〉（青邨）とか〈芍薬を嗅げば女体となりにけり〉（誓子）という句もある。これほどまでに人々を魅了して止まない花は、ざらに存在するものではない。

そして不思議なことに、牡丹も芍薬も、その薬効成分は女性と深い縁があることだ。桂枝茯苓丸などには牡丹皮と芍薬が重要な配剤となっている。あるいは女性の美しさを甦らせるエッセンスのようなものが、あの植物には秘められているのだろうか。

薬草採集の注意

ハイキングや森林浴の機会には、ぜひ薬草を採集してみよう。採集に必要なものは、ポケット版の薬草図鑑、先のとがった細身のシャベル、園芸ハサミ、軍手、ビニール袋、荷札、サインペンなど。採取した薬草は少しずつビニール袋に分けて入れる。そのままリュックに詰めこむとしおれてしまうから、荷札に植物名と採集場所を書いて縛っておく。

採取の時期は薬草によって違う。地上部の全草を用いるものではドクダミ、ゲンノショウコ、オオバコなどは花盛りに、ヨモギ、アカザなどは茎が三〇センチぐらいのころがよい。花を薬用とするものは精気の溢れる開き始めを。例外はスイカズラでこれは蕾を摘む。

種子を薬にする場合は完熟した時期を選ぶものが多い。しかしクチナシのように完熟型とマタタビのように未熟型に分けられるので、予備知識が必要。根を薬にするキキョウ、オケラ、クズなどは晩秋から冬にかけて掘る。樹皮を用いるキハダ、サクラなどは晩春から初夏にかけて採取すると、皮がはがれやすいうえ成分にも恵まれる。

注意したいのは有害な類似植物。毒草を見分ける目安は、①毒々しい色で、②悪臭がし、③葉などに虫食いがないなど。よく図鑑で調べることが大切だ。とくにキノコなど食用に供するものは、疑わしいと思ったら採取しないこと。なお野山はブヨやカに刺されるので夏でも長袖のシャツにズボンを着用し、天候の急変に備えてレインコートもお忘れなく。

薬草を採集したら

採集してきた薬草は早く乾燥させること。流水で洗ってから束ねて軒下などの風通しのよいところに吊るすのがよい。乾いたら新聞紙に包んで湿気のない棚などに保存する。これを必要なときに取り出し、細かく刻んで茶筒に入れて使う。採取量が少ないときは水洗いして一～二センチの長さに切り、風通しのよい日陰に干す。根、枝、木皮は三ミリほどの厚さの輪切りにして直射日光に干せばいい。雨にあてないよう注意を。

このようにして、いつでも薬用に供することができる状態にしたものが生薬だ。生薬は湿気が禁物。カビが生えたり虫がついて使用できなくなる。茶袋に詰めて風通しのよいところに置き、必要なだけ茶筒に移して使うのがよい。ビニール袋に入れて保存するときは乾燥剤もお忘れなく。保存がよければ根や実の生薬は三年以上も使える。

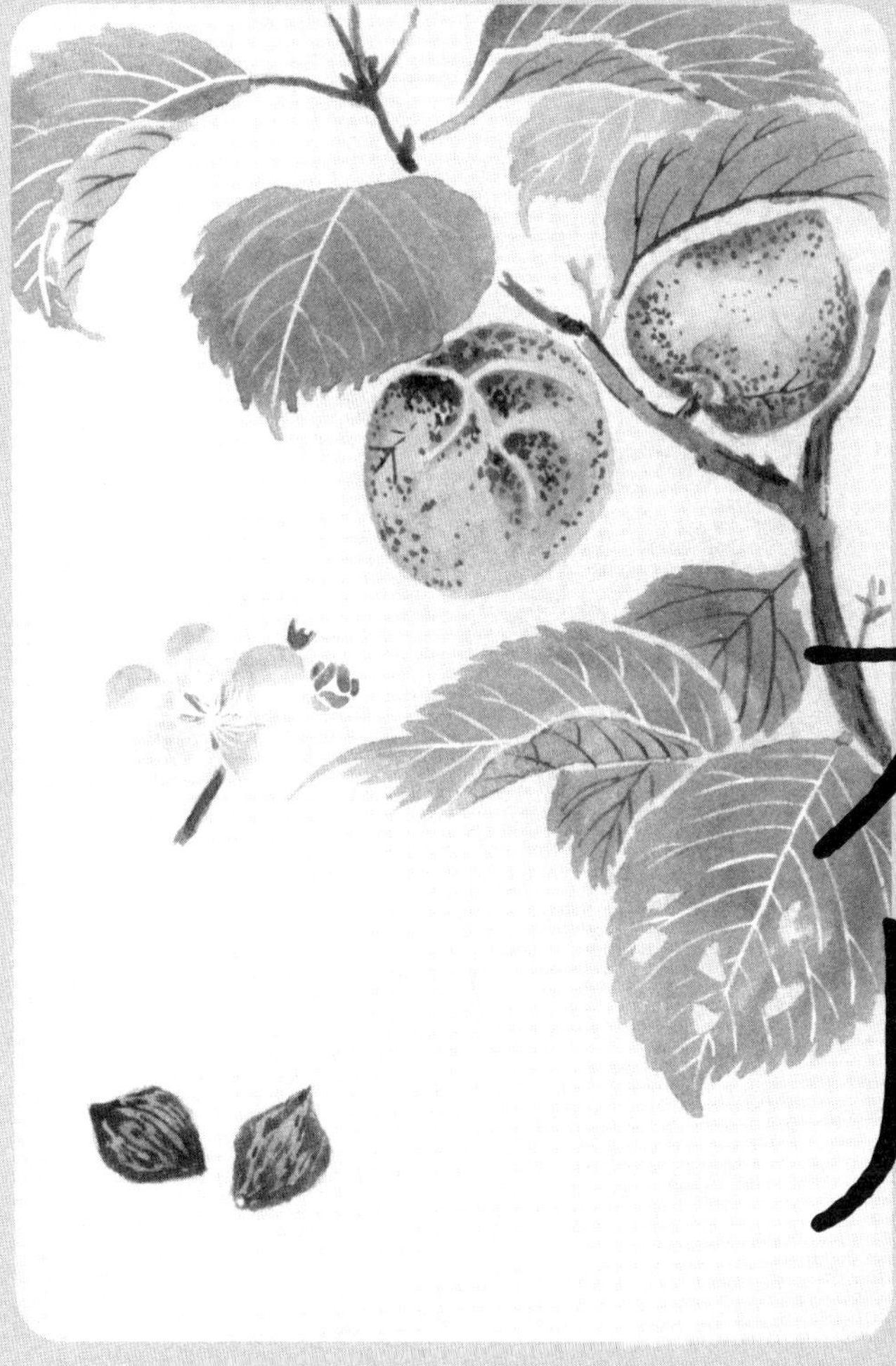

六月

夏の開幕といってもピンと来ない。七月下旬まではは梅雨があって、それが明けた後の真夏の天気とは全く違うからだ。梅雨の間は日照不足と湿気でカビやダニが繁殖しやすい。

梅雨に多発するのがアレルギー症状の悪化だ。喘息や神経痛なども発作が起こりやすくなる。晴れ間を有効に活用して、この嫌な期間を乗り切る工夫を。

紫蘇《しそ》と薄荷《はっか》

汗ばむ季節になるころの食卓には、よく青紫蘇が出ていた。お袋がちょっと庭へ出たかと思うと紫蘇の葉を五、六枚手にして、皿に敷いたり冷や奴にのせたり、こまめに使うのである。紫蘇の防腐作用を経験的に知っていたからであろう。

そしてわたしと薄荷の出会いは、縁日で薄荷パイプを買ってもらったことであった。アセチレンガスの臭いが漂う夜店とともに、あのさわやかな風味が甦ってくる。

気をめぐらせる紫蘇

エアコンも冷蔵庫もなかったころ、日本の蒸し暑い夏を過ごすための工夫として視覚的な演出がなされた。葦簀《よしず》で西日をさえぎったり、襖《ふすま》をはずして風鈴を吊したり、家具を藤製に替えたりしたのである。

お袋がよく紫蘇で食卓を飾っていたのも、涼しさを運ぶ演出の一つではなかったのだろうか。〈青紫蘇をしいて皿にも季節感〉（エイ）という句をみて、いまさらながらあのころの生活の知恵に驚いた。

シソはシソ科の一年草で中国の原産。平安時代には日本でも漬物に利用されていたという。江戸時代に入ると『本草綱目』の影響で薬用にも広く用いられるようになった。その書には「温にして毒なし。肌を解し表を発し、風寒を散じて気をめぐらし（略）、肺を利して血を和し、痛を止め喘を定め、胎を安にし、魚蟹の毒を解す」と述べている。つまり発汗、精神安定、健胃、消化、鎮咳、去痰、鎮痛、解毒などの作用がある、という意味であろう。貝原益軒もその著『大和本草』で紫蘇の効用を論じ、「魚毒を去り香気あり」と書いている。その当時はまだアオジソがなく、葉の表裏とも紫色のチリメンジソが主だった。

紫蘇には一％近くの精油成分があり、ペリルアルデヒド、リモネン、ピネンなどを含んでいる。漢方ではアカジソの葉を乾燥させたものを「蘇葉《そよう》」といい、種子を乾燥させたものを「蘇子《そし》」という。半夏厚朴湯《はんげこうぼくとう》、香蘇散《こうそさん》、参蘇飲《じんそいん》は蘇葉を、蘇子降気《そしこうき》

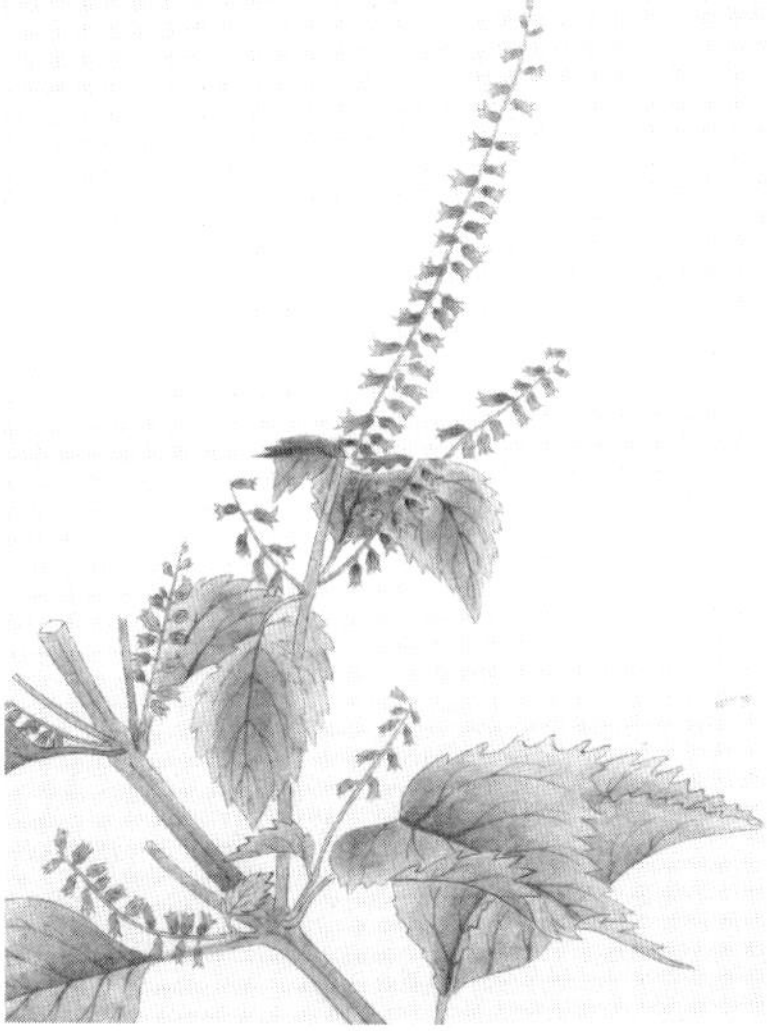

シソ（紫蘇）

湯《とう》は蘇子を配合する処方だ。

漢方処方に蘇葉を使うのは、気をめぐらし咳を止める、などの意味を持つ。ストレスの多い社会では気が動かなくなって息苦しくなる咽喉頭異常感症、食道神経症、心臓神経症などの発症がみられる。検査をしても異常所見のないのが特徴で、こんな症状に半夏厚朴湯は効く。

香蘇散も神経症に用いる。加藤清正が朝鮮出兵で籠城したとき、鬱病《うつびょう》になる兵が続出したので陣中の医師が香蘇散を飲ませたのは有名な話らしい。蘇子降気湯は気管支炎、喘息などに用いる。

紫蘇は身近な植物だけに民間療法も広い。紫蘇の葉を煎じて魚毒に用いるほか扁桃炎のとき濃い煎じ液でうがいをする。制菌性があるので軽い症状なら確かに効く。紫蘇の種子は醤油の防腐剤としても使われている。

風邪や食欲不振のときは紫蘇酒がよい。製法は焼酎一・八リットルに青紫蘇一五〇グラム、レモン一個、蜂蜜二〇〇ミリリットルを入れて密封し、二ヵ月後に中身を引き上げること。

ストレートでは強すぎるので、水かお湯割りで飲むとよい。特有の香りも楽しめるだろう。紫蘇は精油を含むので浴剤にも適している。冷え症や神経痛にも効くはずだ。

霜の降りなくなる四月ごろに紫蘇の種子を蒔《ま》いておけば、七月には葉を採れるまでに育つ。発芽はあまりよくないが、少しでも生えれば株に種子がつき、翌年にはあちこちに困るほど増える。

縮緬《ちりめん》紫蘇は秋に咲く小花が淡紫色なのに対し青紫蘇の花は白い。香りは同じであっても別種のように違うのはなぜだろう。〈雑草に交らじと紫蘇匂ひ立つ〉（悌二郎）という句があるが、なるほど紫蘇は頑なで誇り高い植物のようだ。

頭清く風熱除く薄荷

全草に強い芳香を持つシソ科の多年生草木にハッカがある。日本には中国から伝わったというが、時代は明らかでない。江戸時代の中期に岡山で栽培されたのが最初ともいわれる。その後、各地で栽培を試みたそうだが、普及するには至らなかったらしい。わずかに北海道の風土には適したとみえて、北見地方が日本の生産量の過半数を占めていた。

昭和一〇年代には世界でも主要な薄荷生産国にまで伸びたが、いまはブラジルにその座を譲っている。合成メントールが出現してから天然物の価値が急速に下降し、栽培地はどこも縮小してしまった。

薄荷は白い地下茎をひき、茎は方形で軟毛が生えている。葉の表裏には油腺がたくさん散在し、八月から初秋にかけて葉の付け根に穂状の花を開く。色は淡紫色かまれに白も。

茎葉を蒸留すると精油が得られる。透明淡黄色で、この油を取卸油という。これを冷却精製すると白い結晶体と淡黄色の液体に分離する。結晶が薄荷脳、液体が薄荷油だ。

〈太陽が酔いくるめきぬ薄荷葉〉（雉子郎）とあるように、草丈が二〇～五〇センチになる薄荷の葉には一・五から四％もの精油が含まれていて芳香を放つ。主成分のメントールは七〇～九〇％と多く、辛味も強い。

これにくらべて明治以降に渡来したセンヨウハッカは、メントールの含量が五〇～六〇％と少ない代わりに香りも甘味もあるから、菓子や食品の香味料に使われる比重が高い。草丈の低いヒメハッカはメントールの含量不足で薬用にはならない。

元禄の書『農業全書』には薄荷のことを、「薬に多く用ゆる物なり。作るべし。二種あり。一種は龍薄荷として気味のよきあり。是を植ゆべし。また非薄荷というあり。悪し。作るべからず」と記してあった。この書では農家に薄荷づくりを奨めている。

非薄荷とはヒメハッカのこと。当時すでに薬効はないと示唆していることに注目したい。『大和本草』も『農業全書』の記事を引用した後に「頭、目を清くし、風熱を除く」と薄荷の効能を述べている。

漢方処方をみると、薄荷は芳香性健胃、駆風剤のほか、清涼、解熱、発汗などの目的で使われており、これを配合した漢方製剤には柴胡清肝湯《さいこせいかんとう》、防風通聖散《ぼうふうつうしょうさん》などがある。現代薬でも製薬段階での矯味剤やハップ剤の原料として需要は少なくない。

民間薬としての用途はさらに広がる。江戸っ子は頭痛のときに薄荷の葉を噛んだり、漆《うるし》にかぶれたときには薄荷の葉を煎じて患部を洗ったりしたという。いまも産地では、歯痛や肩凝り、筋肉痛などに薄荷の葉を揉んで外用したりするらしい。

〈湯上りの着替えの硬さ花薄荷〉（輝代）は、いかにもさわやかな夏の句である。茎と葉を布に詰め込んで風呂に入れると、補温性の浴剤として冷え症に効くのだ。この句はその薬風呂を試した後かもしれない。

〈山路しみじみ薄荷の花に匂う飴〉（桂二）という句もある。いかにもすがすがしい情景だが、都会の近辺ではこんな思いを味わうのは無理だろう。自然が少なくなっていくのは残念なことだ。

生活の知恵と潤いを

紫蘇といい、薄荷といい、夏の暮らしには欠かせないものだったと思う。高温多湿な日本の夏を健やかに過ごすため、〈客膳に庭の青紫蘇色を添え〉（ソノ）たり、〈菊に辞す菓子の薄荷がまだ口に〉（一穂）という生活の知恵や潤いが、つい数年ほど前まではどこの家庭でもみられたような気がする。

エアコンが普及し、窓を閉じて家に引きこもるようになってから、季節感は薄れてしまった。旬というものを知らない若者が増えている。〈風雪に耐えた故郷の自然食〉（梨生）という句を吟味してみたい。

十薬《じゅうやく》と玉葱《たまねぎ》

身近な薬草にドクダミがある。ひどい臭《くさ》みのある草だが、これを日干しにして十薬という形にすると嘘のように悪臭は消えてしまう。生と乾燥したものでは薬効も違い、昔から広く民間療法に用いられてきた。玉葱の薬用も注目されている。〈振れば鳴りそうに玉葱軒へつり〉（伍健）とあるように、北国では秋が深まると軒下に玉葱を吊り下げて冬に備えたもの。

効用が広い割に地味な存在であることも、十薬や玉葱には共通している。あの臭いや目にしみる特性のせいであろう。しかしその嫌われる刺激性こそ共通の価値でもあるのだ。うっとうしい梅雨の季節には、鼻や目にツーンとくる話題を――。

抗菌性もある十薬

うっそうと茂る杉林の小道を駆け抜け薄暗い藪に入ったとたん、わたしは顔を背けたく

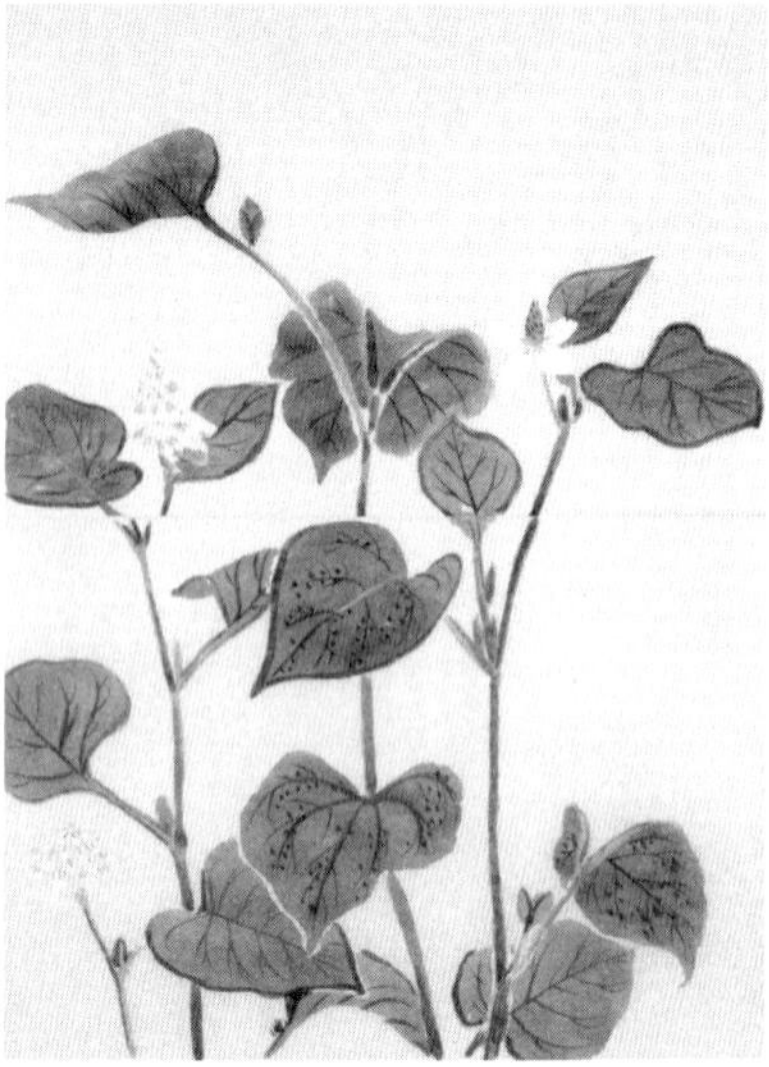

ドクダミ（十薬）

なるほどの悪臭に襲われた。ドクダミを踏みつけてしまったのである。あの臭い植物が薬用になることを知ったのは、小学校を出るころであろうか。よく農家では陰干しにして軒下に吊していたが、生ほど匂わないのに不思議がったことまで思い出す。

　ドクダミは日本のどこにでも自生する。日当たりのよくないところを好むドクダミ科の多年生草本だ。梅雨のころ、一見花びらにみえる白い四枚の総苞をつけた黄色い花穂を出す。白い花は葉の変形だが、清楚な美しさだ。〈どくだみや真昼の闇に白十字〉（茅舎）の句が、その可憐な容姿を語ってくれる。

　なのに嫌われるのは、ひとえにあの悪臭のせいであろう。だが実際には、悪臭を放つ成分こそドクダミの存在価値なのだ。悪臭の成分はデカノイルアセトアルデヒド、ラウリルアルデヒドなどで、いずれも抗菌性を示す。

　この植物は全草が薬用になり、葉にはクェルセチン、花穂にはイソクェルセチンを含んでいる。それらは緩下・利尿の作用があって、毛細血管を強くする成分だ。日干しにすると悪臭を失うので、生のものと十薬では薬効も違ってくる。

江戸期の『和漢三才図会』に、「疔瘡《ちょうそう》（毛嚢炎）の痛むときはドクダミの葉を揉んでつけるとよい。数時間は痛むが取り去らずに置くと一、二日にして癒える。また痔瘡が腫れて痛むときはドクダミ一握の煎湯を用いて洗い、ドクダミの葉をもって痔をおさえるとよい」という意味の紹介が出ていた。これは『本草綱目』からの転載とみられるが、新鮮な生の葉を外用にした一例であろう。

民間療法では、いわゆる毒消しとして汎用された。一回四〜一二グラムを煎服する。症状に応じて加減すればよい。盛夏に花が終わったら根元から刈り取って、天日で十分に乾燥してから用いる。

そのほか疝気《せんぎ》や血の道に根茎を陰干しにして茶の代わりに飲み続ける用法もあり、また皮膚の発疹、蕁麻疹《じんましん》などのアレルギー症、高血圧の治療まで広がっているようだ。

生薬の十薬も解毒剤として用いる。とくに漢方では肺膿瘍《はいのうよう》に効く魚醒草桔梗湯《ぎょせいそうききょうとう》という処方が有名だ。魚醒草とは十薬の中国名。一回量は五〜一〇グラムで、これは桔梗を配し、煎じて飲ませる。発熱、咳、腐臭のある膿痰の出る症状などに効く。

ちなみにドクダミの名は、「毒痛み」から出たといわれ、古くは「しぶく」といった。調理の過程であの臭みは消えるらしく、食用にも供されたとか。十薬の別名は貝原益軒の『大和本草』に由来し、「馬に用いて一〇種の薬能ありとて十薬と号す」とある。

十薬にフラボン配糖体の一種であるケルセチン、ラムノサイドが発見されたのは五〇年ほど前のことで、利尿効果も臨床的に確かめられた。十薬の抗カビ抗菌作用に目をつけて、消毒石鹸やシロアリと木材の腐朽菌駆除剤をつくる特許出願も見られたほど。この植物にはまだまだ応用範囲が広がりそうな期待が持てるだろう。

五葷《ごくん》に数えたい玉葱

色白は七難を隠すという諺がある。これは女性のたとえだが、それを彷彿とさせるのが玉葱だ。〈玉葱やひと皮むきし肌の白〉（恭子）は俳句。〈枯葉色ぬげば玉葱白い肌〉（アイ子）は川柳。いずれも艶やかな白い肌をうたっている。しかも嬉しいことに、スタミナ増強や神経の鎮静に効くことも明らかとなった。現代人にとってはまさに救いの食べ物なのである。

このタマネギ、植物分類ではニンニクなどと同じ仲間だ。ユリ科の越年草でペルシャあたりが原産地ではないかといわれている。食用としての歴史は古くて、エジプト文明までさかのぼるらしい。ヨーロッパでは料理のベースをつくる野菜として盛んに利用されてきた。

日本には江戸の後期に渡来したと伝えられる。栽培が始まったのは明治も後半になってからのことだった。一般の家庭にまで普及したのは昭和に入ってからであろう。北海道を中心に国内生産されているが食生活の洋風化で需要に追いつかず、輸入量は増える一方とのこと。

玉葱はその名のように鱗茎が球の形になっている。葉は葱のように濃緑色。地中部分の茎が楕円球の鱗茎になっており、その下から根が出る。鱗茎は下方が膨らみ直径一〇センチぐらい。生のときは独得の辛味と刺激臭があって、刻むと目が痛くなり涙が出る。

刺激成分の少ない甘玉葱もあるが、日本で栽培する大部分は辛玉葱だ。鱗茎の結球には適度な温度と日照時間が必要だから、暖地では秋まき型、寒地では春まき型が原則。したがって旬は春と秋にあり、それだけ身近な野菜といえるわけ。

玉葱の薬用は広い。まず薄茶色の外皮だが、これにはクェルセチンや配糖体のルチンが含まれており、毛細血管を丈夫にしたり強力な利尿作用がある。外皮五〜一〇グラムを煎じて数回に分服すると、腎性高血圧などに効く。

涙が出る刺激成分は葱類に特有の硫化アリルだ。ビタミンB_1と結合して吸収を助けるので、玉葱の生食は疲労回復にも役立つ。栄養面からみるとカルシウム、リンのほか少量のビタミンA、B_1、B_2、Cなども含む。ヨーロッパではスポーツの後にオニオンスライスを食べるそうだが、理にかなった話であろう。

民間療法では不眠のときに利用する。生の玉葱をおろし器ですって汁をつくり、盃に二杯ぐらい就寝前に飲むとよい。寝つきが悪いときやリウマチの痛みを和らげるのにも効くそうだ。新薬がなかったころは玉葱に生姜《しょうが》や山芋を加えて煎じた液を結核にも用いたとか。漢方書にはこれらの療法は見当たらないが、栄養補給の知恵として否定はできまい。

むしろ玉葱を、わたしは「五葷」に数えてもよいとさえ思う。仏教でいう五葷とは小蒜《ひる》（漢方では生姜）、辣韮《らっきょう》、葱《ねぎ》、大蒜《にんにく》、韮《にら》のことを指す。これらを食べると精がつきすぎて「淫を発する」と、戒律の厳しい修行僧は持ち込みを禁じられた。禅寺の山門に「不許葷酒入山門」と記されたのがその掟《おきて》である。

これを裏側からみれば、それほど五葷の食べ物は強精強壮効果があるという証拠であろう。玉葱が五葷に数えられなかったのは、そのころまだ食材として普及していなかったせいに違いない。

とにかく玉葱は、スタミナ増強や神経の鎮静に効くことが経験上明らかにされているのだ。杉田玄白は「還暦前に朝立ちが消えるのは罪悪だ」といっている。そんな悲哀を感じている人は玉葱を細かく刻み、これに卵黄と七味唐辛子を入れてかきまぜ、熱いご飯にかけて食べることを奨めたい。個人差はあろうが、友人の〝臨床実験〟ではかなりの効果があったとのこと。試してみる価値はありそうだ。

自然の営みから学ぶ

友人といえば、定年退職してしばらくした挨拶状に、〈どくだみの花に跼《かが》みて世事遠し〉（梧逸）の句を添えた奴がいる。その心情わからんでもないが、年寄りじみた根性に活を入れようと、怒鳴るような調子の返事を出したことを思い出す。白十字の花にしばし見惚れるのはいいが、世事にまで疎くなったのでは情けないではないか。

ところでわたしは、酒の肴に何もないと、生の玉葱をスライスして胡麻油と鰹節をふりかけ、醤油をつけて食べる。この味、なかなかいけるのだ。刻むとき目にしみるが、あのピリッとした辛味を得るために我慢するしかない。刻んで空気中に一五分もさらすと、血液のサラサラ効果が高まるという実験もある。動脈硬化気味のわたしにとっては薬にもなるわけだ。十薬といい玉葱といい、わたしにとっての存在感は大きい。

枇《び》杷《わ》と杏《あんず》

江戸のころ、天秤棒の荷を肩にした枇杷葉湯売《びわようとうう》りが、夏の町を流し歩いたという。それは渇きを癒すだけでなく、暑気あたり、下痢止めの薬でもあった。枇杷葉に肉桂《にくけい》や甘草《かんぞう》など七味を加えて煎じたのが枇杷葉湯で、上方から江戸に伝えられたものとか。古川柳には〈真っ黒になって商う烏丸〉とあり、その本舗は京の烏丸にあった。夏を告げる風物詩として庶民の目と喉を楽しませてくれたことだろう。

そしてこの季節になると、杏の実が食べ頃を迎える。とくに夏の木曽路《きそじ》を歩いていると、黄色に熟したたわわな杏の実が目につく。〈からももや薬師三代住める家〉（玉圃）という句もあった。この句は、杏の木があれば三代も医者を続けられるほど重要な生薬であることを物語っている。枇杷も杏も、その果実は甘酸っぱさが口いっぱいに広がる夏の味だ。

夏を呼んだ枇杷葉湯

汗だくになって遊びから帰ってくると、よくお袋が枇杷の皮を剥《む》いてくれたものである。〈枇杷の実のことんと初夏のガラス皿〉（清弘）そのままの光景であった。梅雨晴れの庭には青々とした樹木が影を落とし、涼しい風を運んでくれた古里が、セピア色に浮かんでくる。橙色に色づいた枇杷の実は多汁質で口に含むと甘く、わずかに酸味があった。

ビワはバラ科の常緑高木。高いものでは一〇メートルに近く、樹形はほぼ円形となる。中国から渡来したというが九州や四国の一部には自生も見られる。果樹として植えられたものが野生化したのであろうか。ビワの名は枇杷の音読みだが、細長い楕円形の葉の形が楽器の琵琶《びわ》に似ているからという説もある。

薬になるのは葉で、タンニンのほか微量ながら青酸配糖体のアミグダリンや有機酸などを含む。九月上旬ごろ葉を採取して日干しにし、葉裏の毛を除いた生薬を「枇杷葉《びわよう》」という。『本草綱目』には「平にして毒なし。胃の働きをよくし胸のつかえをとり、咳を止めて熱を冷まし、暑さ負けを治す」と記してあった。

江戸の町を流した枇杷葉湯は、枇杷葉に肉桂、藿香《かっこう》、莪蒁《がじゅつ》、呉茱萸《ごしゅゆ》、木香、甘草の七味を同量ずつブレンドして煎じた飲み物である。清涼飲料的な効果はアミグダリンが分解して生じたベンズアルデヒドによるもの。アミグダリンには鎮咳作用もあり、またタンニンや有機酸の複合作用で胃腸の働きもよくするわけだ。

枇杷葉を配合している漢方処方に辛夷清肺湯《しんいせいはいとう》がある。枇杷葉のほかに石膏、麦門冬、辛夷、百合など九味から構成し、慢性鼻炎や蓄膿症などに汎用されてきた。とくに蓄膿症は治りにくく鼻汁が喉にまわると咳が多くなって気管支炎なども併発しやすい。

ちなみに漢方では、耳鼻科の疾患でも腹部の診察を行うのが普通だ。全身の症状や体質を考えて適剤を処方するからであり、漢方ならではの診療といえるだろう。どんな症状も全身的に捉える点が、対症療法の西洋医学との決定的な違いなのである。

それはともかく、民間療法で枇杷が知られているのは汗疹《あせも》や打ち身への応用だ。枇杷葉を三枚ほどちぎって五〇〇ミリリットルの水で煮出し、その冷めた汁で患部を洗うと炎症が和らぎ痒いのも止めてくれる。打ち身にはあらかじめ枇杷葉を三週間ほど焼酎に漬けておいた液で患部を湿布し、上から懐炉などで温めるとよいそうだ。

また枇杷葉一〇グラムを五〇〇ミリリットルの水で半量になるまで煎じたものを食間に飲むと、清涼、健胃、肺からくる熱や咳の薬になるという。枇杷葉を浴剤にすると湿疹に効くとも伝えられる。いずれも経験が広めた療法であろう。

わたしが奨めたいのは枇杷酒である。焼酎一・八リットルに対して枇杷の実一キロ、氷砂糖二〇〇グラムの割合で加え、密封容器に保存しておくだけ。レモン五個の皮を剥き輪切りにして入れると味もよくなる。三ヵ月もすれば飲めるようになるが、半年ぐらい熟成させた方が香気も風味もよい。中身は半年後に引き上げる。

枇杷の果肉にはブドウ糖や蔗糖のほか、リンゴ酸、クエン酸、ビタミンC、ミネラルも含まれているので、疲労回復、食欲増進、不眠などにも効くはずだ。ストレートで飲んでも甘酸っぱい香りがあって旨いが、好みのアルコール性飲料とカクテルにしてもいいだろう。

鎮咳だけでない杏仁《きょうにん》

杏の果実が熟するのは夏だが、花が咲くのは春だ。やや大振りで淡紅色か白の見事な五弁花である。女性が眉根に皺をつくってかすかに睫《まつげ》をふるわす恍惚の表情を、中国では「杏眠」という。杏の花に見惚れると、こんな表情になるものだろうか。〈犀星碑あんずの花の咲く河畔〉（静古）とあるように、室生犀星の小説『杏っ子』で信州の杏はさらに知られるようになった。

この植物にはこんな伝説がある。三国時代に呉の名医といわれた董奉《とうほう》は、患者から治療費をもらう代わりに杏の木を植えさせていた。それが数年で立派な杏の林となり、たくさん薬をつくることができるようになったので、「杏林」が医者の異称になったというのである。

そのアンズだが、蒙古地方が原産地といわれるバラ科の落葉小高木。木丈は五メートル内外で葉は互生し、広楕円形か卵形だ。葉の縁は細かい鋸歯になっている。日本へは奈良時代に薬用の果樹として伝わり、昔は熟した果実を土の中に埋めて果肉を腐らせてから、硬い内果皮の殻を叩き割って薬にする種子を採っていたという。

果実は毬形で径三センチぐらい。橙黄色に熟した果実の味は淡甘。かすかに酸味と渋みがあり、いまでは生で食べたり塩漬けや砂糖漬けにも加工する。ジャム、乾果、缶詰などに加工するようになったのは明治以降のことだ。

杏の古名はカラモモと呼んでいる。唐の国の桃という意味だろうが、桃よりもむしろ梅に似ているだろう。花も梅より遅く咲きブンゴウメよりも大きい。『大和本草』や『和名抄』ではカラモモの和名に杏子の漢字を当てている。その唐音から転化してアンズと呼ばれるようになったのは江戸時代からだという。

薬になる種子はアーモンドのような形をした一センチ強の卵形。不均等な褐色の種皮に包まれている。匂いはないが噛むと苦い。わずかに芳香も感じるのは噛まれたことによって青酸配糖体のアミグダリンが分解し、ベンズアルデヒドの芳香性物質になったからであろう。この種子を乾燥させたものを「杏仁《きょうにん》」といい、咳の薬に使われてきた。

杏仁は『神農本草経』の下品《げぼん》に収載され、「結を散じ燥を潤し、肺中の風熱と咳嗽《がいそう》を除く。喘を下し気を治す」と効能を述べている。杏仁を配合する漢方処方は杏蘇散《きょうそさん》、桂枝加厚朴《けいしかこうぼく》杏子湯《きょうしとう》、茯苓杏仁甘草湯《ぶくりょうきょうにんかんぞうとう》、麻黄湯《まおうとう》など。咳止めや痰切りの薬として喘息《ぜんそく》や呼吸困難、浮腫などに使う。

とくに汎用されるのは麻黄湯で、これを温服すると発汗して熱も取れ、咳も出なくなる。杏仁のほか麻黄、甘草、桂枝を配合した薬剤で、煎じ薬だけでなく、医療保険で顆粒状のエキス剤をもらうことも可能だ。なお杏仁を圧縮して杏仁油を取り、その滓《かす》に水を加えて蒸留したのが杏仁水である。これも咳止めに使われてきた。

民間療法としてはアンズの葉の煎じ液で洗眼するとか、果実を食べて渇きを癒し、呼吸を和らげる程度。どちらかといえばアンズの薬としての用途は専門的で、一般には食用の価値が重んじられている。最近ではアンズの乾果やジャムの人気が高い。長寿村として知られるパキスタンのフンザが「杏の里」といわれていることから、杏仁油も注目されてきたという。

ところで、またもわたしが推奨したいのは杏酒である。熟す前のアンズ一キロに氷砂糖を一〇〇グラム加えて焼酎一・八リットルに漬けておく。六ヵ月以上は冷暗所で熟成させると、おいしい杏酒ができる。盃に一杯これを飲むと、冷え症や疲労回復によい。就寝前の一杯で不眠の悩みも解消されるだろう。

バラ科は薬種の宝庫

さて、お気づきだろうが、枇杷と杏は姉妹のような植物だ。類似点が多い。同じバラ科に属し、成分から薬効まで類似している。改めてバラ科の植物を調べてみると、梅も桃も李も、枇杷や杏の仲間であった。

そして嬉しいことに、これらすべての植物が、薬用酒の原料となることである。わたしは適量の酒が百薬にまさることを信じて疑わないから、この発見は俄然気に入ってしまった。ことしも自家製の梅酒をつくったが、枇杷も杏も試してみようと、大いに張り切っている。

牛《ぎゅう》乳《にゅう》とチーズ

〈売店で牛乳同士肩を寄せ〉（凌甲）という句があった。朝のラッシュ時にターミナル駅のホームなどで見かける図である。牛乳は栄養価があって安い。だからコーラやジュースを飲むよりも理にかなっている。通勤電車から吐き出されて飲む牛乳は、いわばサラリーマンの出陣盃。思わず「頑張れッ」と声をかけたくなる。

牛乳の応用範囲は広い。バター、チーズ、練乳、ヨーグルト、乳酸菌飲料、生クリーム、アイスクリームまで、生活との縁は深いものばかりだ。牛乳製品の代表として、わたしはチーズを選びたい。これが日本に伝わったころ、石鹸を食べるみたい、と敬遠されたそうだが、いまではバター以上に普及してしまった。食の洋風化とも関係はあるが、やはり味が親しまれたのであろう。

成長期に大事な牛乳

　さて、多様な乳製品の母体となる牛乳だが、それは乳牛の乳腺から分泌される液体で、特有の匂いと味がある。乳牛にも品種があって、代表的なのはオランダ原産のホルスタイン種。黒と白のまだらが特徴だ。大型で乳房も大きく、乳量は年間五トンに達するという。飼いやすくて乳量が多いから世界の酪農家に人気がある。

　牛乳の成分は八八・五％が水分で、乳糖四・五％、脂肪三・三％、タンパク質三・〇％を示す。しかし組成は乳牛の種類、年齢、季節、飼料などによって多少は左右されるから、一応の目安といったところ。アミノ酸の多いタンパク質と消化のよい乳化脂肪、乳糖、ビタミン、ミネラルをバランスよく含んでおり、人乳とくらべてもあまり見劣りはしない。

　栄養価が高いだけに細菌が繁殖しやすく、市販品は厳重な殺菌が行われている。生乳を搾って加熱殺菌しただけの乳脂肪を三％以上含むのが普通牛乳。生乳の乳脂肪を加えたり減らしたりしたものが加工乳で、生乳に乳製品以外のコーヒーや果汁を加えたものを乳飲料という。日本の牛乳は脂肪率が高いイギリス原産のジャージー種と違ってやや薄いようだ。

　牛乳で注目されるのはカルシウム量が豊かなことである。しかもカルシウムの吸収を助けるタンパク質や乳糖が多いから吸収効率がよい。骨や歯を丈夫にするだけでなく、カルシウムには神経の興奮や緊張をほぐしたり、心臓の収縮を安定させる働きなどもある。その不足が指摘されているだけに補給源としての牛乳の役割は大きい。

牛乳のタンパク質のほとんどはカゼインでコロイド状に分布している。牛乳が白色で不透明なのはそのためだ。カゼインはミネラル全体の吸収をよくしてくれる。ほかにビタミンA、B_2、リン、カリウムなども含む。牛乳の市販品は七三度で一五秒処理するＨＴＳＴ式殺菌を行うのが一般的。栄養を損なわないのが利点であろう。

便秘や貧血の改善、胃粘膜の保護など、牛乳には多くのメリットがある。ただ牛乳を飲むと下痢をする人がいるのも確か。これは牛乳に固有の乳糖を消化できない体質で起こるわけだから、温めて少しずつ量を増す試みがよい。腸内に乳糖分解酵素が増えると下痢をしないようになる。

牛乳は加熱によって栄養素が多く損なわれることはない。しかし沸騰させると成分が分解してしまうので、ホットミルクをつくるときなどは穏やかな火加減が大切。熱に強い利点を活かして肉や魚のミルク煮や野菜を刻んだミルク粥などは、老人や子ども向けであろう。肉、魚、ニンニクなどの臭みまで吸着してくれるから、料理の素材としても重宝なのである。

ところで、牛乳を素材とした世界的なヒット商品が日本で開発されたことをご存じだろうか。調製粉乳、つまり粉ミルクだ。江戸の川柳に〈乳貰ひの袖に突っ張る鰹節〉とあるように、母乳の出ない母親の苦労は切ない。それだけに大正期に登場した調製粉乳は全世界に広まった。ただ免疫力まで補うわけにはいかず、やはり母乳の代用品でしかないだろう。

乳製品の代表チーズ

醍醐味を味わう、という言葉がある。深い味わいとか妙味を表す。もともとは仏教用語で、乳味、酪味、生酥《しょうそ》味、熟酥《じゅくそ》味、醍醐味の五味をいい、釈迦如来の教えを指すそうだ。酥《そ》は牛や羊の乳を煮詰めてその上層部にできるバター分の多い食べ物のこと。酪《らく》は酥を取り去って発酵させた飲み物で、つまり乳酸飲料を示す。そして最高味の醍醐に近いのがチーズだと伝えられる。

チーズはアジアで考案され、ヨーロッパで広められた。古代のキャラバンが山羊の乳を羊の胃袋を乾燥させてつくった水袋に詰めておいたところ、白い塊に変化しているのを発見、これがチーズに発達したという。チーズは動物の乳汁に乳酸菌と凝乳剤を加えて熟成し、凝固させる。そのあと塩を添加して味をつけ、攪拌してから上澄み液を除き圧縮整形したもの。さらにカビなどの働きで熟成させ、特有の風味をつけたものも多い。

牛乳を原料とした場合、タンパク質のカゼインや脂肪の大部分が凝固物に移行する。これらの成分が発酵によってさらに消化しやすくなり、保存性も増すのだから、すぐれた栄養食といえるわけだ。つくり方の違いによって硬質、半硬質、軟質の種類があり、産地ごとに固有の名がつけられている。硬質チーズは熟成期間が長く乾燥して水分が少ない。パルメザン、エメンタールなどが有名。粉末におろして料理に使う。

半硬質チーズは熟成期間がやや短くて水分が多く、青カビや細菌で熟成させるロックフォール、ブルーチーズなどがある。強い匂いがあって独得の風味が特徴。軟質チーズはほとんど熟成させないものでカマンベール、カッテージなどがあり、水分が多くて保存性は低い。薄く切ってワインやビールのつまみにしたり、パンに好まれる。

伝統的なチーズはナチュラルチーズと呼ばれるが、まだチーズに馴れない日本ではナチュラルチーズを混合して加熱殺菌し、再製したプロセスチーズの需要が大半を占めているようだ。ナチュラルチーズの方が風味もよく栄養的にもすぐれている。ただ発酵が進むので熟成した食べ頃を選ぶのがコツ。カマンベールチーズは白カビを植えてから三〜四週間、ゴーダチーズは三〜六ヵ月、パルメザンチーズは一年ぐらい熟成させたものを選びたい。

プロセスチーズは発酵を止めたものだから製造日の新しいものを選ぶ。チーズの保存温度は二～三度が最適。零度以下だとチーズが凍ってぼろぼろになることがある。匂いが苦手な人はフレッシュチーズから食べてみるとよい。チーズにはタンパク質やカルシウムのほか脂肪、ビタミンA、B_2なども多く含まれているが、飽和脂肪酸も多いから中高年の食べ過ぎにはご用心。

中世のヨーロッパでは、チーズやバターを修道士や修道女が製造し、その秘伝は修道院の財産になっていた。これには穿った話がある。牛乳は栄養が豊富なのにビタミンEの含量はゼロに等しい。Eは性欲に関係があるもの。修道院が肉食や卵を禁じた代わりに牛乳を制限なく許したのは、性の煩悩によって修道の妨げにならないことを知っていたから、というわけである。

乳牛にもストレスが

ともかく、牛乳や乳製品は身近で比較的安い栄養食だから、大いに評価したいと思う。調製粉乳で多くの赤ちゃんが救われたのは否めない。バターは牛乳の脂肪分を練り固めたものだが、多くの市販品は保存性をよくするために発酵させないクリームを用いて脂肪分を固め、適当に塩で味つけしている。ヨーグルトは牛乳に乳酸菌を加えて発酵凝固させた乳製品。そしてこれらの製品には神経のたかぶりを鎮める働きやすぐれた整腸効果もある。

　こんなに多くの効用があるのに、乳牛もストレスに見舞われると知って驚いた。空軍基地に近い牧場の牛は極端に乳量が少ないという。人間と同じように、騒音ストレスが蓄積した結果らしい。人間が動物を飼育し、肉や卵を食べたり乳を飲むようになってから数千年の歴史があると伝えられるが、動物にとってはとんだ受難期といえるだろう。〈汗ばむ日牛おだやかに乳が垂れ〉（秀月）――放牧の田園や高原はいま、どうなってしまったのか。

漢方薬と民間薬

漢方薬が臨床の世界で見直されたのは、現代薬に副作用が多発したからであった。医療保険に漢方製剤が適用されたのは昭和五一年（一九七六）のこと。いまではほとんどの医療機関で漢方薬を処方し、現代医学と補い合いながら診療を行っている。だが漢方薬への誤解も根強い。その一つが民間薬との混同である。

たとえばカゼのときショウガ湯やカリン酒を飲んだり、高血圧の人がお茶代わりにドクダミやゲンノショウコを常用したり、ニンニクやナルコユリの漬物を食べて元気をつけるのは、先人から伝承された民間薬で、漢方薬とはいわない。民間薬は単味で使う。それに対して漢方薬は複数の生薬を組み合わせ、それぞれの成分が有効な治癒力を発揮できるように工夫したものである。

さらに大事なのは、漢方は体質と症状の組み合わせを除外しては成立しないことだ。そのために「証」を重視する。たとえばカゼの症状でも、葛根湯は実証の患者に限り、虚証の体質には小青胡湯を処方する。処方をどう選ぶかは診療で決めることで、それには望（患者を見る）聞（声を聞き匂いを嗅ぐ）問（自覚症状を問う）切（脈診と腹診を行う）という漢方独自の診療の裏付けが必要なのだ。

漢方医はこの方法で患者の陰陽、虚実、表裏、寒暖を判断し、処方を決定する。従って漢方薬は、治療薬のジャンルに属し、医療行為として使用されるものといえるだろう。草根木皮を原料とするのは同じでも、民間薬とははっきりと区別しなければならない。

漢方薬の副作用

漢方薬にも副作用はある。現代薬のように強くはないが、薬である限り人体には異物なので、それは避けられない。漢方薬で多い副作用は、体質に合わない薬を勝手に飲んだ場合などが危ない。副作用を最小限に抑えるのは専門医の診察に基づく処方を信ずることだろう。

漢方薬の副作用として注意したいのは、八味地黄丸や六味地黄丸による食欲不振、胃もたれ、下痢などだ。胃腸障害のほかにも発疹、頭痛、浮腫などをみることがある。この薬は中高年に人気があるだけに、売薬を求めるときは薬剤師によく相談してからにしたい。

漢方薬には副作用とまぎらわしい「瞑眩《めんげん》」という現象がある。内服で効果が表れる前に、一過性の反応がみられる場合で、これは別に心配しなくてもよい。温泉に入って下痢をしたりする例と似ている。しかしこんな場合も迷わず相談しよう。

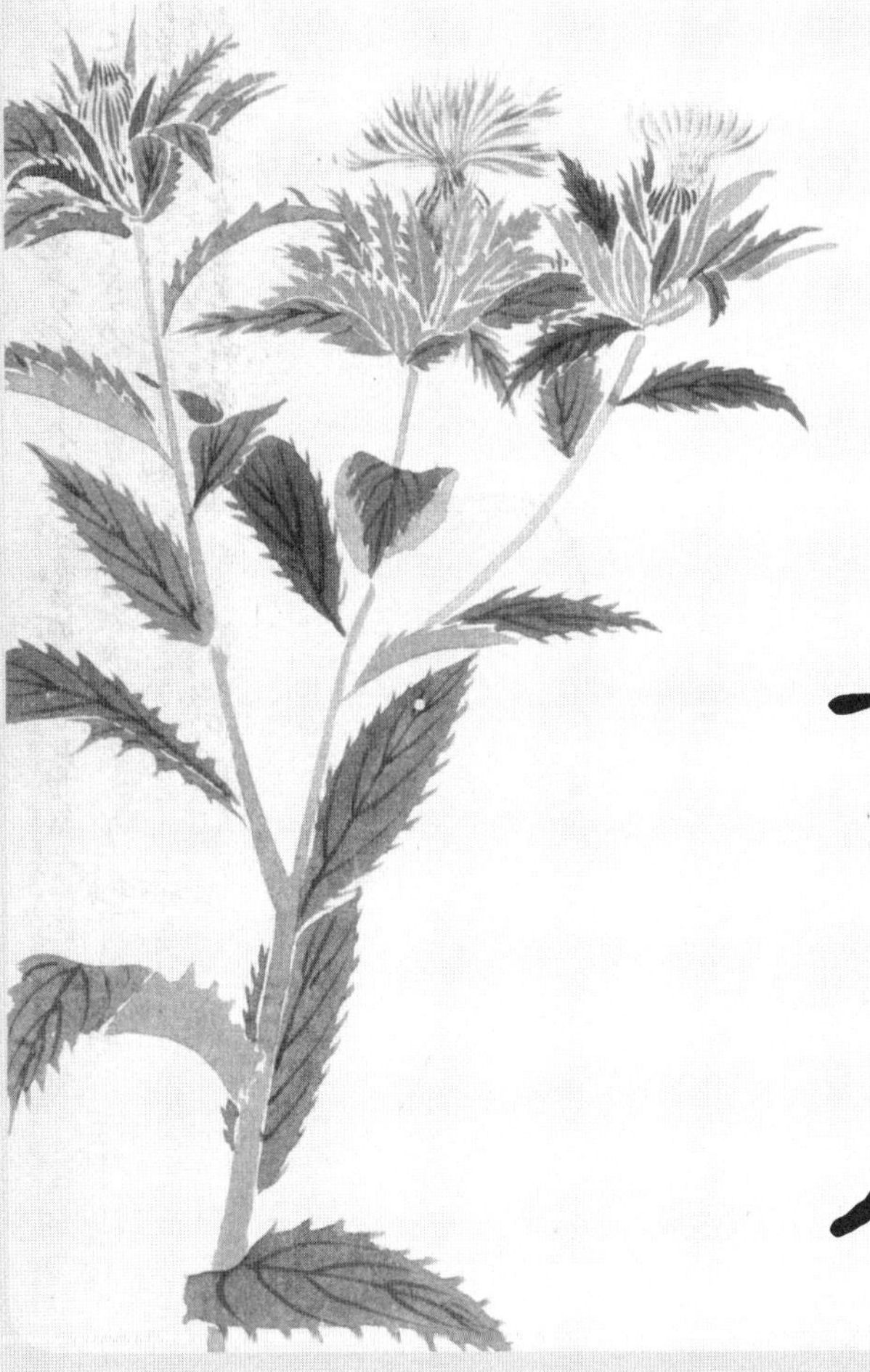
ベニバナ（紅花）

七月

梅雨が明けると気温が一気に跳ね上がり、熱中症で倒れる人も多くなる。体内でつくられる熱とそれを体外に逃がす量のバランスが崩れて体温が上がり、時には死ぬこともあるのが熱中症だ。

その予防はこまめに休息し、水分を補給すること。汗を大量にかく場合は塩分の補給も必要だ。一方では冷房病に悩む人も多くなる。足元や下半身を冷やさないように下着で調節を。

麦茶《むぎちゃ》と麦酒《ビール》

清涼飲料だの、スポーツドリンクだのがなかったころ、夏の飲み物の代表は麦茶だった。糖分過多のジュースや、とかく批判の強いコーラなどにくらべると、麦茶はよほど健康的な飲料といってもいい。

そして夏に欠かせないのが麦酒、つまりビールだ。風呂を浴びて汗を流したあと、裸のまま豪快にジョッキを傾ける。人生の喜びを感じるひとときであろう。麦茶も麦酒も、夏の涼味を運んでくれるだけではない。それ自体が生活の中の薬なのである。

夏を元気にする麦茶

大麦を殻つきのまま炒って煎じた飲み物が麦茶。夏は冷やして飲む。暑い盛りに訪ねた先で、団扇といっしょに冷えた麦茶を出されたりすると、何か奥ゆかしい雰囲気が漂う。〈冷え徹る麦茶の椀を手に愉し〉（草城）といった気分である。せめて夏の間だけでも、冷蔵庫に麦茶は常備しておきたいもの。

　原料の大麦は米に次ぐ重要な穀物で、成分表をみると糖質七〇%、タンパク質一〇%、脂質二・八%を含み、ビタミンB_1やB_2のほかカリウム、カルシウム、鉄、リンなどのミネラル質にも恵まれている。

　とくにB_1は白米の五倍。脚気の予防や治療は麦飯を食べるに限るといわれるのはそのせいだ。麦茶にしても疲労回復作用や浮腫の改善効果が確かめられている。

『寛文見聞記』という書物に、こんな記述があった。「夏の夕方より町毎に麦湯といふ行灯を出し、往来へ腰懸の涼台をならべ、茶店を出すあり。これも近来のことにて昔はなかりしなり」と。どうやら麦茶が出現したのは江戸の末期のことらしい。

　また江戸の川柳には、〈勘当を麦で直して内へ入れ〉とか、〈麦飯で鍛え直して嫁をとり〉とある。麦の効用をずばりとうたった句で、道楽息子は他人の飯を食わせて鍛えろというわけだ。

　麦飯には庶民のしたたかなバイタリティが宿っている。〈麦飯を食べてこれまで生きた皺《しわ》〉（葉香郎）はかつての小作農であろうか。豊かになる前の日本では、麦飯が常食の家庭も少なくはなかったのである。

　一五年戦争のころは〈陰膳へ麦の少ないとこを盛り〉（阿喜郎）と、戦地の倅《せがれ》に供えていた。戦後、所得倍増を唱えた総理が、「貧乏人は麦を食え」と放言してひんしゅくを買ったことも忘れられない。

だが庶民はすぐ、〈麦飯といわしで首相招きたし〉(碧水)とやり返している。米をつくってもそれを食べることさえ許されぬ貧しさを実感できる世代は、もう少なくなった。

古川柳で有名なものに〈麦畑ざわざわざわと二人逃げ〉という句がある。麦畑は男女密会の場に都合がよかったわけで、これは洋の東西を問わず田園のほほえましい光景であった。

麦の刈り入れどきの初夏を麦秋という。かつて詩情豊かだった麦畑も、〈百姓はわたしで終わる麦を刈り〉(聖夜)などという句に接すると、ちょっと切なくなってくる。

しかし麦は、庶民の暮らしの中にいろんな形で生きていた。〈炎天を帰り麦茶に迎えられ〉(みよこ)る夏は、〈何回も麦茶沸かして消夏法〉(万里子)の季節だったのである。〈陰のびて釣り竿の先麦藁帽〉(竹雅)と、野外の憩いにも麦があった。それは麦菓子や民芸品にも伝承されている。「彼岸過ぎての麦の肥、三十過ぎての男に意見」などと、人生の機微を教える諺にもなっていた。

麦酒一杯で生き返る

昼は麦茶でいいが、灯がともれば麦酒にまさるものはない。〈遠近の灯りそめたるビールかな〉（万太郎）といい〈ビール酌む男ごころを灯に曝し〉（鷹女）という。夏の夜は麦酒と相場が決まっている。

最近でこそ日本酒党になったが、わたしは長いこと麦酒党だった。小さい器でちびちび飲むのが性に合わないのである。だから酒でも、猪口よりはぐい呑みかコップを好む。

若いころはビアホールか大衆レストランで、夜食を兼ねて飲むことが多かった。仲間がいれば連れだって居酒屋に行く。そこでもビール。〈歩には歩の哲学がある縄のれん〉（秀哉）と、よく天下国家を論じて気炎を上げたもの。

サラリーマンの酒の席といえばたいてい、〈大ジョッキ愚痴も一緒に暑気払い〉（正純）となりがちだが、愚痴を吐きながら飲むのは好きでなかった。体を気にして薬をのみながら酒席にいる人も好きになれない。酒は大らかに飲むのに限ると思う。

ところで麦酒は、その名のとおり大麦の麦芽に水を加えて加熱した液にホップを入れ、さらに酵母を加えて発酵させてつくる。琥珀色の苦味のある発泡性のアルコール飲料だ。

ビールはオランダ語の発音。日本へは幕末開港以前に入ってきたらしい。明治維新のあと洋食の普及に足並みを揃えるかのようにして、急速に飲まれるようになった。

明治五年には横浜にアメリカ人がビール工場を建て、同三二年に東京は京橋に恵比寿麦酒のビアホールが開店して評判になったという。だが、ビールの発祥を調べてみると農業の歩みと共にあるといわれ、遠くメソポタミア時代にまでさかのぼる。

麦酒のアルコール含有量は五％内外。日本酒やワインにくらべて三割ぐらいしか含まれていない。一リットル中にタンパク質が四・三グラムあり、その中にはトレニン、バリン、レウチンなどのアミノ酸を含む。

またビタミンB_1、B_2、B_6、ニコチン酸、パントテン酸、それにミネラル分も多いので、渇きを癒すだけでなく心身をさわやかにする飲料だ。〈生ビール満足そうな喉ぼとけ〉（白虎）と、蒸し暑い夏の夜の麦酒一杯で生き返る人が多いはず。

最近では女性もよく麦酒を飲む。〈恋も知りビールも知って適齢期〉（さつき）などというが、女性の社会進出もこれだけ高まったのだから違和感はもうない。むしろ女性に多い便秘症や冷え症、肩凝りなどにも効くはずだから、変な薬よりもわたしは麦酒を奨めている。

ついでに麦酒の飲み方にも触れておこう。麦酒はあの琥珀色を愛でて飲むものだから、色つきグラスでは興ざめ。あまり薄いグラスだと色は楽しめるが夏は温まりやすいという欠点がある。その点ジョッキは肉厚で熱の伝導をみても麦酒に向いているわけ。

瓶詰めの麦酒を飲むとき、グラスを斜めに受けて泡をたてないようにするのは邪道だ。炭酸ガスを長く保たせて清涼感を味わうのだから、斜めに受けたり冷やしすぎて泡が出ないのでは味が半減してしまう。

置きつぎもダメ。ドイツでは麦酒をつぎたすと「悪い姑を貰う」といって嫌われるとか。ましてや一気飲みなんていうのは下衆《げす》のやることだ。麦酒の良さはその酔い心地である。これだけで泥酔することは、まずない。腹がふくれて飲めなくなるからだ。

世の呑ん平たちが麦酒を序の口といってチャンポンしやすいのは深酔いしたいからだろうけど、こうなったら薬用の域どころではない。〈乾杯も万歳もしてまた座り〉（夢考）なんていう輩は意地が汚い飲み方。悪酔いしたのでは百薬の長どころか狂い水になってしまうのだ。

生活の中の味な薬に

どうも今回はくすりらしからぬ話になったように思う。だが考えてみると、生活の中の身近な薬用をたどれば、まず毒性のないもの、そして過ぎれば害になるもの、の二点に絞られるのではないか。麦茶は前者の代表であり、麦酒は後者のそれである。

近年は健康ブームとやらでいろんな茶が売り出された。麦酒の分野も輸入物やら地ビールが参入し、さらに発泡酒市場も急速に膨らんでいる。楽しむのは結構だが、夏を健やかに過ごすための飲料であることをお忘れなく。お互いに愉快な酒飲みになりたいと思う。

大蒜《にんにく》と辣韮《らっきょう》

　梅雨が明けると、いよいよ酷暑がやってくる。冷房が嫌いなわたしは、なるべく自然の風に頼り、風鈴やら簾《すだれ》やらを駆使して涼を求めようとするが、この夏はどこまで耐えられることやら。暑さを乗り切るためにはスタミナが一番。そして頭に浮かんだのは「不許葷酒入山門」と墨書した禅寺の看板である。

　臭くて辛い野菜のことを「葷《くん》」といい、大蒜《にんにく》、韮《にら》、辣韮《らっきょう》、小蒜《ひる》、葱《ねぎ》のことを五葷という。実はこの臭みこそが薬となるもので、修行僧が体力を保つために隠れて食べたと伝えられる。ところが精がつきすぎて俗念が入るという理由で酒とともに山門から閉め出されてしまったわけ。裏を返せば凡俗は大いに利用すべきスタミナ食という理屈になりはしないか。

修行僧を支えた大蒜

　五葷の代表は大蒜である。過酷な修行僧の体力を支えたのは栄養に富む大蒜だった。般《はん》若湯《にゃとう》が酒の隠語であるように、忍辱《にんじゅく》が大蒜の隠語であり、語源にもなったと考えられる。大蒜を頼ったのは日本の僧侶だけではなかった。紀元前三〇〇〇年ごろのエジプトの壁画には、玉葱といっしょに大蒜が描かれているという。ピラミッドを築いた労働者が食べたものらしい。

『源氏物語』に極熱の薬草とあるのも大蒜だ。風邪薬のつもりで用いたものが、悪臭が災いして恋路の邪魔になったという一節がある。そういえば学生時代、たっぷりと餃子《ぎょうざ》を食べた直後にデートをして肘鉄を食らった男を知っているが、事情を聞けば精力をつけたい一心だったとか。あの臭いがマイナスに働いたことは否めない。

ニンニクはユリ科の多年草で、全体に強い臭気を放つ。西アジアの原産で、中国から朝鮮半島を経由して日本に伝えられた。『古事記』や『日本書紀』に「蒜」とあるのが大蒜のこと。仏教で食べることを禁じたせいか、日本ではあまり利用されなかった。

爆発的な普及は洋風料理や中華料理の影響を受けた昭和も戦後の現象である。五葷の中で家庭に入ったのは大蒜が最も遅かったようだ。薬味や薬用にするのは鱗茎、つまり食用の部分である。

褐色を帯びた条のある濁白色の外皮をかぶっていて扁卵球形。中に数個の小鱗茎が入っている。地上部が黄変する夏に鱗茎を掘り取り、陰干しにした生薬を「大蒜《たいさん》」と呼ぶ。魔除けとして大蒜を干す風習は世界の各地に見られ、呪術との関わりを知ることができよう。

大蒜にはシステイン誘導体のアリイン、グルタチオン、ビタミンC、ニコチン酸などが含まれている。アリインは無味無臭だが、細胞が破壊されるとアリナーゼという酵素によって分解され、強い臭気のアリシンが生ずるのだ。

アリシンには殺菌防腐作用があり、さらにビタミンB_1と結びついてB_1よりも効力の強いアリチアミンという化合物に変わり、体組織と親和力を増すことが解明されている。

アリチアミンは腸から吸収され、ビタミンB_1分解酵素によっても分解されない。つまりB_1作用を持つ安定した化合物だが苦くて臭気も強いため、これをモデルに合成したB_1誘導体が、いま花形薬品になっているというわけだ。現在では数ミリグラムの服用で大蒜の食用と同じ効果を期待できる薬が市販されている。

大蒜の食欲増進、健胃、整腸、緩下、体温上昇、疲労回復といった作用は昔から知られていた。『本草綱目』でも「風邪を予防し、肉食の消化を助け、夏は暑気払いになる」とある。スタミナ効果があるのは事実だが、生食が過ぎてはいけない。胃壁を刺激して荒らすからだ。

とくに空腹時に大蒜を食べると、胃液の分泌が亢進し、酸度が上昇して胃を荒らす恐れがある。ちなみに漢方では健胃、駆風、消腫の効能を認め、食滞、腹痛、下痢、皮膚化膿症などに用いることはあるが、中国の本草書に大蒜の強壮作用を記述したものは見当たらない。漢方処方に配合される例もなく、民間療法のジャンルに数えられている。

たしかに民間療法では盛んに大蒜が用いられてきた。冷え症、腰痛、低血圧、慢性疾患、風邪の予防に大蒜を食べたり、扁桃炎、円形脱毛症、腫れ物、インキンなどには大蒜をすりつぶして汁を塗布したりする。そのほか大蒜酒や大蒜の醤油漬け、蜂蜜漬けと応用を広げ、スライスした大蒜の上に灸をすえる大蒜灸まで普及しているのが現状だ。

さらに最近の報告では、大蒜に血液の凝固を抑える作用や、血栓を溶かす働きもあるという。血液中のコレステロール値や脂質を減らす作用、それに血糖値を下げたり白血病にも効果が報告されている。新薬開発の分野では注目すべきことで、薬効の広がりを期待する声が高い。

魂魄《こんぱく》を安んずる辣韮

〈辣韮も置きある納屋《なや》の這入口《はいりぐち》〉（虚子）という句があった。以前はどこの家でも自前の漬物をつくっていたものである。辣韮の旬は六月ごろ。八百屋の店頭にこれが並ぶと、お袋がいそいそと買いに行ったのを思い出す。わたしは辣韮も生で食べる。ちょっと味噌をつけてかじると、辛くてビールのつまみに合うのだ。

ラッキョウは中国の原産でユリ科の多年草。つまりニンニクとは兄弟のようなものである。いつごろ渡来したかは不明だが江戸時代にはすでに栽培されていたという。葉は狭線状で二〇～三〇センチ。鱗茎から群生し短い葉鞘を持つ。夏には葉が枯れて晩秋に花茎を出し、その先に紅紫色の小花をまばらにつける。

花は球状で鐘形。果実は結ばない。小粒で質のいい鱗茎を得るには砂質地がよいそうだ。肥えた土地では大きく育ちすぎるのだとか。鱗茎は二～五センチ。灰白色の鱗片葉に包まれている。日本では栃木、茨城、福井、静岡県などが主な栽培地。臭気はあるが味がよいので甘酢に漬けて食べるようになった。

江戸期の『農業全書』には、「味少し辛し、さのみ臭からず。効能ある物にて人を補い温め、魂魄を安んずる物なり」と記してある。漢字では辛いニラという意味で辣韮と書くが、これは日本でしか通用しない。中国では薤といって、乾燥した鱗茎を煎じて健胃整腸剤にしたり、火傷にすりつぶして患部に湿布するという。

薬にするのは食用と同じ部分の鱗茎だ。地上部が枯れる六月ごろ鱗茎を掘り取り陰干しにする。鱗茎には精油や糖類が含まれているが、その本態はまだ精査されていない。中医学ではさまざまな胸痛症状の「胸痺」に用いるというが、日本では専ら民間療法に広がりをみせた。

古くから伝えられているのは、扁桃炎、口内炎、喉の腫れなどに生の鱗茎を摺り下ろし、水で五倍ぐらいに薄めたものでうがいをすること。また風邪の初期に刻んだラッキョウを味噌汁に入れて飲み、すぐ寝ると汗が出て熱が下がるという。生の鱗茎に味噌をつけて食べると食欲が出るとか、摺り下ろした汁が水虫や田虫に効くことも知られている。

やはり応用面までニンニクに似ているようだ。成分的にも類似の含有が推測される。生で食べすぎると胃の粘膜を荒らすことになるのも同じ。これは五葷の特徴ともいえるだろう。精がつくからといって、とくに空腹のときは注意が必要だ。

ところで、春先に八百屋で見かけるエシャレットとは、ラッキョウを若採りしたものだろうか。かつて女房などはラッキョウの促成品と決めつけてビールのつまみに買ってきたのだが、わたしはいまだに首をかしげたままだ。

なるほど味噌をつけて食べるとラッキョウに似た辛さと味はある。が、微妙に違う。八方に電話して聞いたところ、どうやらタマネギの小型種であるらしい。似て非なるものか決めかねている。

作為的ブームは有害

ニンニクブームが巻き起こったのは高度成長期に入る直前であった。週休二日制どころか残業が当たり前のサラリーマンに、婦人雑誌の「ニンニク健康法」はすごいインパクトを与えたものである。〈にんにくを喰う妻のため子のために〉（福太朗）は当時の時事川柳だ。そのハウツーものが単行本になりベストセラーになった時期に、食道炎や急性胃炎の患者が激増したという話を聞く。生のニンニクを食べ過ぎた結果であろう。

そして一時、「ニンニク神話」は消えたかにみえた。そのあと青汁ブームが起こるとシュウ酸カルシウムの結石症が増えたという笑えぬ喜劇もある。よいとなれば程度もわきまえないのは民族性なのか。かくて健康という名の〇〇ブームは繰り返し出現する。いかがわしいものと違って五葷は、食材としても薬材としても貴重な存在だ。一時のブームで泡と消えるものではない。

桜《おう》桃《とう》と紅《べに》花《ばな》

夏の出羽路を歩くと、童画のように愛らしい桜桃がたわわに実を結んで中空を飾っているのに出会う。そして大地には薊《あざみ》に似た紅黄色の花が群生していて、旅人を誘うのだ。わたしを中学修了まで育ててくれた古里は、桜桃と紅花の産地として知られる。そこは四方を山に囲まれた静かな田園の町であった。

桜桃は食べておいしいというよりも、眺めて嬉しくなる果実である。紅花も観賞用の花としては地味だが、その効用によってプラスアルファの価値を生んだものであろう。いかにも東北らしい産物ではないか。しかし桜桃も紅花も、あまりに変容がすさまじく感じられてならない。

庶民から離れる桜桃

桜桃は一般にサクランボと呼ばれている。桜ん坊が変化した呼び名であろう。〈さくらん

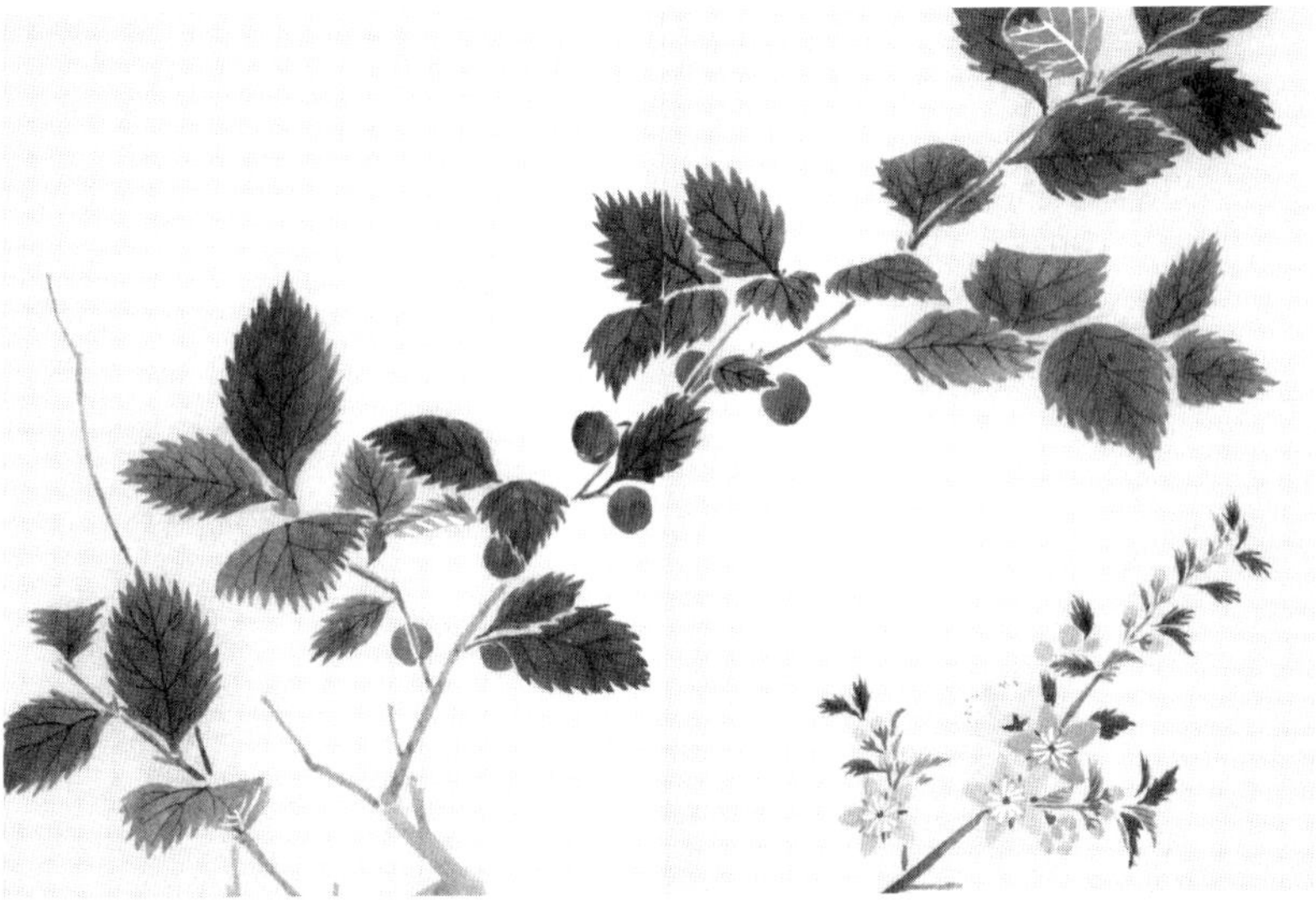

桜桃

ぼと平仮名書けてさくらんぼ〉（風生）と俳人が詠めば、〈ささやきにゆれて黄色いさくらんぼ〉（陽子）と柳人もうたう。

わたしが生まれた雪国にはあちこちに桜桃園があって、七月の声を聞くと小さな提灯が赤く色づく。桜桃が熟すると梅雨も明けて、短い夏がやってくるのだった。

ヨーロッパでは古くから桜桃を栽培していたというが、日本に中国から伝えられたのは江戸の末期である。しかし結実が不良だったので果物としての商品価値はなかったらしい。

明治に入ってからアメリカやフランスの品種が渡来し、果樹園芸が盛んになった。冷涼な気候を好むので東北や北海道が産地に適しており、とくに有名なのは山形県である。

オウトウはバラ科の落葉木で丈は三メートルぐ

らい。五月ごろ枝端に淡い紅色がかった白の五弁花を開く。花のあと直径が二センチほどの果実を結び、紅黄色に熟するのだ。栽培種には甘果桜桃と酸果桜桃の二種類があって、生食に喜ばれるのは甘味のある前者であろう。

甘果桜桃はアジア西部のカスピ海や黒海沿岸が原産地といわれ、早生種には日の出、チャップマン、中生種には黄玉、養老、晩生種にはナポレオン、ランバートなどの銘柄が知られている。それぞれ味には微妙な特徴があるが、食べておいしいのは晩生種と評する人が多い。

桜桃は栄養価にもすぐれた果物だ。酸味の主体はリンゴ酸でクエン酸やコハク酸など多くの有機酸を含んでいる。甘味はブドウ糖、果糖など。そのほかカリウムやカロテンにも恵まれ、とくにビタミンAの母体となるカロテンは林檎や桃の四倍以上で、鉄分を含むことも注目されよう。

東北地方は寒冷な風土や塩分の摂り過ぎなどが影響して高血圧症の罹患率が高く、中風を病む人が多い。そんな人たちが桜桃を食べると手足のしびれに効くと伝えられてきた。また疲れ目の回復によいとか、細かくつぶして顔に塗ると小じわを防ぐとか、産地にはいろんな言い伝えがある。

残念なのは桜桃の出回る期間が短いこと。保存が利かないので、それだけ旬を感じさせる数少ない果物であるが、近年は値段も跳ね上がって高級果物の仲間入りをしてしまった。だから桜桃を長く楽しみたいという人には、桜桃酒をつくるよう奨めている。これはいい。

桜桃酒には酸味の強い早生種が適している。中でも日の出の完熟一歩前なら最適だ。桜桃一キロ、グラニュー糖一五〇グラム、焼酎一・八リットルの割合で広口瓶に入れ、密栓しておくだけ。三ヵ月から半年も熟成させたあと布で濾して細口瓶に移せばよい。淡い琥珀色の果実酒が出来上がる。

薬用量としては一回に二〇〜三〇ミリリットルを朝と晩に飲む。貧血気味の人によいし、食前に飲めば食欲を促してくれるはず。ナイトキャップ（寝酒）にすると心地よく寝つける効果もある。〈秘め事が一つグラスのさくらんぼ〉（葦切）――カクテルに応用しても、お菓子にふりかけても面白い味になるだろう。

紅花の栄華はどこに

桜桃が終わりかけたころ、出羽盆地の一角が黄色っぽくなってくる。山形県の内陸部は昔から紅花づくりが盛んだった。花を加工した花餅を最上川の船便で酒田に運び、海路をたどって京や江戸へ出荷する。わたしの先祖は紅花商人だったという。都と交流しているうちに俳諧にのめりこみ、清風と号して芭蕉の門も叩いたとか。

それはともかく、ベニバナはエジプトが原産といわれるキク科の越年草。日本へは奈良時代に高麗の僧侶が携えてきて、紅を採取するために各地で栽培したと伝えられる。古川柳に〈唇へ反りをうたせて紅粉をつけ〉とあるのは、紅花が原料の口紅で、古くから染料と共に愛用されてきた。その栽培が出羽に限られるようになったのはなぜか、理由は諸説あるが定かではない。

紅花の丈は一メートル内外。互生して硬い深緑色の葉を持ち、その縁には棘がある。六月ごろ鮮黄色の管状頭花をつけるが、時が経つにつれて赤みを増す。茎の先に咲く小花を朝露の乾かぬうちに摘み取る。この花摘み歌が『花笠音頭』のルーツだった。

紅花の花は末の枝から開くため、その花から摘み取っていく。これにちなんで末摘花ともいう。〈外のみに見つつ恋ひなむ紅《くれない》の末摘花の色に出でずも〉は『万葉集』に詠まれた紅花。これに対する返歌が『古今集』の〈人しれず思へばくるし紅の末摘花の色に出でなん〉であろう。いずれも詠人不知《よみびとしらず》である。

ちなみに『奥の細道』を旅した芭蕉が清風宅で詠んだ句は〈眉掃きを俤《おもかげ》にして紅粉の花〉であった。そして近くの寺では〈涼しさをわが宿にしてねまるなり〉の一句を残している。ねまるとは座るの方言。芭蕉の句に方言が詠まれるのは珍しい。

ところで、紅花の色素成分は紅色のカルタミンと黄色のサフロールイエローである。種子には脂肪油を二〇～三〇％も含み、その七〇％はリノール酸だ。ほかにフラボノイドのカルタミジンなどを含んでいる。開花時の管状花を早朝に摘み取って陰干しにした生薬を「紅花《こうか》」という。

紅花には免疫賦活《ふかつ》作用や抗炎症作用が知られており、漢方では活血、通経、止痛などの目的に配合する。産後の下腹部痛に多用する折衝飲《せっしょういん》や月経困難症の桃紅四物湯《とうこうしもつとう》などが有名だ。民間療法でも昔から浄血や婦人病に効くことが知られており、産地では広く普及している。

産地でよく試されるのは産前産後に一日量三グラムの紅花を三回に分服することだ。薬効成分は水に溶けないので盃一杯の冷酒に紅花を浸し、これを一回量としている。これは麻疹の発疹を促す作用もあるとか。

紅花の種子を搾って採取した紅花油には抗コレステロール誘起作用が認められたという報告もある。また紅花の若菜はサラダにしてもおいしい。わたしが子どものころは、お袋が葉をちぎってきて天麩羅に揚げてくれたものだった。

その紅花も、いまでは化学染料や合成薬の登場に押し流されて栽培農家が減り、往時を偲ぶよすがは全くない。かつて婦人の口元や衣装に鮮やかな紅を彩った紅花は、わずかに紅花油という名の健康食品にしか余命を託せないのが実情であった。

古里も遠くに霞んで

生まれ故郷が恋しくなると、わたしは初夏に訪れる。桜桃と紅花の季節が最も古里らしいからだ。少なくともわたしの記憶の中にある古里は、短い夏が一年で一番輝いていたと思う。しかしいまでは、庶民離れした桜桃と斜陽をたどる紅花に化けてしまい、あの輝きはない。

そして桜桃の字から連想するのは、太宰治の小説をむさぼり読んだころの思い出であり、三鷹の禅林寺に詣でた桜桃忌のことである。紅花にしても古川柳の『末摘花』の方が身近に感じてしまうのだ。〈桜桃のひとつひとつが灯をともし〉（苑子）たり、〈紅花を干す箕《みの》のすでに紅に染み〉（巴浪）たころは、遠くに霞んでしまったのだろうか。

胡瓜《きゅうり》と茄子《なす》

〈市人の路地抜け通ふ胡瓜もみ〉（順子）という句がある。身近な野菜といえばまずは胡瓜。それを薄く刻んで塩で軽くもみ、酢に浸して生節などを加えたのが胡瓜もみである。夏の暑い季節に合う。パリッとした歯応えとさわやかな風味が特徴で、一夜漬けや古漬けなどにも広く利用され、サラダやピクルスにも欠かせない。

茄子もまた夏から秋にかけての代表的な野菜だ。「色はなすびの一夜漬け」ともいって、塩漬け、味噌漬け、麹《こうじ》漬け、辛子《からし》漬けとなんでも合う。漬けるだけでなく、煮る、焼く、炒める、揚げる、蒸すと、どんな料理にしても旨い。〈茄子汁の香に久闊《きゅうかつ》の何も彼も〉（茅舎）の味は、もぎたての露地物であろう。胡瓜も茄子も新鮮さが身上で、身近なだけに民間療法も広かった。

夏の体調に合う胡瓜

夏は汗をかくので冷やした胡瓜の食感はひとしおである。キュウリはヒマラヤ地帯の原産でウリ科の一年生草本。西アジア地域では三〇〇〇年以上も前から栽培されており、日本への渡来も室町時代までさかのぼるらしい。

本来は夏の野菜だが、促成栽培が普及して年中食べられるようになった。しかし〈瓜もみや風に吹き散る花鰹〉（白朝）とあるように、やはり旬は夏である。

栄養的に胡瓜をみるとあまり期待はできない。成分の九五％は水分でビタミンの含量も少ないからだ。なのに評価されるのは、カリウムとイソクェルシトリンという特有の成分があって、尿の排泄を促してくれるせいである。

カリウムは体内でナトリウムとバランスをとり、過剰な塩分を体外に排出する作用で血管内外の浸透圧を調節する働きがあるから、血圧の上昇を防いでくれるわけ。そしてイソクェルシトリンは尿をつくる成分でもあるから、カリウムとの相乗効果で高い利尿効果を示すのだ。

さらに胡瓜の生食は余分な体熱をとる働きがある。暑気あたり気味の体調には都合のいい食材といえるだろう。煮たり炒めたりすると陽性食品に転じて体を冷やさないから、中華料理のように熱を加えて用いれば冷え症の人でも安心だ。

夏は汗でカリウムを失いやすいから胡瓜で補給するのは理にかなっている。高血圧によいだけでなく、膀胱炎や腎炎の予防、体の浮腫《むくみ》を取るのにも役立つ。中国からの報告では胡瓜の蔓にも降圧効果があるといい、胡瓜の蔓一〇〇グラムを煎じて二回に分服する療法がはやっているという。

そのほかの民間療法としては、解熱、喉の痛み、暑気あたり、胸焼けなどに胡瓜の生食がある。ただし胃腸の弱い人や冷え症の人がたくさん食べると下痢をすることがあるのでご用心。

夏の夜の足のほてりを鎮めるには胡瓜の切れ端で足の裏をこするとよく、寝つきも改善されるとか。寝苦しい熱帯夜が続いたときなどに試してみる価値はあるだろう。

汗疹や湿疹には胡瓜を摺り下ろした汁で湿布をする方法もあった。体の浮腫を取るのに胡瓜の皮を煎じて飲むことも伝えられている。昔から胡瓜の搾り汁も利用されてきた。

生の胡瓜をミキサーにかけたあとガーゼで濾過する。これを煮沸してから少量のグリセリンと局方アルコールを加えて混和すると化粧水の出来上がり。糸瓜《へちま》水のように脂性肌に用いるとしっとりするという。

胡瓜で注意したいのは、ほかの野菜や果物といっしょにサラダをつくるとき、必ず酢の入ったドレッシングをかけること。胡瓜の成分にビタミンCを破壊するアスコルビナーゼという酵素が含まれているからで、酢はその働きを抑える作用を示すためだ。その意味で和食の酢の物などは合理的。和食にはそのような先人の知恵がたくさんみられる。

〈快いリズムで胡瓜きざまれる〉（秀晃）という句があった。夏の朝など、よく台所からリズミカルな包丁の音が聞こえてきたものである。お袋が胡瓜もみをつくっているのだ。酸っぱいのが苦手だったわたしは、夏バテしないように食べなさいと、しょっちゅう小言をいわれたのを思い出す。

油と相性がいい茄子

「秋茄子は嫁に食わすな」という俗話がある。古川柳にも〈秋なすび姑の留守にばかり食い〉とあって、いかにも姑の嫁いびりに聞こえるが、実はとんでもない誤解であることがわかった。

『和漢三才図会』には「久冷の人、多く食すべからず。必ず腹痛下痢す」とある。つまり姑と嫁の確執なんていう下世話なものではなくて、冷え症の傾向がある人に茄子の多食を戒める教えであったのだ。

ナスはインド原産で、わが国には奈良時代に渡来したというナス科の一年生草本。夏から秋にかけて紫の花をつけ、それが果実となるわけだが、地方によっていろんな品種がある。最も馴染みのあるのは倒卵形で紫紺色のもの。一見しただけではわかりにくいが、茄子の実の九五％は水分だ。食物繊維やカリウムは少し含んでいるものの、ビタミンなどはほとんど含まれていない。

だが、栄養面では特筆すべき性質を持っている。まず鮮やかな紫紺色の実だが、あの色は光合成でつくられるポリフェノールの一種で、アントシアニンとナスニンという物質。抗酸化力があって有害な体内の活性酸素を除去してくれる。

また血中コレステロールが酸化沈着して起こす動脈硬化を防ぐ働きもあるので、茄子を料理するときは皮も活かす工夫が大切だろう。もう一つの特徴は、果肉がスポンジのような役目を果たして油分をよく吸収するから、植物油のリノール酸やビタミンEの摂取に都合がよいことだ。

ビタミンEには強い抗酸化力があり、ガンや悪玉コレステロールによる生活習慣病の予防には欠かせない。栄養面で不足のある茄子は、こうして間接的に有効成分の摂取を促している。まさに自然の摂理には驚きがいっぱいだ。

中国では昔から、茄子は熱を下げたり体を冷やす作用があるとされ、冷え症や喘息、喉を使う仕事の人の多食を禁じている。しかし一方では、薬としても広く応用してきた。

有名なのは茄子の黒焼き。口内炎や唇の荒れにつけると炎症を和らげて痛みにも効くという。家庭でこれをつくるには、茄子のヘタをアルミホイルで包んで黒くなるまで蒸し焼きにしたものを粉状にして、蜂蜜で練り合わせればよい。

日本の民間療法でも茄子のおろし汁やヘタの切り口をイボにつけたり、茄子の花の黒焼きを胡麻油にといてニキビに塗ったり、凍傷を茄子の茎と葉の煎じ液で温める方法などがあった。

古川柳には〈茄子のへた糸で通して女房干し〉とあるから、江戸の庶民は茄子の黒焼づくりにも励んだものらしい。『本草綱目』には茄子のヘタを生のまま切って癜風《でんぷう》にすりこむ、などが出ている。

嫁入り前の娘たちが修業させられたのは茄子漬けであった。江戸期といわず〈お手本のとおりに出ない茄子の色〉（五柳子）などと、世帯が浅いと茄子漬けもままならないもの。色艶をよくする明礬《みょうばん》を入れたり、鉄釘を入れたりするが〈浅漬けのなすびの紺は母の味〉（秀光）と年期を要した。茄子漬けと梅干しを上手に漬けられるようになったら、その娘は嫁入り合格といわれた時代は長い。

わたしの親父は鴫《しぎ》焼きが好きだった。茄子を縦に割って胡麻油を塗り、これを炭火で焼いてから練り味噌をつけて粉山椒をふりかけたもの。辛口の地酒を愛した親父は、鴫焼きの野趣が気に入ったのかもしれない。

〈鴫焼きに貧しき瓶の味噌を叱す〉（虚子）という句もあるから、この俳人も好物だったのか。なぜか茄子は酒好きと縁が深いように思うのだが、ひとり合点だろうか。

旬の野菜に日向の味

胡瓜と茄子は夏野菜の代表的なものである。額に汗して働き、食べたそれらの野菜には、何とも懐かしい日向の匂いがあった。太陽の恵みをたっぷりと吸い込んだ露地物は、生食でも旨い。

町外れの川に泳ぎに行くときは、裏の畑から胡瓜をもいで、生味噌といっしょに持っていく。喉の渇きには味噌をつけた胡瓜がひとしお旨かった。そんな少年のころの遠い日を思い出す。

もぎたての胡瓜は濃い緑を宿し、掌が痛くなるほどイボがついていた。茄子だってしっかりと紫紺を身にまとってヘタの切り口が瑞々しく、トゲがちくちくするようでないと、本当の味は出ないと思う。

太陽を浴びない茄子は色素が定着しきれずに、煮ると色が落ちてしまうものもある。年中出回っていても、これでは興醒めだ。わたしは、いまさらながら旬の野菜に憧れている。

八月

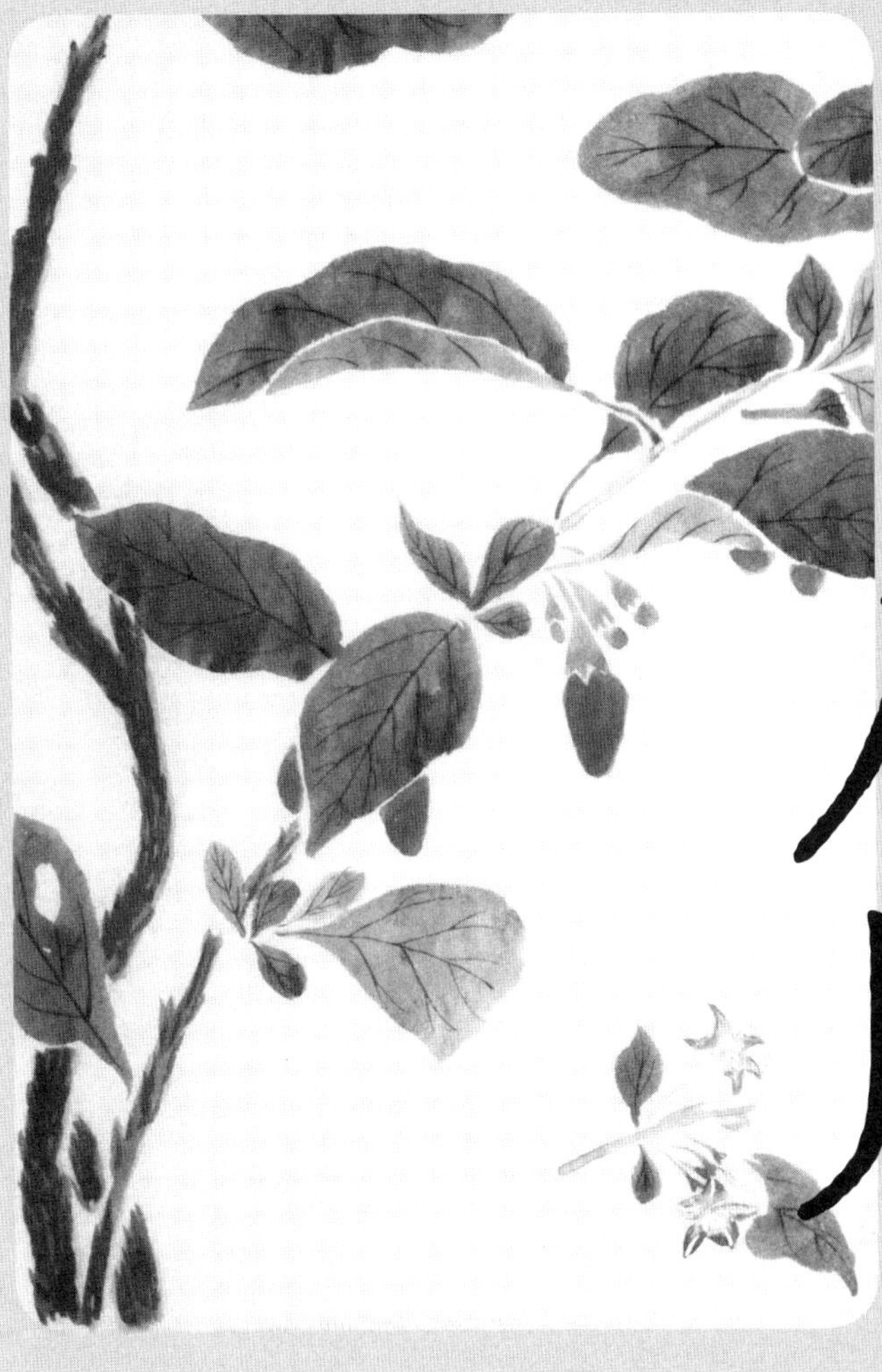

クコ（枸杞）

熱帯夜が続くと寝苦しく、どうしても睡眠不足になりがち。体力が消耗し、病原菌が跳梁《ちょうりょう》するときである。わたしたちの先人はこの時季に自然の恵みからいろんな知恵を授けてくれた。

たとえば草木を利用した薬風呂、果実を熟成させた薬用酒などは、夏バテ予防に考えられ、伝承されてきたもの。エアコンの部屋に閉じこもらず、努めて自然に親しむ知恵を学ぼう。

朝顔《あさがお》と枸杞《くこ》

夏の朝、庭に出て朝顔を観察するのは爽快だ。狭いわが家の庭にも精一杯に蔓を伸ばして、健気に咲いている。蔓は何にでも巻きついて成長が速い。だから〈朝顔に釣瓶《つるべ》とられて貰ひ水〉（千代女）となるわけだが、そのやさしさに応えて〈翌年は千代井戸端を去って植え〉と江戸の庶民はうたった。

そして朝顔の花が枯れるころから、枸杞の実が色づき始める。〈枸杞垣の似たるに迷ふ都人〉（蕪村）とあるように、田舎ではよく風除けに枸杞の垣根で家屋を囲んだもの。秋になるとその実が赤くなり枸杞提灯と呼ばれる。夏の終わりを彩る朝顔も枸杞も、面白い作用のある漢方薬材であった。

江戸でブームの朝顔

江戸のころは朝顔売りが早朝の八百八町を売り歩いたという。〈あぶれるとしおれて帰る朝顔屋〉は古川柳の一句。陽が昇ると朝顔は萎《しぼ》んでしまう。朝寝坊の怠け者には、あの愛らしい花が見られないわけで、〈朝顔は朝寝の者にしかみづら〉という句もある。働き者への天恵であろうか。

アサガオはヒルガオ科の一年草で、東南アジアが原産地といわれる。奈良時代の後期に遣唐使《けんとうし》が薬草として中国から持ち帰ったものらしい。種子で簡単に増える可憐な花姿は、日本の夏に欠かせない花となった。

園芸植物として多彩になったのは江戸時代に入ってから。寛文年間に白花が発見されたのをきっかけに、藍色だけだった朝顔の品種改良が進み、紫、薄紅などの花色が次々に現れた。

平賀源内の『物類品隲《ぶつるいひんしつ》』（一七六三年）には重弁の牡丹咲も記されており、江戸っ子は珍奇で希少な朝顔に価値を見出したものらしい。そのころは江戸文化の爛熟期でもあり、『花壇朝顔通』や『あさがほ叢』などの専門図譜も相次いで出版された。こうして菜咲や台咲の花も現れるようになり、文化・文政のころには熱狂的な朝顔ブームが巻き起こったという。

ところで、平安の書『今昔物語《こんじゃくものがたり》』に愉快な話が載っている。そのころ叡山の荒法師が御輿《みこし》を担いで暴れ回るので、手を焼いていた朝廷側が朝顔の種子を搾った汁を酒に混ぜて飲ませたところ、猛烈な下痢に襲われて退散したとか。

強力な下剤であることを証明したエピソードといえるだろう。このように、『本草綱目』が知られてからは改めて朝顔の薬効が見直され、農家の副業として栽培されるようになったのである。

薬になるのは種子。九月の末頃から成熟した朝顔の種子を採取し、日干しにして殻を除いた生薬を「牽牛子《けんごし》」という。これには樹脂配糖体のファルビチンや脂肪油が含まれており、強い瀉下作用がある。水様便となるほどだから荒法師たちも閉口したことだろう。そのほか利尿、駆虫作用も報告されている。

牽牛子は『名医別録』の下品《げぼん》に収めてあった。「気を下し、脚満水腫を療じて風毒を除き、小便を利する」と記してある。下剤としての牽牛子は一回〇・五〜一・〇グラムを粉状にして用いるが、妊婦には作用が強すぎるので禁忌。

牽牛子を配合した漢方処方には老化にともなう諸疾患に処方される八味地黄丸《はちみじおうがん》などがある。中国では牽牛子を体の浮腫を除いたり、回虫を駆除する目的で使われるそうだ。また江戸期の『掌中妙薬集』によると、朝顔の種子をすりつぶし、大根の搾り汁に混ぜて用いれば痛風に効くとある。瀉下作用が尿酸排除に役立つのだろうか。

民間療法的な用途は広い。朝顔の種子を粉末にしてクリームに混ぜて塗り、あとで洗顔するとニキビを治すとか、夜寝る前に卵白をといて朝顔の種子の粉を混ぜ、これを患部にパックして朝洗い落とすとソバカスに効くという。虫刺されには朝顔の葉をちぎって揉み、生の汁をつけると腫れたりしないとも。

このように朝顔は、その美しい花だけが愛でられる植物ではなかった。薬用としても深く庶民の生活に根ざしていたのである。だから朝顔市も立つ。七月六日から三日間、東京入谷の鬼子母神境内は、いまも多彩な朝顔で賑わう。早朝から人波が絶えず、〈眠る街朝顔市へつづきけり〉（冬子）となる。

わたしも何回か、この朝顔市に出かけてみた。昭和に入ってから盛んに大輪を競うようになったらしい。大きな花を咲かせるためには茎を切って花に栄養が回るようにすればいい、とは売り手の弁だった。

奇葉珍花の朝顔も出ている。そして行灯《あんどん》づくり、盆養切り込みづくりなど、鉢植えにも工夫を凝らしたものが少なくはない。ふと気がつくと、朝顔市の人通りは浴衣がけの男女が多かった。

枸杞提灯《ちょうちん》に秋の訪れ

朝夕の風にかすかな秋の訪れを感じるころ、枸杞の実が赤くなり始める。細い茎をしなわせて垂れ下がる実は、十月ごろになると真っ赤に色づく。〈枸杞垣の赤き実に住む小家かな〉（鬼城）とあるように、田舎ではよく生け垣に植えられた。赤く熟した実は生で食べられる。ちょっと甘い味だ。

枸杞といえば、日本中が枸杞ブームに沸き返ったことがある。昭和三八年には国内だけで八〇トンも流通し、それでも足りなくて中国や韓国から輸入するほどの騒ぎだった。例の健康雑誌が仕掛けた現象で、それも数年で飽きられてしまい、コンフリー・ブームへと移ったように記憶している。

熱が冷めたのは某全国紙が「気休め程度のクコ効果」と大見出しで報じたのが転機になったように思う。ニンニクだの紅茶キノコだの、いろんなものがメディアに踊らされた。それにしても日本人は、よほど熱しやすくて冷めやすい気質とわかる。ブームの周期の何と短かったことか。

殊更に騒がなくても枸杞は昔から知られた薬草だ。江戸の初期に伝えられた『本草綱目』は生薬のバイブルのように読まれたが、日本の訳本でも枸杞は一五ページにわたって解説されている。五内（臟）の邪気、熱中を消し、周痺風湿に主効があるという。中国ではこの根を道士が好んで用いたことから仙人杖とも呼ばれた。

クコはナス科の落葉低木。道端や野原に自生し庭にも植えられる。木丈は二メートル近くになり、枝が長く伸びて葉の変形した鋭い棘が生えるのが特徴。葉は倒卵形で一つの節に二～四枚が固まってつく。

六月ごろから葉の付け根に茄子の花を小さくしたような淡紫色の五弁花を開き、晩秋になると楕円形の赤い実を下げる。これが枸杞提灯と呼ばれるものだ。その形はなかなか愛らしい。

『和漢三才図会』では枸杞の春の葉を天精草、夏の花を長生草、秋の実を枸杞子といい、冬の根を地骨皮と名づけている。農家では若い葉を茹でて食べたり、蒸して乾燥させた葉と茎を刻んでお茶にしたりしてきた。葉にはベタイン、ルチン、βシトステロール、ビタミンCなどが含まれ、動脈硬化の予防や降圧作用がある。利尿を促すカリウム塩も多い。

漢方で生薬として用いるのは、秋に熟した果実を採取して日干しにした「枸杞子《くこし》」と、根を掘り取って皮を剥がし乾燥させた「地骨皮《じこっぴ》」である。枸杞子にはベタイン、ゼアキサンチン、フィサリエン、各種のビタミンが含まれ、薬効は降圧作用や抗脂肪肝作用など。また地骨皮にはベタイン、シトステロールなどが含まれ、血糖降下、解熱、降圧作用が認められている。

枸杞子を配合した処方では補肝散《ほかんさん》が有名。肝腎を滋補し、虚労、腰膝の疼痛、無力感、眩《げん》暈《めん》（めまい）などに使う。地骨皮を配合するのは清心蓮子飲《せいしんれんしいん》など。寝汗、血尿、消渇などの症状に用いてきた。枸杞葉は手軽に入手できるから民間薬としての用途も広い。

わたしがぜひ推奨したいのは枸杞酒である。完熟した果実五〇〇グラムを水でさっと洗い、水分を切ってから二〇〇グラムの氷砂糖を加えて一・八リットルの焼酎に一ヵ月ぐらい漬けたのが枸杞酒。これを飲んでいると体調がよく、眼精疲労にも効く。

また枸杞葉を常用している人の話では冷え症にも効くそうだ。枸杞の効用を知る人たちは大げさに雑誌で騒がなくても、いろいろに使い分けていたのである。枸杞は『神農本草経』の上品《じょうぼん》に収載されていたほどの薬草なのだから。

天の恵みの薬草たち

さて、早朝に露を含んで濡れているように咲く朝顔は、昼前には萎んでしまう。そのはかなさは日本人の美意識に通じる。まさしく爛漫と咲いた桜が散り急ぐ風情に似て、短い花の命だからこそ人々の感動を呼ぶのだろう。一朝一期《いちご》と咲く朝顔の一輪に凝集された花の命には、悔いのない生への歓喜がみなぎっている。

そして垣根の枸杞の実が赤く色づくころになると、鎮守の森から祭り太鼓が流れてきた。〈枸杞の実の赤くあちこち秋祭り〉（涼花）とあるように、この時季が枸杞提灯の最も輝く旬であろう。朝顔といい、枸杞といい、その生態に違いはあっても日本の秋を実感させてくれる植物ではないか。目を楽しませてくれるだけでなく、薬にもなることに感謝したいと思う。

鳩麦《はとむぎ》と玉蜀黍《とうきび》

小学五年のころ掌《てのひら》に小さなイボができたことがある。田舎ではイシイボと呼んでいたが、痛くも痒くもない。それでも邪魔なので、風呂に入ったときむしり取ろうとして親父に怒られたのを思い出す。そのとき飲まされたのが鳩麦だった。

当時、最も喜び勇んだのは夏休みである。太陽のある時間は外で遊んだ。そして妙に懐かしいのは、短い夏の終わりを告げる玉蜀黍の味である。この香ばしい匂いが流れてくると二学期は近い。忙しい収穫の時から雪ごもりへと季節の移ろいも早いものである。鳩麦と玉蜀黍――これも薬だった。

イボとりに鳩麦を試す

〈鳩麦や娘盛りを煎じ薬〉（一枝）という句がある。鳩麦は昔からイボとりに汎用されたのだろう。現代っ子はどうなのか定かではないが、昭和一桁生まれのころはイシイボを持つ子が多かった。鳩麦が効いたのか、わたしのイボは知らぬまにとれてしまい、いまはかすかな痕跡だけである。イボのメカニズムは、いまだに不明なのだという。

ハトムギはインドや中国南部の熱帯アジアが原産の一年草で、イネ科に属する。日本へは享保年間（一七一六〜三六）に伝わり薬用と食用に栽培されてきた。茎の丈は一・五メートルほどで夏に葉の間から花穂を出し、秋になると楕円形の実を結ぶ。果実は生育するにつれて緑色から茶褐色になり、縦の縞模様がみられる。

よく似た植物にジュズダマがあるが、これは多年草。ハトムギの花序は垂れるが数珠玉は上向きに出る。また鳩麦の果実は指で押しつぶせるほど軟らかいから区別はつく。以前は各地で栽培されたが、いまでは大半が中国や東南アジアからの輸入になってしまった。

薬用とするのは種子。秋になって果実が黒褐色に変わるころ根ぎわから刈り取る。これを二日ほど干して脱穀し、果実をさらに一週間ほど日干しにしたものを「薏苡仁《よくいにん》」という。その成分はデンプン五〇％、タンパク質一五〜二〇％、油脂分六

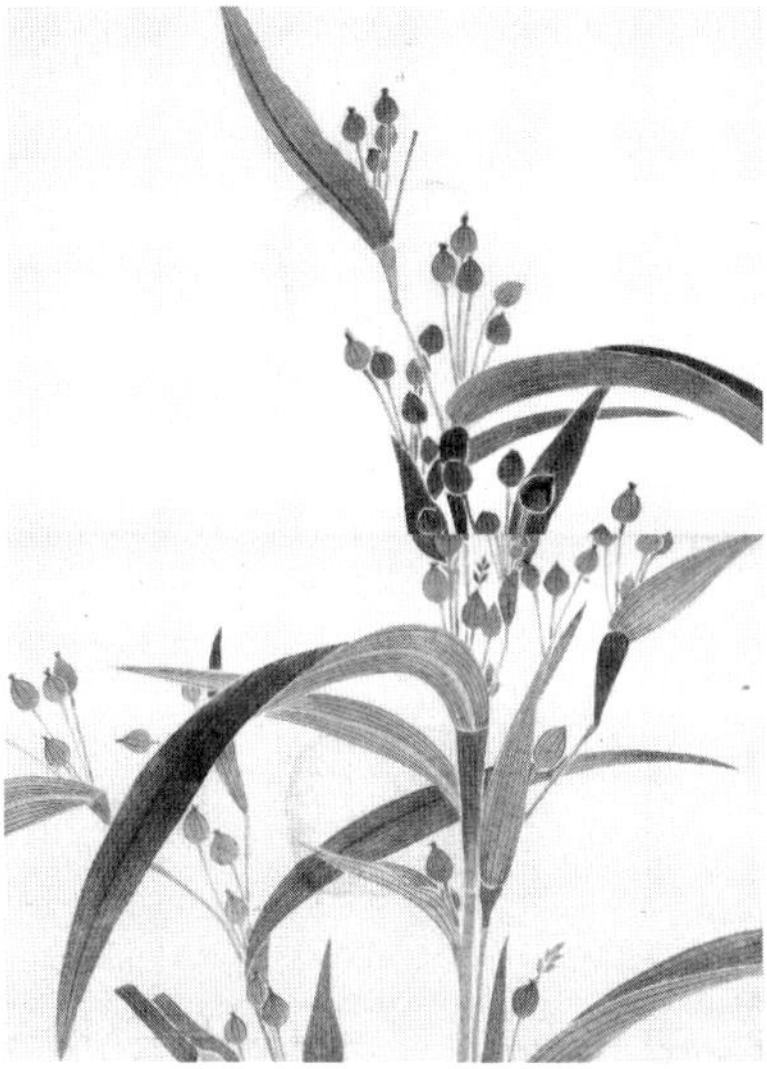

ハトムギ（薏苡仁）

～八％のほかステロール類、ビタミンB1、それに抗腫瘍成分のコイクノライドを含んでいる。

薏苡仁は『神農本草経』の上品《じょうぼん》に収載されており、筋肉の異常緊張による引きつけや関節炎、疼痛のある麻痺によいとあった。強壮薬ともいう。さらに『本草綱目』には、筋肉中の邪気と不仁を除き腸胃を利して水腫を消すとあり、薏苡仁粥を食べていれば「身を軽くして気を益す」と記してあった。『日本薬局方』には利尿、健胃薬として収載されている。

漢方では薏苡仁を利尿、消炎、鎮静、排膿の目的で浮腫、リウマチ、神経痛の疼痛や化膿症に方剤として用いてきた。よく知られる処方に薏苡仁湯《よくいにんとう》、麻杏薏甘湯《まきょういかんとう》、参苓白朮散《じんれいびゃくじゅうさん》などがある。

またイボとりや母乳を促す作用は『大和本草《やまとほんぞう》』に出てくるもの。この本は貝原益軒の著作で有名。庶民の間で経験的に伝えられてきた療法も広く採録しているのが特徴だ。

民間療法で伝えられるイボとりとは、薏苡仁一五～三〇グラムを一日量として煎じ、お茶のように飲めばよい。川柳に〈縁談をすすめ鳩麦茶も奨め〉（修子）とあるのは美肌効果があるからだろう。薏苡仁一〇グラムに十薬を二〇グラム混ぜてお茶代わりに飲むと、高血圧にも効くとか。

鳩麦の栄養価はすばらしい。玄米にくらべてタンパク質は二倍、脂質は一・八倍もある。

B1は玄米にかなわないがアミノ酸は穀類のトップクラスであろう。しかし鳩麦を混ぜて粥や飯を炊くときは、事前に一昼夜以上も水につけておかないと、硬くて食べられない。〈鳩麦を沸かして憩ふ戻り梅雨《つゆ》〉（久子）という句もあった。この季節は何かと体の変調が気になるもの。尿の出が悪くて浮腫《むくみ》があるときなど、鳩麦を試してみてはいかが？　わたしも夏になると、なるべく麦茶か鳩麦を飲むようにしている。もっとも夜は麦酒か冷酒だが――。

効用の膨らむ玉蜀黍

夏休みの宿題に追われているころ、どこからともなく香ばしい匂いが漂ってきた。トウキビを焼く匂いである。やがて鎮守の森から祭りの太鼓が聞こえてくると、その最盛期がやってくるのだ。〈唐もろこし焼く火をあふり祭の夜〉（あや）とあるように、参道はトウキビを焼く露店が並び、否応なく食欲をそそられる。あの匂いを嗅ぐと、いまでも幼い日の心が躍り出す。

トウモロコシはイネ科の一年草作物。アメリカが原産といわれ、コロンブスがヨーロッパへ、さらに日本へは安土桃山時代の天正七年（一五七九）に南蛮船のポルトガル宣教師によって持ち込まれたという。

夏の終わりごろには背丈が二メートル近くにもなり、茎の先にススキの穂に似た雄花を開く。雌花は葉のわきに生じたものでトウモロコシの毛と呼ばれている。

果実は三〇センチぐらいの軸面に豆状のものが密生し、一列ずつ行儀よく縦に並ぶ。収穫は八月下旬から十月にかけて。よく苞《ほう》の膨らんだものを採り、皮を剥くときれいに実が並んでいるというわけだ。〈唐黍《とうきび》を噛む白日に歯音立て〉（林火）と味わうのは、この乳白色の実である。

薬にするのは果実の先についている赤褐色の毛（花柱）で、これを日干しにしたものを「南蛮毛《なんばんもう》」という。南蛮毛には利尿作用のある無機質の硝酸カリウムが含まれている。

民間療法では急性腎炎や妊娠時の浮腫に、南蛮毛一〇～一五グラムを一日量として〇・五リットルの水が半量になるまで煎じ、食間三回に分けて飲む。これは古くから伝えられる療法だ。

『日本薬局方』にはトウモロコシ油とトウモロコシ澱粉が収載されている。玉蜀黍の胚芽を圧搾してつくるコーンオイルやマゾラ油にはリノール酸の含量が多いから、血圧降下や高血圧の予防にも効果が期待できるだろう。製薬業界ではオリーブ油の代用として単価の安いコーンオイルを軟膏の基剤や注射薬の溶剤に用いてきた。

またトウモロコシ澱粉もサトウキビやジャガイモの澱粉より生産費が安いので、大量に製造されている。食品業界ではいろんな加工品に応用しているが、製薬業でも錠剤の増量剤に汎用しているほか、水飴やブドウ糖の原料など、用途に広がりをみせてきた。

しかし身近なのは、焼いたり茹でたりして果実を食べることであろう。苞の膨らんでいるのが栄養に富んでいて旨い。タンパク質八％、脂質四％、デンプン質七〇％のほか、ビタミンA、B_1、Eなどを含んでいる。Eは生殖ビタミンとも呼ばれる栄養素で、黄色い品種ほど含量は多い。

そして玉蜀黍を食べるなら、もぎたてに限る。すぐ焼くか茹でるかしないと粒の糖分がデンプンに変わって甘みがなくなり、硬くなってしまう。わたしが子どものころには畑にコンロがあって、とりたてのものを焼いて囓《かじ》りながら原っぱを駆け回っていた。

近ごろはスイートコーンといって、甘味の強い品種に人気があるという。冷凍加工の技術が進歩して北国以外でも縁日などでは玉蜀黍が売られている。それにコーンスープはポタージュの代名詞みたいなもの。加工品にはポップコーンやコーンフレークなどもある。黄色種の玉蜀黍を飼料にした鶏の卵は、卵黄にビタミンAが増すという話も聞いた。

様変わりした食べ物

孫が高校生と大学生のころ、たまに泊まりがけで遊びに来たのだが、食べ物が様変わりしたことに、いつも驚くばかりだった。口にするのはスナック菓子や清涼飲料が多い。和菓子や果物さえ欲しがる様子はない。試みに一人二〇〇〇円を与えて食品売り場に連れて行き、好きなものを選ばせたら一見して食べさせたくないものばかりだった。

いつからこうなったのか。保護者に聞いてみたがラチがあかない。危機意識が希薄なのである。糖分過多、栄養変調、添加物障害などについて、家庭でも学校でも関心がないのだろうか。

麦茶や鳩麦茶は夏の生活に不可欠だったし、唐黍は初秋を彩る日本の代表的なオヤツだった。そしてあのころ、飽食とは程遠い時代だったが、脅えなければならない食品なんてなかったのである。

黄檗《きはだ》と蒲《がま》

子どものころ、下痢をしたとき竹の皮に包んだ黒い塊を飲まされたことはないだろうか。ひどく苦い薬だった。いまでも薬局には「百草丸」や「陀羅尼助《だらにすけ》」という名の薬が残っている。この薬の原料となるのが黄檗であり、山岳修行僧の生活から生まれたのだという。加持祈祷する香の煙が薬草に染みこんで黒くなるのだとか。

そして蒲は『古事記』の白兎物語で知られる薬草だ。鰐鮫《わにざめ》を欺《だま》して讃岐の国から因幡《いなば》の国に渡った白兎が、怒った鰐に皮を剥がれて丸裸にされてしまう。そこに通りかかった大国主命が兎を憐れみ、蒲の穂で見事に回復させるという物語だ。なぜか今回は、ちょっと抹香くさい題材になってしまったが――。

下焦の湿熱に黄檗を

三〇年ほど前になるが、弘法大師ゆかりの陀羅尼助を求めて高野山を取材したことがある。金剛峯寺直営の製薬所では昔ながらの手法で素朴な薬をつくっていた。黄蘗（黄柏《おうばく》）八に対して竜胆《りんどう》と青木葉《あおきば》を各一の割合で混合するだけ。黒い塊状のものが弘法直伝という伝説の薬である。

山陰地方の「煉熊《ねりぐま》」も、信州の「百草丸」も、ほぼ同じ処方とみてよい。実態は黄蘗を煮詰めた黄柏エキスであって、これに山岳信仰が付加され、信者たちによって広められた薬なのである。

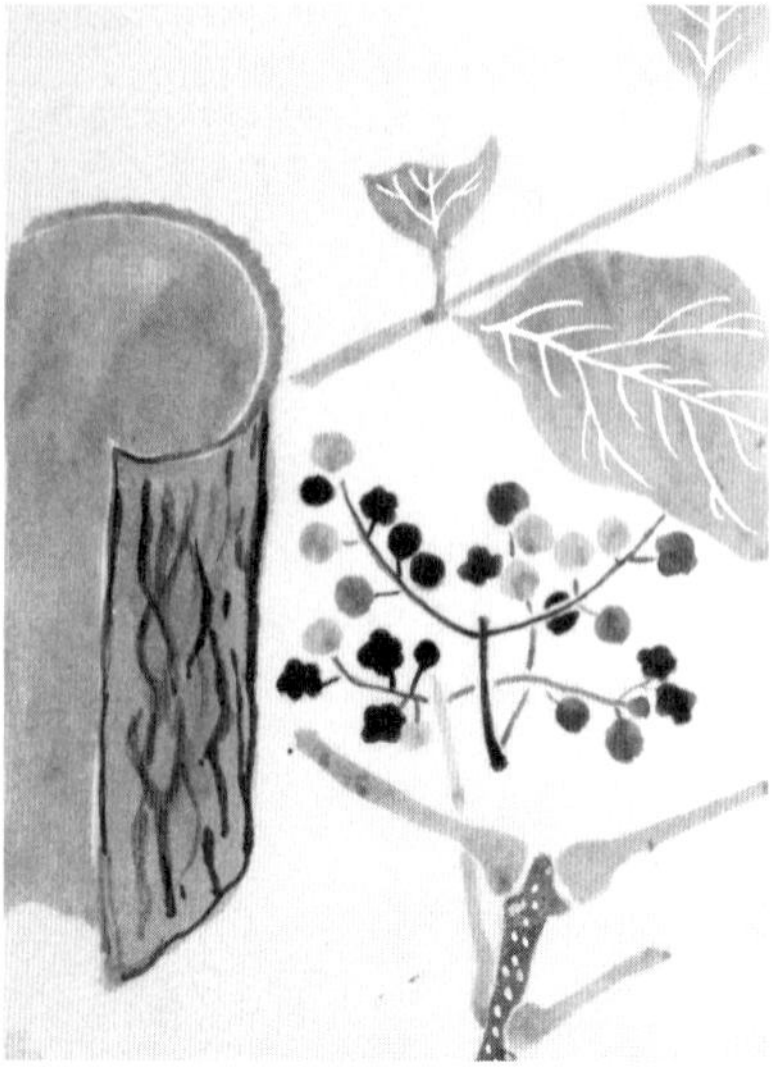

キハダ（黄柏）

キハダは各地の山地に野生するミカン科の落葉樹だ。高さは二五メートルにも達する。奇数の羽状複葉を対生し、雌雄異株で初夏に黄緑色の小花を開く。厚いコルク質の樹皮を剥ぐと鮮黄色の内皮があり、舐めるとひどく苦い。黄色い肌をしているから黄柏の名があり、天日に干して薬用に供するのだ。

キハダは「オウバク」の名で『薬局方』に収載されている。「黄柏」と書く。古くから清熱燥湿、解毒、清虚熱の効能が知られ、下痢、糖尿病、膀胱炎、黄疸《おうだん》、痔《じ》、帯下、肺結核、湿疹、腫れ物などに用いてきた。

とくに「下焦の湿熱」の症状に効果を示し、下痢や排尿異常、性器疾患、下肢の神経症状などに多用される。〈道変えて山路をたどる黄檗狩り〉（晃）という句もあるように、薬用の範囲は広い。

黄檗の成分は樹皮にアルカロイドのベルベリンを〇・六％含んでいる。これが苦味の正体で、各種のグラム陽性菌や陰性菌に強い抗菌作用を示すもの。それにパルマチンやステロイド系のオバクノンなど、多量の粘液質を含んでおり、抗炎症作用や鎮静・解熱作用も認められた。とくに腸内の殺菌作用がすぐれているので下痢の特効薬である。

黄檗（黄柏）を配合した漢方処方には、下肢の関節炎やしびれなどに蒼朮《そうじゅつ》などを混ぜる二《に》妙散《みょうさん》、細菌性・アメーバ性の下痢に黄連などを配した白頭翁湯《はくとうおうとう》、腎結核や慢性尿路感染症に知母などを配合する知柏地黄丸《ちはくじおうがん》、微熱が続いて盗汗《ねあせ》のあるとき地黄などと用いる当帰《とうき》六黄湯《りくおうとう》などが知られる。しかし現行の医療保険では適用外の処方だ。

民間療法では幅広く黄檗が使われている。急性胃炎のとき黄檗五グラムを〇・三リットルの水で煎じて飲ませると痛みが和らぐという。打撲や腰痛には黄檗を粉にして酢で一〇倍ほどに薄め、これに卵白を加えてペースト状にしてから湿布すると、炎症が緩和する。乾いたら繰り返して張り替えるとよいだろう。

肩凝りには黄檗を粉にして泥状にしたものに生姜《しょうが》をおろして混ぜ合わせ、これを布地にのばして湿布する。火傷のときは黄檗の粉を食用油に加えてどろどろにしたものを貼付するなど、いろんな伝承があった。〈軒下に黄檗剥かれて過疎の里〉（利枝）とあるように、不便な山里では真夏に黄檗の皮を剥き、それを軒下で乾燥させているのだろう。

目がただれたとき、黄檗の煎じ液で洗眼するとよいとも伝えられる。焚《た》き火の生活を余儀なくされていたころ、ただれ目も避けられなかった。学童のトラコーマもたくさん発症したもの。そんな眼病にも応用され、黄檗は内服に外用にと用途を広げてきたのに違いない。自然の恵みから得た薬の効用は大きかった。

ちなみに、陀羅尼助はいまだに健在とのこと。黄檗を細かく刻んでこれに竜胆と青木葉を混ぜ、巨大な釜で煮詰めるだけだ。泥状になると濾過して次の釜に移し、また煮詰める。すると鮮黄色の流エキスが次第に黒飴状に変わるという。

これを乾燥させ、打ち抜き機で錠剤に仕上げている。弘法大師ゆかりの高野山が製造する「大師陀羅尼助」は、いまも法灯を掲げた境内の工場で、手作業が続いているのだ。

白兎を救った蒲の穂

さて、次の話題は蒲。「大きな袋を肩にかけ、大黒さまが——」と小学唱歌にあった。〈蒲の穂を大国主も抜いてやり〉（句沙弥）という川柳は、『古事記』の故事をうたったものであろう。大国主命が因幡の白兎の傷を蒲の穂で治した記録は、日本の最も古い薬物療法の記述である。

漢方では止血、活血の効能が知られ、『神農本草経』には「小便を利し、血を止め、瘀血《おけつ》を消す」とあった。生では止血よりも活血が強く、炒《い》って用いると止血が強いという。

昔は洋の東西を問わず、実際の薬理作用に基づかないで、形や色や味などから薬効を判断することがあった。たとえば赤いものは血液の薬、黄色いものは黄疸に効く、といったふうに推理する。

白兎の毛を生やす薬として、近くに自生する白い蒲の穂綿は、いかにも適していると大黒さまの目には映ったのかもしれない。これを「象徴薬理《しょうちょうやくり》」と唱える説もあって、古代にはハバをきかせた学説であったとか。

つまり大黒さまは、蒲の穂綿のように兎の毛を甦らせようと、蒲の穂の部分を使ったのではないか。神話を科学的に考証しようとするのはナンセンスだろう。しかし蒲の穂には止血作用はあっても、穂綿には何の薬効もないのだから、そう解釈しないと辻褄《つじつま》が合わない。

実際にわたしは伝説の舞台を取材したことがあるが、その名も白兎海岸やら白兎神社も残っており、地元の演出には驚くばかり。大まじめなだけに何か滑稽なものを感じたのである。

ともかくガマは水辺に自生するガマ科の多年草。日本のどこへでも生えている。泥の中に根茎がはしり、そこから芽を出して盛んに殖えていく。夏

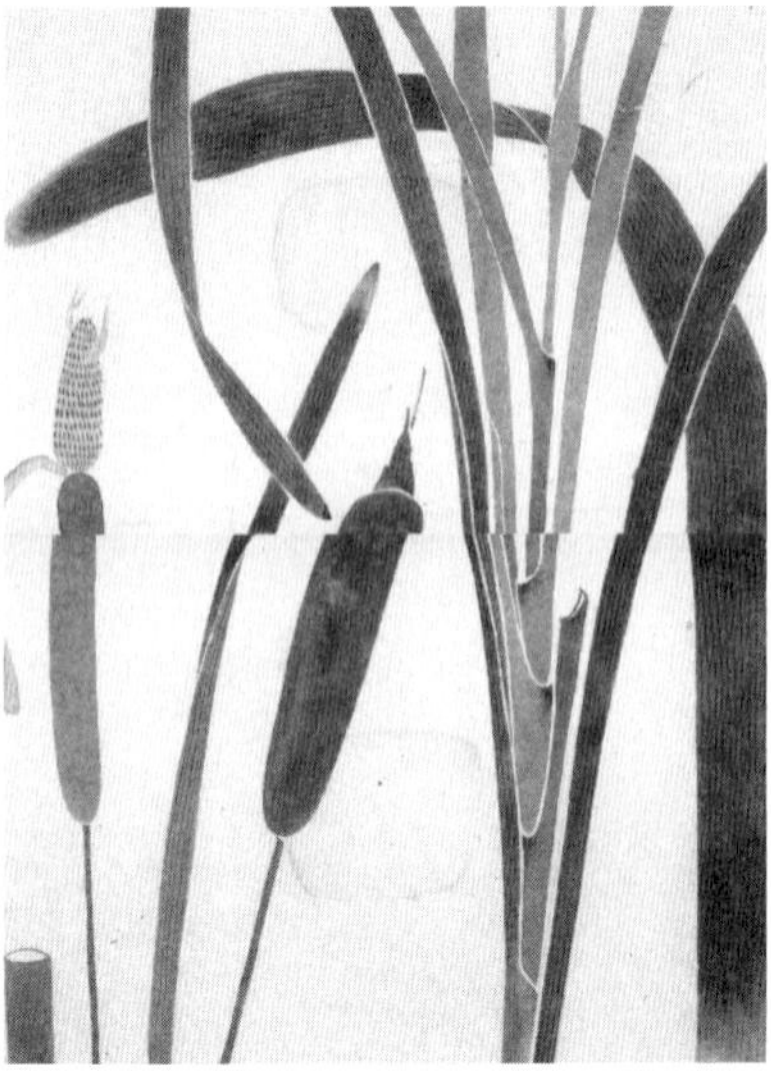

蒲

になると花茎を伸ばし、その先に穂状の花をつける。

普通の植物と違って花の穂は二段に分かれており、上段は雄花の集団で黄色、下段は雌花の集団で緑褐色だ。花が終わると雄花はしぼみ、雌花だけが残る。これが蒲の穂と呼ばれるもの。

果実が熟すると、やがて白い綿のような毛がつく。この毛には種がついていて、風が遠くまで運ぶのだ。〈沼あまた蒲の穂わたの飛ぶばかり〉（東子房）とあるように、花吹雪と見紛うときもあろう。だが薬と縁があるのは蒲の雄花につく黄色い粉で、『神農本草経』にも

「蒲黄《ほおう》」と記載されており、漢方処方にも配合されている。

試みにヒメガマの成分を『常用和漢薬集』で調べてみたところ、その花粉にはイソラムネチンとその配糖体、脂肪油、βシトステロールなどが含まれ、止血、収斂の外用剤に使われる、とあった。

漢方製剤にも蒲黄を配合したものは少なくない。舌炎や火傷、切り傷に塗布する紫雲膏《しうんこう》、月経不順や滞尿に煎じて内服する猪苓湯《ちょれいとう》などである。そして消炎性利尿の蒲黄散《ほおうさん》は、その名のとおり蒲黄三に対して当帰《とうき》と鹿茸《ろくじょう》を各一配した〝ガマの薬〟であった。

ところで、神話に出てくる薬材・蒲の穂ゆかりの家庭薬が、この地で人気を呼んでいる。その名を「打身丸《うちみがん》」といい、鳥取市郊外にある摩尼寺の門前堂薬舗でつくられていた。

この薬、帝釈天のお告げで処方を伝授されたという伝説もついているが、不思議に蒲黄は配合されていない。自家製剤の許可が下りないので、途中で蒲黄を抜き、桃仁《とうじん》と大黄《だいおう》だけを固めたという。

害のない自然の生薬

いま、ほとんどの薬は無味か甘く加工されている。「薬と親の説教は苦いほど効く」といわれた時代は遠い。しかし苦いものは乱用もされなかったし、だから薬害などという忌まわしい事件もなかった。合成のキノホルムは下痢に著効があったのに、スモン病のような薬害を引き起こしている。黄檗のベルベリンにはそんな心配はない。

そして黄檗と蒲黄と、二つの伝説の古里を訪ねてわたしは、自然の恵みから薬をつくる人たちに接し、その真摯な姿に驚いた。黄檗の高野山も蒲黄の因幡も、薬草の多い土地柄である。とくに鳥取の人たちは、薬発祥の地という意識もあるせいか、薬農組合を結成して計画的に生薬を栽培したり、薬草を採集したりしていた。この地には神話が生きていたのである。

胡麻《ごま》と鬱金《うこん》

白髪まじりの短く刈り込んだ頭を胡麻塩頭という。見るからに頑固そうで近寄りがたいが、義侠心が強く情に脆《もろ》い一面もある。昭和のころまでは、どこの町の路地裏にもそんな男が住んでいた。そして当時の家庭料理には、頻繁に胡麻が使われていたように思う。〈ごま和えに擂り鉢の音も母ゆずり〉（翠子）――あの香ばしい味にも家庭のぬくもりがあった。

胡麻ほど日常的ではないが、お袋がカレーライスをつくるとき、黄色い粉を加えていたのを憶えている。薬局の親父から調達してくるので何かの薬と思っていたが、鬱金という生薬と知ったのは薬学に入ってからだった。ターメリックとも呼ばれ、カレー粉や沢庵漬などにも使われている。胡麻も鬱金もお袋の味の素であり、薬としても注目される存在であったのだ。

健脳食でもある胡麻

中華料理にはよく胡麻油が使われる。それを一滴垂らすだけで味は見違えるように引き立つという。なるほど和食でも、香ばしさを演出する隠し味として胡麻油を用いる人が多い。胡麻は重宝な調味料であり、最近では「健脳食」としても注目されている。γ《ガンマ》オリザノールが他の含有栄養素と相乗して頭の回転をよくするらしい。

ゴマはインドからエジプトにかけての原産で、仏教の伝来と同じ六世紀に中国から伝えられた。ゴマ科の一年草。春に種を蒔いて秋に収穫する。茎は直立し高さ一メートルほど。軟毛を密生させた茎に長楕円形の葉が茂る。夏になると茎の葉腋からジギタリスに似た白い筒状の花を開く。花の先は五裂し、やや紫色を帯びている。

果実は長さ二・五センチほどの円柱形。扁平で小さな多数の種子がある。普通は黒色（クロゴマ）だが、白色（シロゴマ）や淡黄色（キンゴマ）のものなど、品種によってさまざまだ。

この種子が食用にも薬用にもなる。秋になって果実が割れる前に根ごと抜き取り、並べて天日に干す。すると種子が出てくるから、集めて日干しにしたものが生薬の「胡麻《ごま》」というわけだ。

胡麻はリノール酸、パルチミン酸、ステアリン酸などの動脈硬化を防ぐ脂肪油を約五〇％、それに良質のタンパク質も約二二％含んでいる。ほかにも疲労回復のビタミンB群、若返りのE、貧血に効く鉄や銅、強壮作用の亜鉛なども豊かだ。骨や歯を強くするカルシウムも多く、まれにみる資源であることも強調したい。

江戸時代に『本草綱目』を参考にして医師の人見必大が編集した食品解説書『本朝食鑑』には、「黒胡麻は腎に作用し、白胡麻は肺に作用する。ともに五臓を潤し、血脈をよくし、腸の調子を整える」という意味の記述がある。ここにいう腎とは腎臓ではなくて性欲を司る臓器のこと。つまり黒胡麻の強精効果を指しているのであろう。

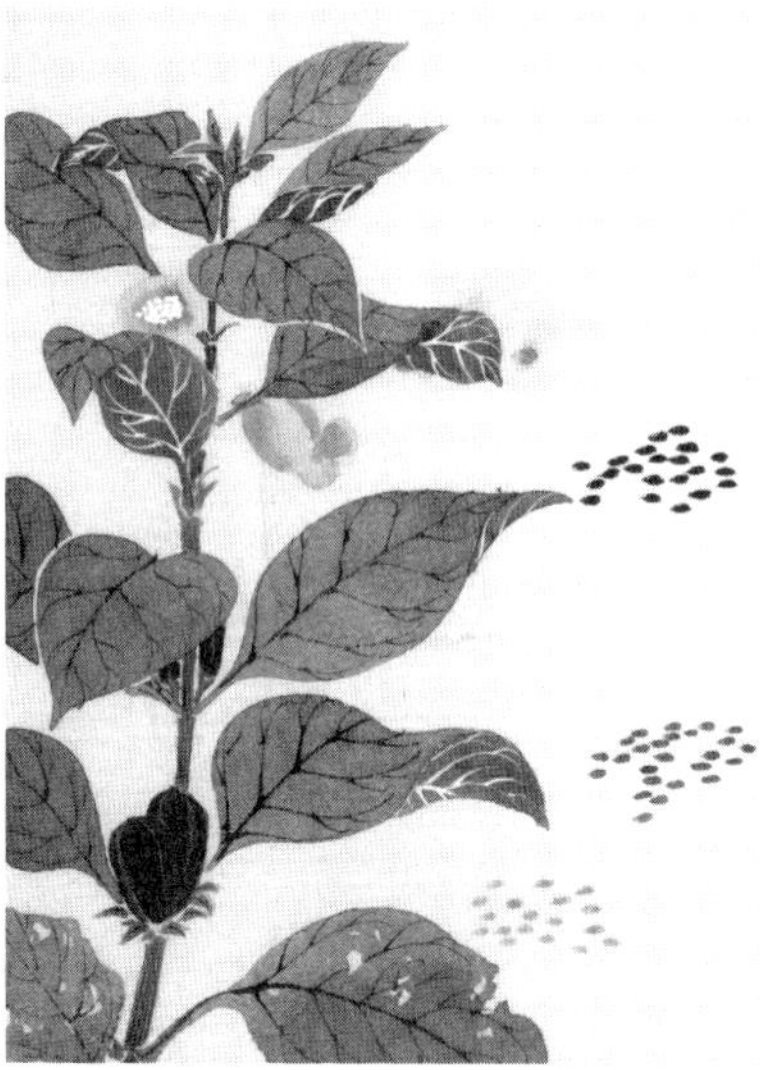

ゴマ（胡麻）

胡麻には頭をよくする作用もあった。胡麻の成分のγオリザノールがカルシウムやビタミンEと相乗して頭脳の働きを活性化するという。また胡麻油で緑黄色野菜を炒めると、カロテンの吸収率は八倍にもなるというデータが報告された。ゴマリグナンという成分の強力な抗酸化作用も確認されている。健脳食であり、成人病にも有効であることが立証されたのだ。

このように胡麻は、栄養豊かな食べ物であると同時に民間薬としても広く利用されている。胡麻塩が胃酸過多に効くとか、炒《い》り胡麻におろし生姜を混ぜて温湯で飲むと足腰の痛みが緩和されるなどは、昔から知られたこと。番茶に胡麻塩を入れて飲むと動悸が鎮まるともいう。

胡麻の養毛ドリンクもあった。黒胡麻一合と黒大豆一合を三日分として別々に炒り、いっしょにミキサーで粉末にしたものを昆布の出し汁で溶いて一日三回飲み続けると、艶のある黒髪になるとか。また皮膚炎や切れ痔には胡麻油が効くとも伝えられる。いずれも経験からの伝承であろう。お袋の味の効用は広い。

有効例が続出の鬱金

お袋の味といえば、生産地の沖縄ではよく鬱金が家庭料理にも登場するらしい。着色料と聞くと添加物に神経過敏となっているわたしたちは、決してよいイメージでは捉えないが、鬱金は違う。無害なばかりか薬効もあるすぐれものだ。漢方処方にも配合されるほどで、産地にはいろんな民間療法も伝えられている。もっと利用したい素材の一つであろう。

ウコンはショウガ科の多年生草本で熱帯アジアが原産。日本へは享保年間に中国から薬用として渡来した。江戸時代に「鬱金木綿《うこんもめん》」という呼び名があったように、一般には染料として知られている。

鬱金の生育地は沖縄や九州の南部。カンナの葉に似た長楕円の葉を持ち、ビロードのような手触りがある。〈野の道は曲り鬱金の花ざかり〉（ゆき）と、秋に淡黄色の花を開き、地下に黄褐色をした多肉の根茎を持つ。利用するのはこの根茎だ。

鬱金の主成分はクルクミンという黄色の色素。これが強い解毒作用と胆汁の分泌を促す。最近の研究では、クルクミンを経口摂取すると腸管でテトラヒドロクルクミンという強力な抗酸化物質に変化することがわかった。

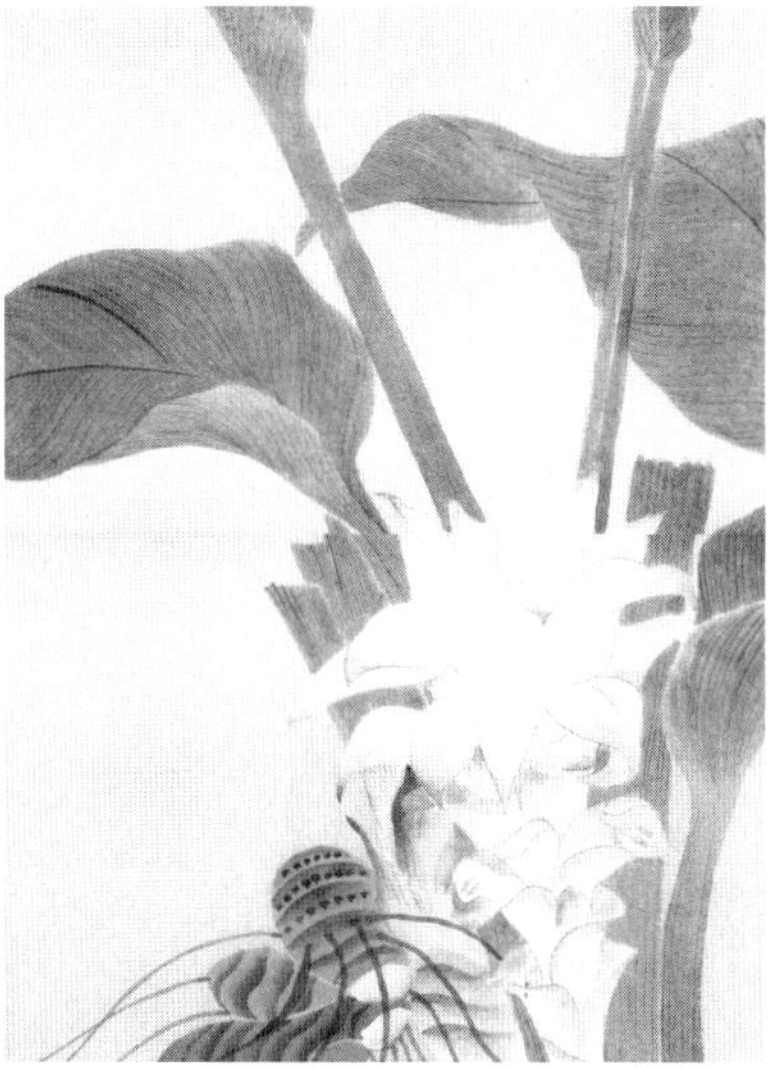
ウコン（鬱金）

そしてこの物質は、活性酸素による酸化ストレスを抑え、腎不全、神経障害、動脈硬化、ガンなどの広範な成人病に有効というのである。
さらに鬱金には、色素成分のターメロン、シネオールのほか、ビタミンCやカリウムも含まれていた。肝機能を強め利尿効果があるのはそのため。また体内のコレステロールを溶かし膵臓の働きをよくするので、血糖値を下げるという報告もある。胃潰瘍の誘因となるヘリコバクター・ピロリ菌にも有効と発表されるなど、薬効はもっと広がる可能性が大きい。

漢方では古くから胃や胆嚢の機能改善と止血の目的に使われてきた。根茎を日干しにしたのが生薬の「鬱金」で、これを配合した処方に清上飲《せいじょういん》や中黄膏《ちゅうおうこう》がある。『唐本草』という漢方の医書には鬱金の効能を、「血積を治し気を下し、肌を蘇らせ血を止め、悪血を破り血淋、金瘡に効あり」と記してあった。血淋とは尿に血が混じること。血尿の止血剤として使われたことを示している。

長寿県の沖縄では、料理に鬱金を利用するだけでなく、民間薬としても使う。生の鬱金を摺り下ろして痔や擦り傷に湿布すると、血を止めて腫れや痛みも和らぐそうだ。

また鬱金茶、鬱金酒、鬱金漬など、幅広く食生活の中に採り入れているし、乾燥、粉末、錠剤、エキスなど、いろんな形で鬱金の加工品が販売されている。沖縄に生活習慣病の罹患率が低いのも、鬱金が一役果たしているのではないだろうか。

数々のメリットがある鬱金だが、難点は苦味が強いこと。鬱金茶にしてもストレートでは飲みにくい。冷やしたり、何かで割るなり工夫しないと馴染めないかもしれない。

しかし鬱金に限らず、沖縄の人たちはゴーヤーやトウガンなど身近な植物を活用する知恵を、母から娘に、そして孫へと語り継いできたのである。このような知恵を生活の基盤としている人たちは逞《たくま》しい。

生活の知恵の伝承を

〈インスタント食べ愛情に飢えている〉(千代)という川柳が新聞に載っていた。たしかに胡麻を擂ったり、鬱金を加えて味を生み出す手づくりの料理がだんだん家庭から消えてゆき、お袋の味を知らない若い世代が多い。

かつて日本の家庭の台所には、嫁入り前の娘に料理を教える母親の姿があった。そして若い世帯には、〈料理本見ている暇に鍋は焦げ〉(しのぶ)といった類笑ましさがあったもの。手づくりの料理が、その家庭特有の味でもあったのだ。

生薬と製剤

一般に馴染みのある薬といえば、錠剤、カプセル剤、軟膏といったところだが、漢方や民間薬療法では特有の製剤も工夫している。

湯剤――煎じ薬のこと。細かく刻んだ生薬に水を加えてかきまぜながら水が半量になるまで煎じ、四〇度に冷めてから布ごしして飲む。漢方では「〇〇湯」という。

散剤――粉薬のこと。「〇〇散」と呼んで古くから普及した。いまでは生薬から抽出した液を濃縮乾燥して顆粒状に加工したエキス剤が主流になっている。

酒剤――生薬を焼酎に漬けてつくる。「〇〇酒」といい、冷浸法はそのまま、熱温法は湯浴上で加熱しながら抽出する中国古来の製剤。西洋ではチンキ剤といってエチルアルコールを使う。

膏剤――生薬を油で練った製剤。「〇〇膏」という外用剤と、煎じ薬を煮詰めてつくる水飴状の内用剤の二種類がある。内用は今日の軟エキス剤に近い。

丸剤――粉薬を蜜やデンプンを加えて練り合わせ球状にしたもの。「〇〇丸」と親しまれたが、現在では錠剤やカプセル剤などに様変わりしつつある。

その他――真空乾燥の技術が薬の製剤を多様化した。漢方薬も乾燥シロップに相当する顆粒剤が大部分を占め、一部ではカプセルや錠剤にも。やがて注射剤や点眼・点鼻剤などにも広がるだろう。

ショウガ（生姜）

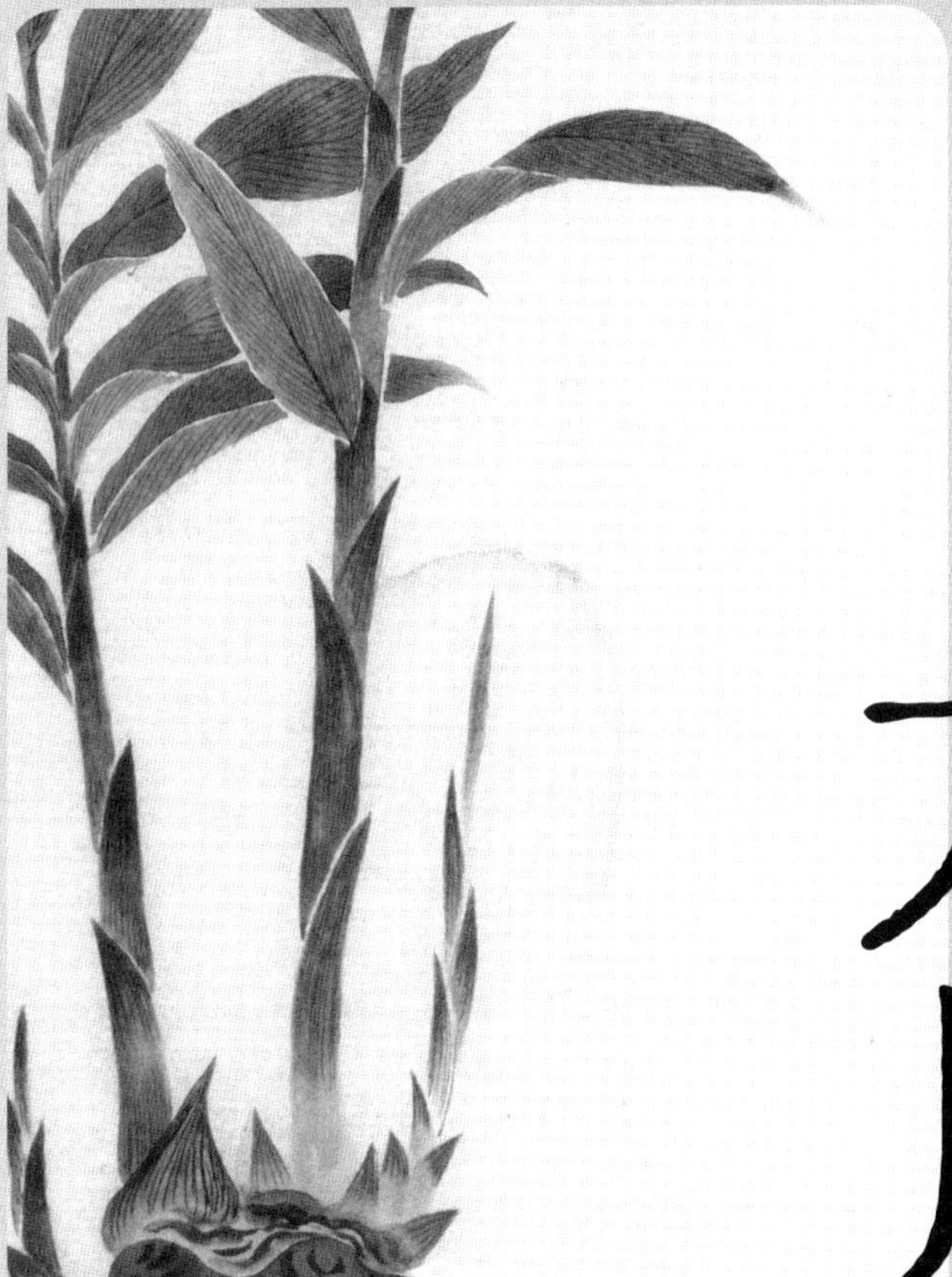

九月

暦の上では秋になるが、まだ真夏日が多い。そして蒸し暑い九月は食中毒が最も多い月だ。原因となる食中毒菌の一つ腸炎ビブリオ菌が、夏の終わりごろから増えてくるからである。

これとサルモネラ菌で食中毒の五七％を占め、さらにカンピロバクター、病原性大腸菌のＯ－１５７が増加の傾向だ。アウトドアブームで茸の食中毒も増えている。知らない茸は食べないこと。

生姜《しょうが》と茗荷《みょうが》

風邪がはやる季節に入って、ひょいと思い出す句がある。〈生姜湯に顔しかめけり風邪の神〉（虚子）というおどけた俳句だ。生姜をおろして砂糖を加え、熱湯を注いだ飲み物が生姜湯である。風味に蜜柑の皮をそいで添えればなおよい。

子どものころ、生姜と茗荷をよく間違えた。両方とも根茎を利用するものだし、ネーミングまで似ているからであろう。似ているといえば隠し味としての効用も共通だ。知り合いの板前さんにいわせると、茗荷や生姜ほど隠し味に使って喜ばれるものはないという。

百邪を防御する生姜

カレンダーも時計も普及しなかったころ、農作業の目安は四季の推移と太陽の位置などであった。東北地方ではいまも「田植唄が聞こえると生姜が芽を出す」と言い伝えられている。総出の農繁期でさえ生姜の芽吹きを見逃さず、自然の恵みに感謝していたのだ。〈はじかみの薄紅見ゆる厨かな〉（青々）の句にも農民たちの素朴な喜びが感じ取れる。

ショウガは熱帯アジアの原産で、ショウガ科の多年生草本。根茎は多肉で地中に横たわり、淡黄色で辛味と芳香がある。茎は三〇～五〇センチぐらいに伸び、葉は線状皮針形。わが国へは縄文時代の後期に稲作とともに中国から渡来したらしい。

江戸の川柳に〈葉生姜をちぎってはねた泥を拭き〉とある。これは芝神明町の祭りに立つ生姜市の賑わいをうたったもの。いまは僅かに都下秋川市の二宮神社だけだが、九月八日と九日は江戸の生姜市を伝えている。生姜は古くから薬味や漬物に用いられ、食卓に馴染みのある食材だ。

漢方では生の根茎を「生姜《しょうきょう》」、蒸して乾燥させたものを「乾姜《かんきょう》」と呼んで区別し、処方には乾姜を用いる。両者に成分的な大差はなく、唾液の中のジアスターゼの作用を促して消化を助け、細菌に対して抑制的に働く。また血液の循環を高めて発汗を促し、物質代謝に好影響を与える。辛味成分はジンゲロール、芳香成分はジンギベロール、セスキテルペンなどだ。

薬用とするのは根茎で、『神農本草経』の中品《ちゅうぼん》に収められている。主な用途は胃の陽を巡らすこと。甘草乾姜湯《かんぞうかんきょうとう》、大建中湯《だいけんちゅうとう》、人参湯、防己黄耆湯《ぼういおうきとう》などの処方は乾姜を配合したもの。また『本草綱目』には「百邪を防御する」とある。百邪とはカゼを風邪と書くように、熱や冷えを伴う多様な症状を指す。だから乾姜は漢方の重要な配合剤として重んじられてきた。

民間療法の分野でよく知られるのは、二日酔いや悪阻《つわり》の吐き気止め。親指大の生姜をすり下ろし、湯呑み一杯分の熱湯に注ぐ。これをガーゼで濾して飲めば、吐き気、むかつき、げっぷまで不思議に治る。おろし汁のまま一気に飲むと、しゃっくりにも効く。横隔膜の痙攣《けいれん》に生姜の辛さが作用するのだろうか。

生姜や玉葱を細切りにして、その香気を胸一杯に吸い込むと安眠が得られるのも確か。嗅覚が生姜の芳香や辛味成分で刺激されると、神経の興奮を鎮めてくれる作用によるものだろう。ストレス性の胃炎などに乾姜が配合される処方からみても、なるほどと頷ける。

さらに生姜は五葷《ごくん》に数えられる植物であった。葱《ねぎ》、辣韮《らっきょう》、大蒜《にんにく》、韮《にら》と同じように、たくさん食べると「淫を発する」という理由で、戒律の厳しい修行僧には酒と同じく持ち込みが禁じられていたのである。禅寺の入口に「不許葷酒入山門」とあるのはそのため。逆にみれば、それほど強精効果がすぐれている証拠でもあろう。

芽香と呼ばれた茗荷

生姜と似たものに茗荷がある。夏バテ気味で食欲がないときなど、わたしはよく茗荷をかじるのだが、あの芳香と辛味がほどよく食欲を刺激してくれるようだ。〈茗荷竹朝餉《あさげ》に妻とかく生きて〉（麒麟草）や〈なにもなくても吸物茗荷竹〉（美奈子）の句に接すると、あの味を好むのはわたしだけでもないらしい。

ミョウガは熱帯アジアが原産でショウガ科の多年草。本州以西の山地にも自生するが、広く栽培されるようになって普及した。地下の根茎は多肉質で横に伸びる。秋にかけて根茎の先に鱗片葉に包まれた花序を出し、淡黄色の花をつけるが、花は一日で萎《しぼ》んでしまう。花穂は茗荷の子と呼ばれ、快い香りがあるので汁の実、酢の物、揚げ物、薬味などに用いる。若い茎が茗荷竹だ。茗荷は漬物、味噌汁などにちょっと加えるだけで、大きく味が変わってくる。それが嬉しく、魔法の薬味ともいう。

『延喜式』などにも茗荷の記録があるので、かなり古くから食用に供されてきたらしい。時の雲上人たちは外来植物の珍しさと香りを喜び「芽香」と呼んだとか。特有の芳香は精油のαピネンによるもの。乾燥葉を刻んで布袋に入れ、浴剤にすると補温の効果があって喜ばれる。

生薬名を「蘘荷《みょうが》」という。民間療法では必要なときに根茎を切り取って摺り下ろし、胃の変調に用いた。雪国では根茎を煎じた液で凍傷を洗うと痒みが止まると伝えられている。霜焼けなども茗荷の煎じ液で洗っていたのを思い出す。

しかし薬用としては茗荷と同類のハナショウガの価値が高い。関東以西に自生する多年草で、茗荷より花が大きく目立つからこの名がある。晩秋に赤く熟した果実から種子を採りだして陰干しにしたものを「縮砂《しゅくさ》」という。縮砂にも芳香があり、健胃のほか腹痛、下痢などに用いてきた。

〈人知れぬ花いとなめる茗荷かな〉（草城）や〈茗荷の子花かかげては地を祀《まつ》る〉（東門居）などは、茗荷ならぬ花生姜を詠んだものではないだろうか。同じショウガ科で容姿も似ており、シネオールなどの含有成分までいっしょだから、そう思えてならない。

ところで、俗に「茗荷を食べると物忘れがひどくなる」というけど、本当かどうか。どうやらこの俗説は落語の『茗荷客』から広まったらしい。泊まり客にたくさん茗荷を食べさせて大金の入った財布を忘れていくように仕組んだ宿の主人が、結局は財布を取り戻されて、挙げ句の果てに宿賃も貰い損ねるという噺《はなし》である。

川柳にも〈茗荷汁の馳走それから物忘れ〉（ちゆき）とあって、話としては面白いが、茗荷にすればとんだ濡れ衣であろう。わたしはよく茗荷を食べる。それでも〈二回目を新鮮に読む物忘れ〉（吐来）などは歳のせいであって、茗荷に転化しようとは思わない。

玄人《くろうと》好みの味が重宝

生姜をかじると舌を焼くような辛味が走る。古名を「はじかみ」といった。地名を冠した名産に谷中生姜、近江生姜、金時生姜などがある。〈葉生姜を切りし手匂ふ拭ひても〉（善雄）の句のように、強い芳香が特徴だ。その匂いが妙に懐かしい。〈背負籠の生姜にほへり追越さず〉（笙堂）の句は、少年のころの畔道《あぜみち》を思い出させてくれる。

茗荷は生姜に似て非なるところが面白い。春の若芽は茗荷竹、晩夏になって土から出てきた花穂は茗荷の子といわれ、食用に珍重される。辛いが特有の芳香も口中に広がり、酒の肴にも合う。〈茗荷漬千万言の言葉もち〉（天樹）という句もあるくらいだ。

生姜も茗荷も地味ではあるが、〈ちょっと目をつむる板場の舌の先〉（村雲）と、玄人好みの味といえるだろう。家庭の台所にも常備したい食材の一つである。

竜《りん》胆《どう》と千《せん》振《ぶり》

薬局を営んでいるのに、親父はあまり合成薬を好きではなかったようだ。「良薬は口に苦し、といってな。苦いところが効くんだよ」と、煎じ薬をつくりながら講釈する親父の口調が、まだ耳元に残っている。薬草を採りによく山野に出かけた。枝葉が枯れるころ掘ると精分が根に凝縮しているからよいのだと、これも親父の弁。

薬掘りで忘れられないのは竜胆と千振である。どちらもすこぶる苦かった。でもこの苦味が、夏バテ気味から回復しきれない胃腸に活に入れるような作用があったのだろうと、いまにして感じ入っている。先人に学ぶべき事柄は、大切に伝承したいと思う。

肝《かん》胆《たん》の気を益す竜胆

秋草の中でも竜胆はひときわ清楚《せいそ》で可憐さが目立つ。九月ごろから翌月にかけて、三〇センチほどの細い茎に筒型で五弁の見事な藍色の花を咲かせる。空と対峙しているような凛《りん》とした風情《ふぜい》がいい。山上憶良《やまのうえのおくら》は秋の七草になぜ竜胆を選ばなかったのだろう。竜胆と朝顔を勘違いしたという説もあるが、旧暦だとこの花は冬に属してしまうからではなかったか。

竜胆の美しさをたたえたのは清少納言だった。『枕草子《まくらのそうし》』には、晩秋になって花たちが枯れてしまった草原の枯れ草の間から、鮮やかに澄んだ竜胆の姿が見える情景を、「いとおかし」と克明に描いている。竜胆は源氏の一族にも愛されて紋所《もんどころ》となった。鎌倉市の市章も幕府開設の故事にあやかる笹竜胆である。

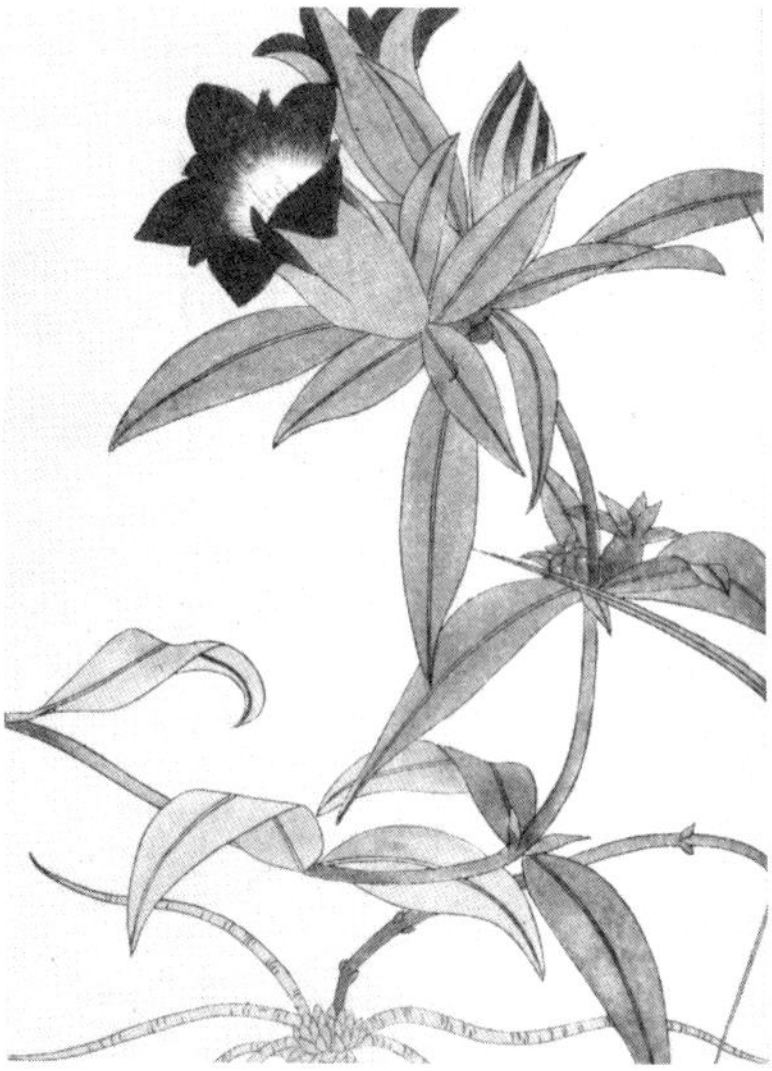

リンドウ（竜胆）

ところで、リンドウはリンドウ科の多年草。日本特産の植物で自生もしていたが、最近では花壇や切り花用に栽培され、品種も白や赤の花色や変種など一八種を数えるという。原種は葉が笹形で花が濃青色のササリンドウと呼ばれるもの。『神農本草経』にある竜胆はトウリンドウのことで日本には自生していない。日本のものはその変種であろう。

薬用に供するのは地下茎と根。晩秋に根を掘り採り日干しにしたのが生薬の「竜胆《りゅうたん》」である。竜胆には苦味配糖体のゲンチオピクロシドのほかスウェルチアマリン、ゲンチジン酸、ゲンチアノースなどが含まれている。それらの精分は胃液分泌や腸管運動を促進し、抗菌、抗炎症作用が知られているものだ。

『薬局方』ではトウリンドウ、ホソバリンドウ、ツクシリンドウの根と根茎を対象とし、ゲンチアナ根に代用し得ることが明記してある。ただしゲンチアナやセンブリに含まれているアロマゲンチンが竜胆には欠けていることもわかった。苦味成分の詳細が明らかになったのは最近のこと。薬用には苦味の強いほど効くという。

『神農本草経』は竜胆の効用を、「骨間の寒熱、驚癇《きょうかん》、邪気を主治し、五臓を定める」とし、『名医別録』では、「胃中の伏熱、時気温熱、熱泄下痢を除き、腸中の小虫を去り、肝、胆の気を益し」と書いてあった。消化器の炎症、リウマチなどに用いられ、竜胆瀉肝湯《りゅうたんしゃかんとう》、疎経活血湯《そけいかっけつとう》、立効散《りっこうさん》などの漢方処方に配合される。

民間療法では古くから消化不良や食欲不振に用いられた。苦味が舌先を刺激して大脳反射により胃酸の分泌を促すらしい。竜胆三グラムを〇・三リットルの水で半量に煎じ、一日三回に分服する。あるいは竜胆の粉末を〇・三グラムほど食後すぐ服用してもよい。苦味が大切だから、あくまで苦いまま飲むことだ。

苦いといえば、竜胆のネーミングからも汲み取れる。苦い薬の代表のように知られている熊胆《ゆうたん》（俗にクマノイ）よりも、さらに苦味が強いので中国では最強の竜を当てたという。竜は架空の動物だが、その胆囊を固めた状態といえば想像するだに身震いするではないか。

そんな苦味を秘めた竜胆には、〈秋いとしりんどう深く誰を待つ〉（千春）と、夢二が待宵草に托したような叙情味も漂う。そして〈竜胆は若き日のわが挫折《ざせつ》の色〉（飛旅子）と、ほろ苦い日を思いやる俳人もいれば、漂泊の詩人は〈男泣きに泣かむとすれば竜胆がわが足もとに光りて居たり〉（白秋）とうたう。竜胆は切なさを呼び戻す花でもあるようだ。

日本で開発した千振

昔の薬は布の袋に生薬を入れ、熱湯の中で振り動かして煎じたものが多い。これを振出《ふりだ》しといった。千回振り動かしてもまだ苦味が残るというので、千振の名がある。ドクダミやゲンノショウコと並んで誰もが知っている薬草の一つだ。この薬を飲まされて顔をしかめた思い出のある人は少なくないだろう。

センブリは日本列島の各地に自生するリンドウ科の二年草。草丈が一〇〜三〇センチ、茎は暗紫色を帯びた四角形で線状の葉を対生する。九月ごろから茎頂や枝先に白い小さな五弁花を開く。〈せんぶりの苦いと見えぬ白い花〉（由布人）という句のように清楚な感じで、日当たりのよい草地や赤松林の下草などによく見られる。

興味深いのはこの薬草、中国にはない。千振は日本特有の薬草であり、生薬名の「当薬《とうやく》」も純然たる和語なのである。千振が初めて書物に登場したのは、元和元年の『本草弁疑《ほんぞうべんぎ》』であった。綱吉の時代で、ようやく流通経済が発達し、多くの生薬も市場に出回ってきたころである。

『本草弁疑』には「当薬」と出ており、「一名千振、その味苦く、諸虫を治し、腹痛を止める」とあった。試みに現代の『和漢薬物学』によれば、千振は室町末期に「胡黄連」の代用として日本人が開発した民間薬と記してある。したがって中国の本草書に千振や当薬の名は見当たらない。

注目すべきは、シーボルトの日記に千振が登場することである。文政九年（一八二六）に彼は江戸参府のため出島を発つが、梅の木村に立ち寄ったときのこと、「和中散《わちゅうさん》」という売薬をつくっている製薬所（大角家）で、俵《たわら》に入った千振と橙の乾かしたものを見出し、千振を舐《な》めてみてとっさにドイツのゲンチアナを口にしたという。

ゲンチアナはリンドウ科の多年草だ。以来、蘭方のゲンチアナと同じ苦味健胃剤として使われたと伝えられる。ちなみに和中散は『摂津名所図会《せっつめいしょずえ》』にも描かれるほど有名な伝承薬だ。三〇〇年も継承され、「定斎《じょさい》」のルーツという説が専《もっぱ》らである。

話はそれたが、秋の開花期に全草を取り、日干しにした生薬を「当薬《とうやく》」という。全体に苦味があり、その成分はスウェルチアマリン、スエロシド、ゲンチオピクロシドなどの配糖体。スウェルチアマリンは胆汁、膵液、唾液などの分泌を促進させる作用があるもの。竜胆の代用として『薬局方』に収載され、いまも苦味健胃剤として家庭薬に配合されている。

民間療法では胃腸の不具合に使われているようだ。千振一～二本を熱湯で振り出して飲むか、一日量一～二グラムを〇・三リットルの水で煎じて食後三回に分服すると、食欲不振などに効くと伝えている。

濃く煎じた汁は円形脱毛症に効くともいう。現に千振のアルコール抽出物は養毛剤として市販もされている。かつては千振の煎じ液で布を染めると、ノミやシラミの駆除にも役立ったとか。同じ理由で洗髪料にも使われた。そのほか結膜炎の洗浄液に利用したりして、千振の応用は広い。

苦い味に薬の原点が

竜胆も千振も苦いのが持ち味である。この節、抗生物質まで甘くしてしまう薬が多いだけに、その苦さを懐かしく思う人は少なくないだろう。わたしもその一人だ。のみやすい薬だけを歓迎する気にはなれない。それだけ安易に薬をのむ風潮があるからで、薬禍の広がりとも無縁ではないはずである。

川柳の本を眺めていたら、〈粉薬母も一緒に口を開け〉（めなみ）という句があった。こんな類笑ましいスキンシップが、最近の家庭には欠落していないだろうか。〈売薬をのむだけのんで医者へ行き〉（丘水）なんて狂気の沙汰だと思う。たまには目が覚めるほど苦い薬をのんでみることを提案したい。

茜《あかね》と玄草《げんのしょうこ》

秋の季語に「茜掘る」とある。草木の根が成熟してくる秋に山野の薬を求めて「薬掘る」ことの別称だ。〈同じ山を登り競ふか薬掘り〉（白雄）とあるように秋の行楽にもなっていたらしい。秋の根に対して春は「薬摘む」といい若芽や若葉が対象になる。そして薬掘る目的は茜、苦参《くらら》、千振《せんぶり》、桔梗《ききょう》などの根であった。

その時季になると、農家の軒下にはいろんな薬草が吊されたもの。最も多いのは「医者知らず」の別名もある玄草であろう。土用の丑《うし》の日に摘むのが慣例になっていて、茜を掘るころにはからからに乾燥している。これを刻んで煎じ薬にすると下痢の妙薬になるのだ。あまりに効果が顕著なので、試した人々は「現の証拠」と呼ぶようになったという。

寒湿風痺に効く茜草

茜といえば、見事な茜染めが思い浮かぶ。前もって灰汁で処理した布地を茜の根を煮た熱い煎液に漬ける。この作業を何回も繰り返しているうちに緋色《ひいろ》の布へと仕上がるのだ。色の具合は灰汁の濃度で加減する。薄ければ黄色に、濃いと赤みが深くなるという仕組みだ。茜の根にはアントラキノン系の色素プルプリンやアリザリンが含まれており、緋色の染色はこの発色を利用したもの。植物体の中ではグルコースと結合した配糖体として存在する。これらの物質はまた薬用にも注目され、漢方では古くから知られていた。

アカネは各地の山野に自生する蔓性の多年草でアカネ科。根は細くて黄赤色をしているが、乾燥すると暗紫色に変化する。茎は四角で逆棘があり、葉は四枚の輪生。長卵形で基部はハート形だ。秋に淡黄白色の小花を円錐形につけ、実は小さな球形。多肉で熟すると赤から黒くなる。漢名を「茜草《せんそう》」といい、東よりも西に多い草だからこの名があるという。

薬にするのは根と果実。根は地上部が枯れてから新芽が出るまでの間に掘り上げ、水洗いして日干しにする。これが生薬の「茜草根《せんそうこん》」だ。果実は黒く熟してから採取して天日で乾燥し、民間療法で月経不順などに煎じ液を用いる程度。やはり薬用の主体は根と考えてよい。

茜草根は『神農本草経』によると、「寒湿風痺、黄疸に効く」とあり、『本草綱目』では「経脈を通し、骨節風通を治し、血を活かす」と述べている。また『名医別録』には「精気を益し身を軽くする。吐血に茜草根二銭（約七グラム）を煎服して効あり」とあった。つまり漢方では通経、浄血、解熱、止血、強壮などに幅広く用いられたのであろう。

民間療法では腎臓病の浮腫に茜草根四グラムを水〇・五リットルで半量に煎じ、一日に三回分服するとか、月経不順に根三グラムを同じように煎じて飲む例が伝えられている。また濃い煎じ液でうがいをすると口内炎や扁桃炎に効くという。この液は鼻血が出たときも塗布するとよい。

また慢性気管支炎に新鮮な茜の根と蜜柑の皮を各三〇グラム混ぜ、〇・二リットルの水で半量に煎じたものを一日二回分服すると、症状を緩和できると伝える地方もあった。『中薬大辞典』には鎮咳・去痰作用も記してあるから、茜草根には未知の成分も秘められているのだろうか。

ところで、あれほどまでに見事な茜染めはすたれてしまった。紅花染めと同じ運命をたどっている。合成染料の原色志向に押されて、デリケートな色調を好む人は少なくなってきたのかもしれない。いかにも残念なことである。

〈茜掘り夕日の丘を帰りけり〉（紅葉）は、遠い国の光景だったのか。最近、趣味の集いなどで細々と草木染を楽しむ人もいると聞くが、そんな動きが各地に広がってくれることを祈りたい。

玄草は民間薬の代表

この茜とくらべたら、玄草は身近な薬草だ。その証しとして、これほど別名の多い植物は珍しい。医者いらず、医者泣かせ、覿面草《てきめんそう》、御輿草《みこしぐさ》など、ざっと数えてみても五指に余る。そして一般的な名はゲンノショウコだ。ずいぶん変わった名だが、下痢によく効いたので「現の証拠」が通り名になってしまったのである。

古里の雪国には、土用の丑《うし》の日に玄草を採ってきて軒下に吊しておく風習があった。町場に育った子どもたちもハイキングのような気分で玄草採りに出かけたものである。お腹を壊したときは玄草の陰干しにしたものを煎じて飲ませられたり、汗疹《あせも》になると風呂に入れたりして、よく利用していたもの。十薬と並んで最もポピュラーな薬草であった。

初めてこの薬草が文献に登場したのは、貝原益軒の『大和本草《やまとほんぞう》』である。それには「能く痢を治す。赤痢に最も可なり。煎液となし、或は細末して服す」とあった。「本草にはこの効能をのせず」とあるから、中国の医薬書に記載はなく、日本で薬効を発見した和方《わほう》の薬であろう。『本草綱目啓蒙』でも「根苗を末にして一味用いれば痢疾を療するに効あり」と記し、命名の由来も述べてあった。

ところで、ゲンノショウコはどこの野原や土手、山などにも野生するフウロソウ科の多年草である。夏から秋にかけて葉の腋から細長い花柄を出し、その先に梅の花に似た五弁花を開く。茎は地面に広がり、若葉には暗紅色の斑点があるのが特徴。花は一・五センチほどで淡紅色を帯びる白色が多い。西日本には紅紫色が目立ち、静岡県あたりが境界のようだ。

薬にするのは花期の地上部。そのころが最も生育が盛んで収量が多く、成分も充実している。地上部を刈り取ったら水洗いをして日干しにしたものが生薬の「玄草《げんそう》」だ。

昔は陰干しにしたが、主成分のタンニンは天日でも変化しないので、雨に当てなければ日干しでもよい。五日ほど乾燥させたら粗く刻んで紙袋に入れ、湿気のないところに保存するとよいだろう。

玄草の葉には細胞をひきしめる作用があるタンニンを二〇％、茎にも三・八％ほど含んでいる。『日本薬局方』では花と果実の混合量を一〇％以下と定めており、葉が多いほどタンニンの含量も多い。ほかには末梢血管を強化するクェルセチン、血圧を下げるヒヨリン、それに解毒作用を持つコハク酸を含むこともわかった。

下痢止めには玄草一〇〜二〇グラムを一日量として〇・五リットルの水が半量になるまで煎じ、食後三回に分けて温服するとよい。腸内の潰瘍の予防や整腸には、玄草二〇グラムに同量の決明子《けつめいし》（エビスグサの種子）を加えて一日量とし、お茶代わりに飲む方法もある。

玄草を濃く煎じた液は扁桃炎などのうがい薬として役に立つし、冷やして湿布すると湿疹やかぶれなどにも効く。ぜひ試したいのは浴剤としての効果だ。玄草一〇〇グラムほどを布袋に詰め風呂に入れて入浴すると、湿疹やただれのある皮膚病をやわらげ、冷え症などにも効果がある。

老人が玄草を煎じてお茶代わりに飲んだり、外傷や湿疹の洗浄薬に用いたりするのは、タンニンの収斂防腐作用とプラス・アルファの効果を期待してのことであろう。このように広く応用される玄草は、やはり民間薬の代表だ。

手づくりの薬に光を

茜も玄草も民間療法で脚光を浴びた薬草である。民間薬として用途が広がるのは経験的にいろんな効用が伝えられ実証されてきたからで、いわば医療の原型ともいえるだろう。太古の人類が自らの体で試しながら薬となるものを発見し、その知恵を伝承してきたのが現在の医療である。

温故知新こそ、医療、とくに漢方の根幹であることを忘れてはならないと思う。そんな意味で『大和本草』を読み返してみると、改めて益軒の偉大さが痛感できる。益軒は決して民間療法を軽視しなかった。むしろ尊い臨床実験の結果と捉えていたとさえ察せられる。だから自著に広く民間療法を記録してくれたことに、わたしは心から感謝したい。

民間療法には庶民が体を張って模索した手づくりの薬がいっぱいある。それは新しい医学や薬学を学ぶ者にとっても刺激的な宝庫であるに違いない。願わくば科学の光を期待したいものである。

糸瓜《へちま》と胡桃《くるみ》

〈痰《たん》一升ヘチマの水も間に合ず〉（子規）――この句は彼の辞世句といわれる。短詩型文学のジャンルに新生面を拓いた子規は、結核で三六歳の生涯を閉じるまで痰切りや咳止めに糸瓜水を愛用していた。寝たきりで〝三尺の世界〟にしか事象を見ることができなかった彼は、どこか剽軽《ひょうきん》な糸瓜を庭先に見出していっそう惹《ひ》きつけられたのであろうか。

そしてわたしの親父は、軽い脳卒中に見舞われたあと、胡桃を二つ握って弄ぶように動かしていた。末梢神経のリハビリなのであろう。その胡桃が光沢を放つころにはだいぶ回復したのに、酒好きだったせいかアルコールと縁が切れぬまま、半年後に二次発作に襲われて他界している。その年、わたしは薬学に転ずることを決意した。今回は二人につながる材料を。

咳や痰に奏功の糸瓜

夏の日陰をつくる棚として庭先などに糸瓜を植えるのは風情《ふぜい》がある。〈涼しさを添えて糸瓜の棚の下〉（与史）なんて、やはり日本の夏を実感させる句。田舎へ行くとまだ〈へちま棚村は平和な駐在所〉（向山）という風景にも出会う。何となくユーモラスな糸瓜の姿が〈気忙しい日にも糸瓜はぶら下がり〉（瓶底）と、一服の清涼剤になるのである。

ヘチマはインドの原産でウリ科の一年生蔓草。江戸時代の中期に中国から渡来したらしい。夏に黄色い花を開き、秋を迎えるころ長い実をぶら下げる。果実は胡瓜《きゅうり》に似て深緑色の円柱形だ。長さは三〇センチから、ナガヘチマになると一メートルのものも。

『和漢三才図会』には「老瓜の皮を用いて浴室の垢《あか》みがきとなるのみ」とあり、あまり注目されなかった。古川柳にも〈跡を取る手代へちまな男なり〉と、無気力な婿《むこ》をたとえている。しかし若い果実は食べられるから、鹿児島あたりでは食用に栽培されるほどだ。

糸瓜が体熱を冷まし利尿の働きがあることは古くから知られていたし、食感も仲間の冬《とう》瓜《がん》に似ているらしい。さらに糸瓜の実には暑さで亢進した代謝機能を正常にする消暑の作用があり、細胞を活性化させるサポニンの存在や皮膚病に効くルシオサイドの成分なども検出されている。

糸瓜は「美人水」の原料としても重宝がられてきた。地上五〇センチぐらいのところで糸瓜の蔓を切り、一升瓶に差し込んでおく。液が貯まったら煮沸して濾過《ろか》し、グリセリンと局方アルコールを加えて混和すると出来上がり。古川柳に〈十五夜は女の顔をしこむ晩〉とあるように、中秋の名月を仰ぐあたりが糸瓜水のつくりごろだ。

何も混ぜない糸瓜水を少量口に含んでうがいをすると咳止めに効く。子規も咳や痰に糸瓜水が効くことを体験していたのであろう。〈をととひの糸瓜の水もとらざりき〉（子規）は絶筆三句の一つだが、彼は危篤《きとく》の床《とこ》でも糸瓜水をとれなかったと悔いている。

栽培地の人たちは糸瓜の葉を焙《ほう》じて「糸瓜茶」をつくり、お茶代わりに飲んでいた。常用すると肌艶のきれいな堅太りの美人になるということだが、保証の限りではない。ただその葉汁は切り傷、湿疹、痔などにも効くと伝えられている。

ロシオサイドなどの成分には抗炎作用もあるので、利用範囲は広がる可能性もあろう。あるいは未知の物質が秘められているのかもしれない。中国では糸瓜の実を煎じて催乳や利尿にも用いるという。

また成熟した果実は繊維が発達しているので水に浸して果肉と種子を除き、浴用の垢落としや靴の下敷きに加工される。工業用の濾過材としてもすぐれており、かつては世界中の重油の濾過装置に日本産の糸瓜が使われたとか。そして西日を遮ってくれる糸瓜棚は見るからに涼しく、日本の夏を彩る風物詩でもあった。

胡桃は美容と健康食

〈緑陰のひろがる端の青胡桃〉（欣一）という句があるように、胡桃もまた夏の樹形がよい。クルミ科に属する穀果類で落葉高木。ペルシャ地方が原産で紀元前から栽培されていたが、日本へは江戸時代に入ってようやく渡来したという。

甲信越から東北地方へかけて、河川に沿った山野に散在するのは野生のオニグルミが多い。いま食用に栽培されているのは、殻が軟らかく果肉の多いシナノグルミかテウチグルミだ。

胡桃の樹皮は灰褐色で深く縦に裂けているのが特徴。枝が太くて横に広がり若枝には軟毛が生えている。葉は羽状複葉の互生。五月ごろ若葉と共に花穂を伸ばす。

夏には青い実を房状に固まってつけるが、直径三センチほどの桃に似た実は肉質の硬い肉果皮に包まれている。〈胡桃かたくふたりの対話失いぬ〉（富子）というほど硬い。その中に仁《じん》と呼ぶ胚《はい》があり、食用にするのはこの部分だ。

北欧などでは万聖節になると、胡桃の実を暖炉の中に入れて恋占いをする風習がある。日ごろ思う人の名を唱え、胡桃のはぜ具合で相手の情熱を占うというもの。その晩を胡桃割りの夜と呼んでいる。

乾葡萄《ほしぶどう》と並んで料理やケーキづくりによく胡桃を利用するヨーロッパでは、胡桃を割るのに工夫した道具を使う。それはチャイコフスキー作曲のバレエ曲「くるみ割り人形」のメロディも生んだ民芸品である。

それはともかく、胡桃の強壮・強精作用は強い。多量の脂肪油を含んでおり、その主成分はリノール酸グリセリドだ。ほかにもタンパク質、ビタミンEなどの含量が多い。

中国では胡桃を「貴族の美容と健康食」といい、老化防止のために食べたという。またイギリスでは「胡桃を食べると頭がよくなる」とも伝えられている。動脈硬化を予防したり改善したりする健脳食というわけであろう。

『開宝本草《かいほうほんぞう》』にも胡桃は「元気をつけ肌を潤し、黒髪を保つ」とあった。民間療法の応用も広い。就寝前に胡桃を三〜四個食べると頻尿《ひんにょう》が自然に治るとか、胡桃を熱燗《あつかん》で飲むと夜間にトイレに起きなくても済むなど、老人には耳寄りな話がある。試す価値はあるだろう。

胡桃の実をつぶして蜂蜜で練ったものを小さじ一杯なめると、痰を切って咳を止める効果もある。肥満や糖尿病の人は空腹時に二〜三個食べるとよいともいう。だがこの説はちょっと怪しい。なにせ胡桃の実一個で三五キロカロリーもあるのだから、逆効果になるかも。

それに胡桃を食べるときは、面倒でも食べるたびに殻を割るようにしたい。脂質が多いので酸化しやすいからだ。新鮮な胡桃の味はまた格別である。季節を活かす胡桃和《くるみあ》えなどは、日本ならではの味であろう。

〈新胡桃手にして母の味を恋ふ〉（典子）という句もある。胡桃を使った料理は懐かしいお袋の味でもあるのだ。改めてスポットを当てたい食材である。

暗示的な二つの植物

夏の西日を遮ってくれる糸瓜のような蔓性植物はありがたい。〈糸瓜棚もるる日かげを暑くとも云わずもの書く日ごろとなりぬ〉（幾忠）と詠まれたように、机に向かって孤独な作業を続ける物書きには、ひとしお気に入られるに違いない。

子規が糸瓜をいとおしんだのも、あながち咳や痰の効用ばかりではなかったのだろう。エアコンがなかったころには、自然の演出で寒暖をコントロールする生活の知恵があった。

そして、人間の脳漿《のうしょう》のような殻《から》の胡桃をみると、わたしは頑固で酒好きだった親父を思い出す。〈切り返す言葉くるみを手に鳴らす〉（渉）という句があるが、この句には胸が痛くなる思いがする。

親父には意気がって反抗ばかりしていた。そんなわたしがいま、倅《せがれ》たちから頑固だといわれている。世渡りが下手で酒好きなわたしは、親父と同じように生きているような気がしてならない。

十月

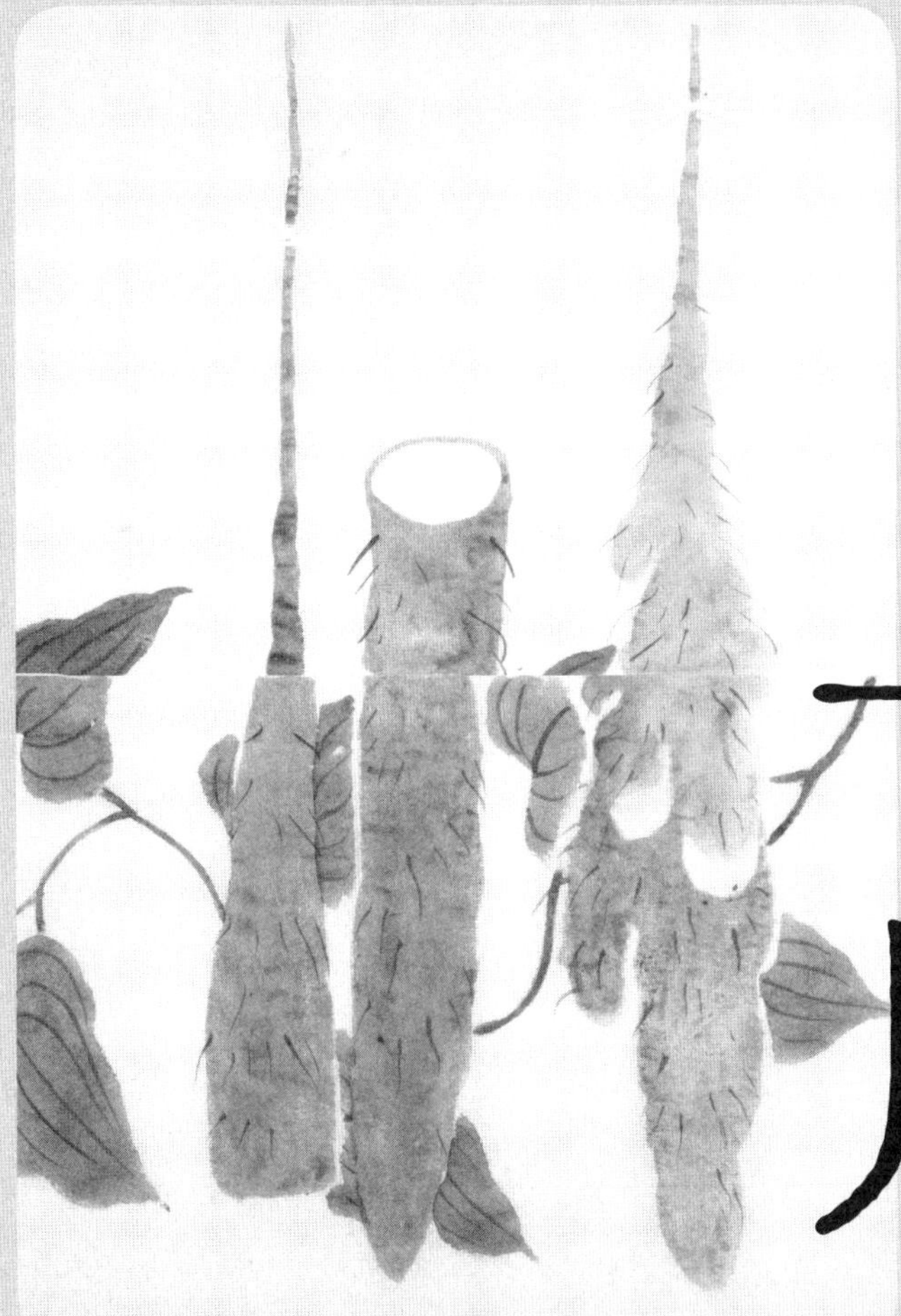

ヤマノイモ（自然薯）

ようやく秋らしい好天に恵まれる。天高く人も肥える実りの季節だ。自然の恵みがどっと出回る。薬草では根や実の採取時。薬用酒の材料もたくさん実って、選ぶのに目移りするほどだ。

錦繍《きんしゅう》の野山を歩けばストレス発散の特効薬になるだろう。晴れた日には夜具の日光浴もお忘れなく。夏に繁殖したダニの死骸などがハウスダストとなって喘息の発作を誘発したりするから。

茸《きのこ》と葛《くず》

〈脇役を茄子がつとめるきのこ汁〉（陽一郎）という。秋なすびでさえ主役の座を譲ってしまうほど、茸の人気は高いのである。茸は日本のどこにでも自生しており、種類も多い。だから秋の野山に行楽といえば茸狩りが相場といえるだろう。茸には薬用としての期待も高まっている。

そして葛。葛湯だの葛餅だのと聞けば懐かしく思い起こす人も多いはず。あのころの親は、風邪を引いても腹をこわしても、葛粉を溶いて砂糖を加え、お湯を注いで飲ませてくれた。〈葛湯たくこつを教えて母の風邪〉（満江）とあるように、すぐ強い薬を与えるような無茶はしなかったのである。

松茸《まつたけ》なくとも茸あり

春の味が筍《たけのこ》なら秋は茸であろう。あえて松茸とはいうまい。「匂い松茸、味しめじ」ともいって、何も松茸に拘《こだわ》ることはないのである。〈塗盆に千本しめじにぎはしや〉（的浦）なんて、庶民ならではの感動であろう。〈茸山を背に酒ほしき夕べ来ぬ〉（桂郎）の心境は、わたしも共鳴する。

ところでキノコは、葉緑素を含まぬ菌類だ。形や色も多様なら有毒茸も少なくはない。英語では食用茸をマッシュルーム、有毒茸をトードストゥールと呼んで区別している。

一般に毒茸の見分け方は、悪臭があって色調の毒々しいもの、殻が縦に裂けず柄の下にツバのあるもの、乳汁を含み苦味や辛味を持つもの——といわれるが、科学的な鑑別法はまだ確立していない。

茸に特有の香気があるのは高級アルコールを含んでいるからだ。そのせいで茸は葉菜や根菜類と違った風味を持つ。カロリーは少なく消化もよくないが、紫外線によってビタミンDに変わるエルゴステリンを大量に含んでいる。オキシダーゼやジアスターゼなどの酵素もあり、栄養価は高い。乾燥させれば便利な保存食にもなる。

とくに庶民的なのはシイタケであろう。本来の椎茸《しいたけ》は山林の椎《しい》、楢《なら》、椚《くぬぎ》など広葉樹の朽ち木の幹に群生するマツタケ科の茸だ。いま市場に出ている大半は人工的に栽培したもの。純粋に培養した菌糸原木に接種して、四季を問わず収穫できるようになった。だから旬というのもおかしいが、以前は原木に付着したままで乾燥した椎茸を木干しといって珍重したという。

椎茸は栄養に富む茸だ。ビタミンB群、C、アラニン、ロイシン、各種のミネラルなどを含んでいる。レンチナンという茸特有の成分もあり、これには抗ガン作用もあると注目されてきた。

さらに椎茸には、コレステロールの沈着を防ぐフィトステリンが含まれており、血圧を下げるエリタデニンも検出されている。それに低カロリー食品だから、成人病を予防する食材としてはまことに具合がいい。

ただ気になるのは最近の市販品のことである。天日ではなく電気乾燥がほとんどだから、ビタミンDの含有量などは低い。Dの母体であるエルゴステリンは日光乾燥することによって効力を発揮し、同時にグアニル酸という香りの成分も増えて食用としての価値も高まる。生より干し椎茸が多用されるのはそのせいで、調理する前に天日に干せば、より味がよくなり栄養も豊かになるわけだ。

寝つきが悪いとき、わたしは熱燗に軽く焙った椎茸を浮かべて飲む。これはかなり効く。酒を飲めない人は干し椎茸を刻んで熱湯を注ぎ、お茶代わりに飲むとよい。椎茸は風邪にも効くといわれてきた。椎茸に氷砂糖を加えて煎じたものを飲むと、熱が下がって咳も軽くなる。椎茸と干し柿を細かく刻んだスープを飲んでも風邪に効く。

最近の話題はサルノコシカケに類するカワラタケだろう。その多糖類に抗腫瘍の作用があるといわれ、制ガン剤への応用が進んでいる。アガリクスという茸も注目されてきた。健康雑誌などでは万能薬のように扱っているが、臨床的な裏付けは今後の課題であろう。

葛根湯《かっこんとう》に不可欠の葛

次は葛。万葉の昔から葛は「秋の七草」の一つとして親しまれてきた。秋の野に咲き出る花は赤紫色で、夏にみる藤の花に似ているが、あれほど豊かではない。この花には何となく寂しさが漂う。

葛は全体が蔓性の植物で荒々しい感じがあるだけに、花も葉に隠れてしまい控えめに映るのかもしれない。葉は大きく表が濃緑色で裏が白。この葉が秋風に裏返るさまが趣き深いので「うらみ葛の葉」といっている。

クズはマメ科の多年草だ。温帯地方に広く分布しており、幾重にも枝分かれしながら一〇メートルにも達する。根は太く長い。晩秋には直径が一〇センチ以上に膨らみ、長さが一・五メートルにも育つ。

根を掘り採るのは冬がよい。最もデンプンが豊かで薬効もまさるからだ。肥大した根の

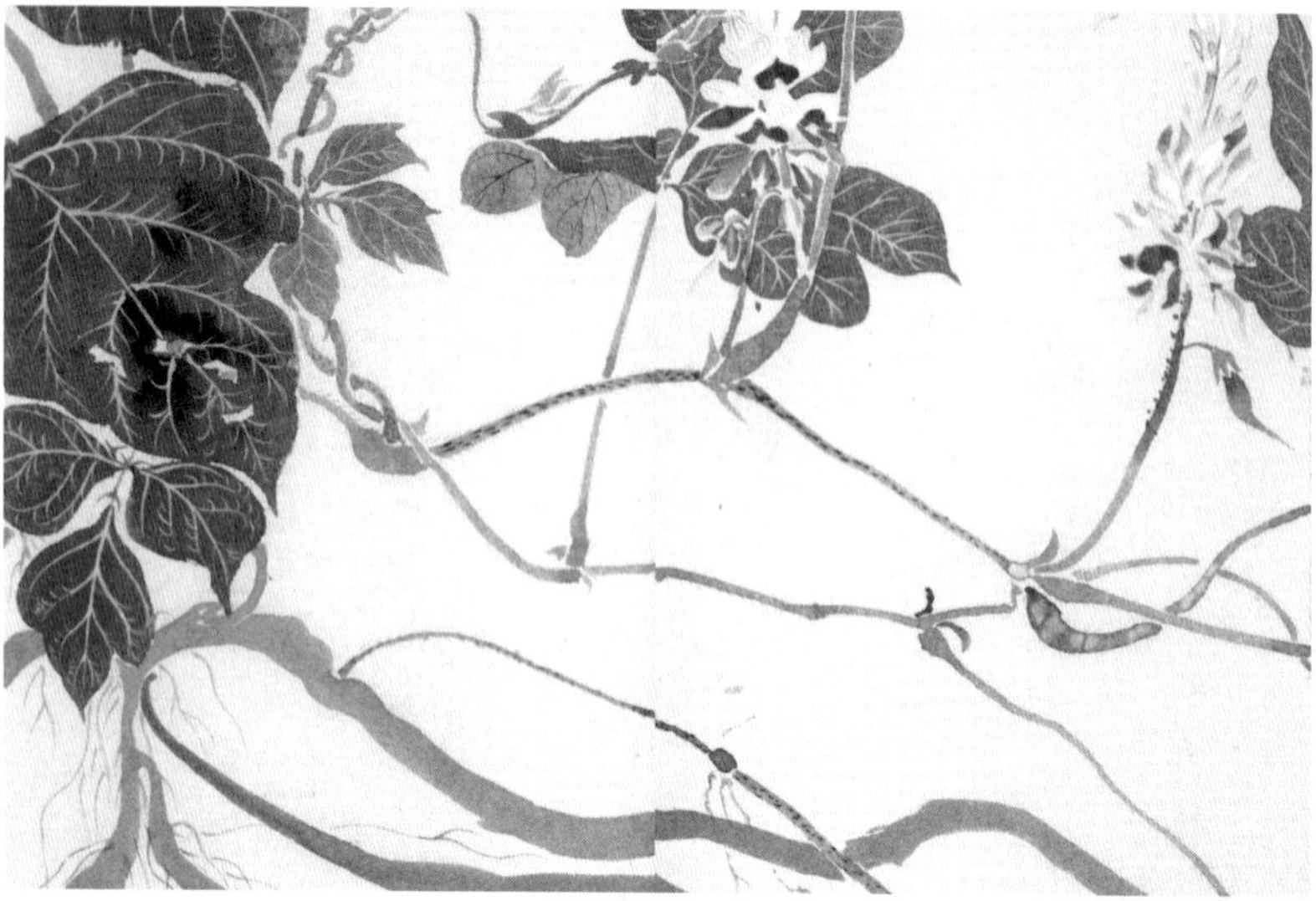

葛

コルク皮を剥いで五ミリ平方ぐらいに細かく刻み、日干しにした生薬が「葛根《かっこん》」である。

葛根の成分は良質なデンプンのほかフラボノイドが確認されているが、詳しくは精査されていない。しかしイソフラボン体に軽い鎮痙、発汗、解熱の作用があるといわれる。

風邪薬として有名な葛根湯は、葛のデンプンを主剤として麻黄《まおう》、桂皮《けいひ》、芍薬《しゃくやく》、大棗《たいそう》、甘草《かんぞう》、生姜《しょうきょう》の七味を配合したもの。風邪だけでなく扁桃炎、鼻炎、五十肩、頭痛、肩凝りなどにも用いるが、体力のない人や心臓病を患っている人には合わない。

葛根湯の効用として『神農本草経』には、「渇を消し熱をとり、嘔吐や諸痺を治す」と出ており、また『名医別録』にも「傷寒、中風頭痛を療じ」と書かれている。桂皮加葛根湯《けいひかかっこんとう》、葛根黄連黄芩湯《かっこんおうれんおうごんとう》、升麻葛根湯《しょうまかっこんとう》、参蘇飲《じんそいん》など、漢方の風邪薬や解熱鎮痛消炎剤には葛根を配合したものが目立つ。

葛は野趣に富んだ食材でもある。葛飴だの葛餅だのと、思い出してみると葛を使った食べ物はたくさんあった。〈葛餅や老いたる母の機嫌よく〉（余子）は葛餅。葛粉を練ったものに蜜と黄粉をまぶして食べる。亀戸天神と川崎大師の門前はいまもこれで賑わう。〈ぶるぶると葛饅頭《まんじゅう》や銀の盆〉（草之）は葛饅頭。葛粉と寒天で皮をつくり、中に餡《あん》を入れて蒸した夏の代表的な菓子であろう。桜の葉に包んだ葛桜という饅頭もある。

いろんな葛の民間療法も伝えられた。興味深いのは葛の花を陰干しにしたものを酒に入れて飲むと悪酔いしないとか、葛の葉を生のまま揉んで刺し傷などの怪我に用いると止血剤になるなど。〈葛の花きれいに咲いて無人駅〉（秀子）のような過疎地では、こんな知恵が生きているのだろう。

だが、庶民の生活と関わりの深かった葛湯も葛餅も、葛粉が入手しにくくなって代用品になりがちだとか。錠剤を製造するのに昔は増量剤として葛のデンプンが使われたが、いまは専ら単価の安い芋デンプンなどに代わってしまった。〈水茎の岡の葛葉を吹きかへし面知る児らが見える頃かも〉とうたう万葉集の風景は、もう蘇らないのだろうか。

茸飯と葛湯は親の味

〈笑い茸《だけ》食わせてみたい仏頂面《ぶっちょうづら》〉（寿美子）は川柳。そして〈貧乏に馴れてぬくもる葛湯かな〉（徂春）は俳句。茸も葛もまさしく庶民の体臭がする植物だ。ワライダケは毒茸だからうっかり実験はできないが、仏頂面の関白亭主はめっきり少なくなったことを思い起こさせる。へつらいをやさしさと混同するような男だけが目立つのは、いつごろからの現象だろう。〈葛湯吹きて曇るは眼鏡のみならず〉（千寿）という俳句もある。

思うに茸も葛も「食は薬なり」のサンプルみたいなものではないか。低カロリーのダイエット食でもある。とくに茸の料理は多彩だ。すまし汁、味噌汁、野菜との旨煮、おろし和えなど、いまどき〈手で割いて焼けと松茸盛られたる〉（和生）という豪勢さはなくなったが、〈きのふより母の座があり茸飯〉（登四郎）や〈在りし日の父の小膝や茸飯〉（友二）などの句に、しみじみとした庶民の味が漂う。茸飯に葛湯――それは昭和までの親の味でもあった。

山芋《やまのいも》と納豆《なっとう》

新米が出回るのにちなんで、その味を引き立ててくれるものにスポットを当てることにしよう。あくまで庶民的な感覚を大事にすると対象は絞られてくる。この時季、わたしが選ぶなら山芋と納豆だ。いずれも素朴。それでいて栄養効果は抜群だし、飽きさせない旨さも備えている。

女性にたとえるなら、垢抜けはしていないが一皮むけば才色兼備の素質に恵まれ、医師も脱帽する看護師みたいなもの。厚化粧が跳梁するいまどき、むしろ貴重な存在だと思う。

自然薯《じねんじょ》とも呼ぶ山芋

誓子の句に〈とろろ汁吾に齢の高さなし〉というのがある。わたしの親父もとろろが大好きだった。秋も深まるにつれて朝飯は無論のこと、晩酌にも山かけの小鉢ならぬ大鉢がついていたもの。

その食卓を前にして、舌鼓を打っていた親父の姿が浮かんでくる。とろろとは、新鮮な山芋を擂りおろして刻み海苔と鰹節をまぶしただけの食べ物だが、やはり秋の味覚として忘れがたい。

山芋と書いてヤマノイモと呼ぶのが正式名である。日本特産の山野に自生する多年生蔓草だ。茎は長く伸びて分岐し、樹木などに絡まっている。葉は対生で長柄、長卵形で先端が鋭く尖っており滑沢だ。

夏に穂状の白い小花をつける。根は円柱状に太くて長く、成長したものは一メートルにも育つ。多肉質なのに白くて柔らか。秋の終わりから初冬にかけて根を掘り上げ、擂りおろして食卓に供する。

長芋と間違われやすいが、それは中国が原産であり畑で栽培されるもの。山芋と同じように肉質の根を食用にする。しかし長芋と区別するため山芋を自然生と呼び、また里芋に対しては自然薯という。いずれもジネンジョと発音する。山に生えているから「山芋」であり、そのまま呼び名になったのだろう。

生薬の「山薬《さんやく》」は山芋や長芋からつくる。葉が落ちた晩秋に根を掘り採り、外皮を除き、適当な長さに切って日干しにしたのが山薬だ。山薬は円柱形だが整った形ではない。

市販品は長さが一〇センチ、太さが四センチぐらいの切片が多い。山薬にはデンプン、粘液質のムチン、ジアスターゼ、コリン、アルギニン、アミノ酸、サポニンなどが含まれている。

山薬は『神農本草経』の上品《じょうぼん》に収められており、古くから滋養強壮に重んじられてきた。漢方では腸炎、夜尿症、盗汗《とうかん》（寝汗）に用い、参苓白朮散《じんれいびゃくじゅつさん》、啓脾湯《けいひとう》、八味丸《はちみがん》などの処方に配合される。

民間薬としての山芋は夜尿症や盗汗に用いられ、痰の絡みを切るのにも利用されてきた。摺りおろして凍傷や火傷に塗ることも知られている。山芋の肉芽であるムカゴも自然の栄養食だ。蕪村の句に〈うれしさの箕《みの》にあまりたるむかごかな〉とあるが、彼はムカゴ飯が大好物であったとか。

江戸川柳には〈山の芋うなぎに化ける法事をし〉とあり、『今昔物語集』や『古今著聞集』にはこの句に似た話が出ている。通夜から生寿司が出る現代では、この句を解釈できる人は少なくなったかも。

山芋を掘るには、秋にいち早く紅葉するのを目印に捜し当てるのがコツと聞いた。〈藪がしら自然薯の蔓たぐりそむ〉（茅舎）という句は、山芋掘りの情景であろう。

掘り立てを持ち帰ったら熱燗で一杯。もちろん肴は山かけの大鉢である。味は淡白でタンパク質やビタミンCも豊富。共に舌鼓を打つ人がいれば味はもっと冴えるに違いない。秋の夜にふさわしく、スタミナのつく肴でもあるのだ。

子規も待った納豆屋

温かい新米に葱《ねぎ》と芥子《からし》の利いた納豆を載せて食べると、噛むほどに乙な味がする。雪国で育ったわたしは、よく納豆汁も食べさせられた。〈山寺に柚雇ふ日や納豆汁〉（癖三酔）とあるように、体の温まる納豆汁は冬の汁料理として喜ばれる。

大根、里芋、牛蒡《ごぼう》などの野菜と豆腐や蒟蒻《こんにゃく》をいっしょに煮る豆腐汁は、何日食べても飽きない。豚肉をたっぷり入れたけんちん汁と同じように、体を温めるために工夫された雪国の代表的な味噌汁である。

『江戸自慢』の記述によれば、鳥の啼かない日はあっても納豆売りの来ない日はない、という。寛政のころまでは冬至《とうじ》から納豆を売り始めたそうで、冬場だけの食べ物だったようだ。それが文政に入ると、土用明けから早朝の納豆売りが江戸名物になる。当時の納豆は、すりつぶしたものを三角に切り、刻み葱と薬味を添えて一人前が八文だったとか。

思うに納豆は、即席食品のはしりみたいなものであろう。粒納豆になったのは天保のころであった。納豆には二種類ある。蒸した大豆を藁《わら》つとに包み、納豆菌で発酵させたのが糸引き納豆といわれるもの。これが普通に食べる納豆だ。もう一つは菌を植えつけた大豆を塩水に漬けて発酵させたあとに乾燥させる塩辛納豆である。別名を大徳寺納豆とも呼び、こちらの方が歴史は古い。

塩辛納豆は中国から伝えられたもので、昔はお寺でつくっていた。僧侶は戒律で動物性タンパク質を摂ることを禁じられていたから、タンパクの豊富な大豆をおいしく食べるために考案した所産であろう。だから寺納豆とも呼ばれる。『和漢三才図会』にこの製法が出ているが、いまも浜松方面ではこの納豆が市販されているとか。女房の里なので、粘りが苦手な彼女もこの納豆なら食べられた。

古川柳に〈年玉を寺は夏からこねまわし〉とあったが、この年玉とは寺納豆のこと。坊さんが檀家に配るために夏から原料を仕込んでいたのだ。だがこの納豆、見た目が山羊の糞とそっくり。女房には悪いが、わたしには塩辛いだけの印象しかない。

やはり納豆は糸を引くやつに限るようだ。豆粒の表面が灰白色の厚い菌膜で覆われ、箸《はし》でかき混ぜると強い糸を引いて特有の芳香を持つのがよい品。糸が切れやすく粘性がなくては〈納豆の糸でからんだ夫婦箸〉（喜行）という味は出ない。

近年は納豆の血液サラサラ効果も宣伝されているが、効果は江戸のころから知られていた。『本朝食鑑』には「腹中を整えて食を進め毒を解す」とある。旧日本海軍ではチフスや赤痢の治療目的に、納豆菌を研究していたこともあるという。

最近の報告によると、納豆の成分には血栓を溶かす働きのあるナットウキナーゼ、抗菌作用のあるジピコリン酸、カルシウムとタンパク質を繋いで骨を強くするビタミンK2などを含むことが明らかになった。

大豆タンパクの加工品だけあって、頼もしい健康食品なのである。ただし抗凝固剤のワーファリンという薬を服用している人は、K2の作用で薬効を弱めるから納豆を食べてはいけないこともお忘れなく。

納豆は手軽さがいい。〈納豆を溶いてひとりの昼小雪〉（蝶子）とあるように、一人暮らしにも重宝な食品だ。子規の句に〈豆腐屋の来ぬ日はあれど納豆売り〉とあるが、病床の子規もその売り声を心待ちにしていたのではないか。

囲炉裏端《いろりばた》の似合う味

山芋と納豆といえば、囲炉裏端が似合う。わたしの生まれは商家であったから、囲炉裏がなくて一畳ほどもある長火鉢だった。その横座に親父がでんと構えて徳利を傾けながら、山かけや納豆汁を食べているときの満足そうな姿が、いまに蘇ってくる。

中学に入るのを待っていたかのように晩酌の相手をさせられた。そのときも親父と競うようにして納豆汁の丼を抱えたもの。凍てつく夜もぽかぽかと体の芯から温まった。飲みっぷりが親父似だと苦笑していたお袋。二人ともこの世にはいない。

雪道を駆けて農家の友だちを訪ね、囲炉裏を囲んでご馳走になった納豆汁の味はまた格別だった。〈わらで焚く囲炉裏でうまい納豆汁〉（北人）そのままの味が忘れられない。

柿《かき》と林檎《りんご》

秋は収穫の季節だ。たわわに実った天地の恵みが、どっさりと食卓を賑わしてくれる。旬のものには栄養があり、旨いものが多いという。太陽と大地の精気をたっぷりと蓄えたからこそ、そんな価値が生まれるのではないか。創造主への感謝と共に、このすばらしい地球を破壊しない誓いを新たにしたいものである。

今回はちょっと目先を変えて果物を採り上げてみたい。旬の果物といえば柿と林檎。昔から「柿が赤くなると医者の顔が青くなる」といわれてきた。ヨーロッパでも柿が林檎に代わるだけで同じ譬《たと》えがある。それだけ柿も林檎も栄養が豊かな証拠であろう。

渋柿にも多くの効用

秋の深まりにつれて、柿の葉も散り急ぐ。梢には赤い実だけが取り残され、地面は彩りも鮮やかな柿紅葉《もみじ》の絨毯《じゅうたん》。その構図がひときわ田園の叙情をそそるのだ。〈柿紅葉地に敷き天に柿赤し〉（たかし）の句は、日本の秋を実感させる光景である。雪国には渋柿しかなかったので、落ち葉の美しさが忘れられないのかもしれない。

カキはカキノキ科の落葉高木。中国が原産地だが、それを果樹として改良したのは日本だといわれる。若い枝には細毛が密生しており、古い樹皮は灰褐色。葉は新しい枝に互生し、短い柄があって楕円形だ。六月ごろ葉のわきに黄緑色の花を開く。秋になると果実が熟して黄赤色となり、甘くなる。熟しても渋が抜けないのは渋柿だ。

甘柿は秋の代表的な果物として親しまれている。だが渋柿は手を加えないと食べられない。生家の庭に太い柿の木があった。〈柿の木の記憶は父の肩車〉（瑠璃）とあるように、赤みを帯びたころ、初もぎした柿を仏壇に供えたことを思い出す。渋柿はヘタに焼酎をつけて茶箱に密封し熟成するのを待つ。あるいは皮を剥いて干し柿にする。

柿は薬にもなった。果肉を食べたあと除いたヘタを集めて天日に干したものを「柿蔕《してい》」という。これはしゃっくりを止める妙薬である。三個のヘタを〇・一五リットルぐらいの水で煎じて飲むと、不思議にしゃっくりが止まる。ヘタの中に含まれているウルソール酸などが横隔膜の痙攣を鎮めてくれるのであろう。わたしも試してみて確かに効いた。

漢方にも柿蔕湯《していとう》という処方があり実用化されている。柿蔕五グラム、丁字《ちょうじ》一・五グラム、乾姜《かんきょう》四グラムを〇・三リットルの水で半量になるまで煎じ、滓《かす》を除いて食間に飲むのもよい。または柿蔕二〇グラムに甘草五グラムを加え〇・五リットルの水で半量に煎じる方法もある。

渋にも薬効があった。渋柿を未熟なうちに採取し、ヘタを除いて擂り鉢ですりつぶす。それに水を加え三〜四日経ったら布で搾って汁をとる。その汁を瓶に入れて半年から一年も冷暗所に置いておく。すると褐色で渋みと臭気が出てくる。これが「柿渋《かきしぶ》」と呼ばれるもので多量のタンニンを含み、ビタミンPと似た化学構造式の物質であることがわかった。

つまり血管の透過性を高め高血圧症に有効というわけである。民間療法では柿渋の盃一杯分に明礬《みょうばん》三グラムを加えてかき混ぜ、脱脂綿に含ませて痔疾につけるともいう。凍傷にかかった手足には柿渋を水で三倍に薄めて塗ったり、湿疹にはその液で冷湿布することも伝えられている。切り傷にも止血のために柿渋を使う。

柿の栄養も見逃せない。柿の若葉には蜜柑の二〇倍もビタミンCがあり、ルチン、ケルセチン、タンニンなども含まれているので降圧、利尿、止血の効果がある。高血圧の人は柿葉茶を常用するとよいと昔からいわれてきた。若葉を採って蒸し揉んでから乾燥させるだけで緑茶をつくるのと同じ要領。これを緑茶に半分混ぜて飲むのである。

さらに柿の実もビタミンの宝庫といわれ、Cは蜜柑の二倍、ミネラル分や糖類も多い。唾液の分泌を盛んにし痰を切ったり咳を和らげる効果もある。酒を飲む前に柿を一つ食べると悪酔いしないし、二日酔いにも効く。また干し柿の表面についている白い粉はマンニットという成分で漢方では「柿霜《しそう》」と呼び、口内炎や喉の荒れに用いてきた。民間療法は数え切れないほど広い。

薬効を裏づけた林檎

去音の句に〈美しき頬に食ひつく林檎かな〉とある。確かにこの果物は、幼女の頬っぺたのように愛らしい。敗戦直後の廃墟に佇む人たちを慰めてくれたのも「りんごの唄」だった。津軽ほどではないが、わたしの故郷にも林檎畑があり、シーズンになると親戚が送ってくれる。いまは品種改良が進んだが、子どものころの林檎はかなり酸っぱかった。

林檎は有史以前から栽培されていたらしい。エデンの園でアダムとイブが禁断の林檎を食べた伝説はよく知られているが、ヨーロッパの神話では永遠の若さを保つ黄金の林檎なども登場して奪い合いとなるので、不和の果実とみられていた。『千夜一夜物語』には万病を治す林檎も描かれているし、貞節を裏切った人が林檎を持つと色が褪せる占いもある。

日本や中国には桃の民話は多いが、ヨーロッパでは専ら林檎だ。ウィリアム・テルが自分の息子の頭に載せた林檎を射る物語に類似の伝説などは、ずいぶん流布しているし、ニュートンの引力の法則に登場するのも林檎だ。生食だけでなく、ジャムやジュースに加工したり、シードルやアップルビネガーへと応用は広がる。

リンゴはバラ科の落葉高木。春に白い花を開き、品種によっては夏から晩秋に実が熟する。日本へは文久年間に中国種が渡来したと伝えられるが、当時の林檎は形が小さく味も酸味ばかり強くて旨くはなかったという。本格的に栽培されるようになったのは明治に入ってから。酸味を抑えて甘味のある品種に人気があり、国光、ふじ、陸奥、スターキング、ゴールデンデリシャスなどが有名銘柄だ。

林檎の主成分は糖質で全体の約一〇％を占める。その大半が果糖とブドウ糖で、酸味はリンゴ酸とクエン酸が中心。果物にしてはビタミン類が少ない。その代わりカリウムが一〇〇グラム中一一〇ミリグラムと多いのが特徴だろう。果皮には植物繊維のペクチンをたくさん含んでいるから、よく洗って丸かじりするのが合理的な食べ方といえる。

子どものころ下痢をして寝ていると、皮ごと摺りおろした林檎を食べさせられた記憶はないだろうか。ペクチンが腸内の乳酸菌などを増やして悪い菌を抑える働きがあるから、これは体験的に伝承されてきた知恵であろう。林檎は消化吸収も速いので胃腸が弱っているときに便利。

またペクチンにはコレステロール値を下げる作用があり、体内に入ると水分を吸収して排便を促す。さらにカリウムの多い林檎は不要なナトリウムを排泄する作用があるので、血圧の上昇を抑制してくれる。便秘や高血圧の人にはとても都合のいい果物といえるわけだ。

それから、利尿剤をのんでいる人には林檎を食べるよう勧めよう。尿中にカリウムが排泄されて不足しがちになるからで、それを補うのに林檎がいい。疲労回復には林檎酢がある。林檎酢と蜂蜜を各二匙ずつコップ一杯の水に溶いて朝晩飲むのは昔から知られた健康法だ。足を捻挫《ねんざ》したり皮膚の炎症には林檎酢の湿布も効く。

生活の洋風化につれてアップルパイやらマーマレードなども普及している。果実酒の原料としても林檎は葡萄に次いで需要があり、林檎酒を蒸留したカルヴァドスなどは、なかなかの味だ。家庭でも林檎一キロに氷砂糖二〇〇グラムを加え一・八リットルの焼酎に漬けておけば、おいしい果実酒を楽しむことができる。

身近な果物に感謝を

柿も林檎も、日本人にはきわめて身近な果物だ。安く入手できて庶民的な果物でもある。それだけに、せめて秋ぐらいは食卓に旬の果物が欲しいと思う。柿のシーズンが去ると蜜柑が出回り、林檎と並んで炬燵の季節を迎える。四季の移ろいにつれて日本にはたくさんの果物があり、特有の風味と思い出を提供してくれるのだ。

〈渋柿の滅法生りし愚さよ〉（たかし）という句がある。子ども心にも腹立たしく思った渋柿ではあるが、あの木に登って柿落ち葉を見下ろしたときの感動は忘れられない。そして林檎を丸かじりしたころの古里が、まだわたしの脳裏に蘇ってくる。〈林檎噛む歯に青春をかがやかす〉（麦南）と、精気あふれたあのころに思いを馳せると、若返った気分になるのだ。

葡萄《ぶどう》と通草《あけび》

秋風を感ずるころになると、葡萄棚の房がたわわに垂れ下がり、日に日に色づいてくる。〈黒きまで紫深き葡萄かな〉（子規）は巨峰であろうか。甘くて酸味もある葡萄は世界で最も生産額の多い果樹であり、秋の味覚の代表だ。そしてわたしが何よりも評価したいのは、太古から薬用としても珍重された葡萄酒である。

同じころ山道を歩いていると、木の枝からぶら下がってくる通草に出会う。わたしが子どもの時分には、〈母追うて走る子供の手に通草〉（鶏二）という風景は珍しくなかった。通草を見るとわたしは晩酌のときの親父を思い出す。通草の油炒めや胡麻和え《ごまあえ》を旨そうに食べていた親父。そしてこの植物は貴重な薬材でもあったのだ。

葡萄酒は滋養強壮剤

若いころのわたしは、ワインを味わおうにもマナーがうるさいので敬遠しがちだったと思う。気軽に味わえるようになったのはポリフェノールがどうのと話題になり、ワインブームがやってきたのに触発されてからである。その微妙な風味がわかるにつれて、すっかり魅せられてしまった。ついでにジャパニーズ・ワインとも呼ばれる吟醸酒にまで熱中している。

それはともかく、ブドウは蔓性の低木で古くから栽培されていた。紀元前三〇〇〇年前後のエジプトのピラミッドの中にも、葡萄酒の記録があるという。日本の葡萄栽培はずっと新しく、八〇〇年ほど前に甲府の雨宮某が中国から渡来した葡萄の実生から生じた挿し木で繁殖させ、栽培したのが最初とか。これが甲州種だ。

その後、明治の初めに各国からいろんな品種を導入したが、気候が不適で技術が幼稚なのか、ほとんど失敗したらしい。夏の生育時に降雨が多い日本の気候にも適応したのはアメリカ種で、それから栽培が本格化した。いまはヨーロッパ種も栽培し、葡萄酒の製造も可能になっている。

葡萄はすでに『神農本草経』にも滋養強壮剤として収載されていた。薬になるのは食用と同じ果実で、酒石酸、転化糖、蔗糖、ブドウ糖、果糖、イノシット、ロイシン、レシチン、クェルセチン、タンニンなどが含まれている。この栄養豊富な果実を発酵させたのが葡萄酒だ。英語でワイン、フランス語でヴァンという。

近東で葡萄の栽培が起こるとたちまちヨーロッパに広まり、フランスのボルドー地方をはじめドイツ、イタリア、スペインなどに葡萄酒の銘醸地が生まれた。大別して赤ワインと白ワインに分けられる。赤酒は赤黒い果実を丸ごと原料にするが、白酒に赤葡萄の果皮を混ぜて発酵してもよい。白酒は白い果実を使う。これも果皮を除いて果汁だけを無発酵させると出来上がる。

赤ワインは果皮のタンニンを含み、白ワインにくらべて重厚。葡萄の品種や収穫の年の天候が品質に大きく影響し、豊年の年につくったものが良品とされる。この年号入りのワインは〝飲む香水〟といわれるほどだ。

日本のワインは甘味の多い模造品が主流だったが、本場物が出回るにつれて品質も格段にレベルアップしたと聞く。〈甕《かめ》たのし葡萄の美酒が湧き澄める〉（久女）はワインづくりの感興である。

とくに近年は赤ワインの人気が高い。赤ワインの渋みは抗酸化作用があって抗ガン効果のあるカテキンが貯蔵中に重合して醸し出されたもの。さらに善玉のＨＤＬコレステロールを増やしてくれるポリフェノールが、白ワインの一〇倍も含まれている。

そんなわけで赤ワインは動脈硬化やガン発症の予防にもなるという理由で大もてとなった。現にアメリカの科学誌『サイエンス』でも、ワインや葡萄に含まれるレスベラトロールという物質が発ガンを抑制すると発表している。

オーストリアやドイツなどの保養地や自然療法病院では、葡萄の収穫期に四〜六週間ぐらい葡萄だけ食べて過ごす療法が行われるという。この葡萄療法は肥満、高血圧、心臓病、痛風、気管支炎、喘息、腎臓病、貧血などに卓効があると伝えられる。どうやら高タンパク、高脂肪食をしばらく断って、生活習慣病を治そうという目的らしい。

『日本薬局方』に収載されているのは生葡萄酒だ。これは果実の表面に酵母がたくさんついたままの搾り汁を発酵させたもの。有害菌も混入するので亜硫酸を加えて殺菌し、そのあと亜硫酸に対して抵抗性のある培養酵母を入れる。

発酵が終わると糖分がなくなり生葡萄酒ができるわけ。生葡萄酒は興奮性飲料として体が衰弱したときや虚弱症に用いる。とくに食欲減退、低血圧、冷え症、不眠、脳貧血などに応用してきた。

日本で葡萄を食べるようになったのは江戸も末期になってかららしい。古川柳に〈やわやわと引っ立てて聞くぶどうの値〉とある。〈雪隠でぶどう一ふさ御用喰ひ〉ともあるから、かなり高価な果物だったのだろう。

葡萄酒の句は見当たらない。現代川柳でも最近までうたわれなかったのは庶民性がなかったからだ。それがワインブームになったとたん、〈横文字になって葡萄酒の値が上がり〉

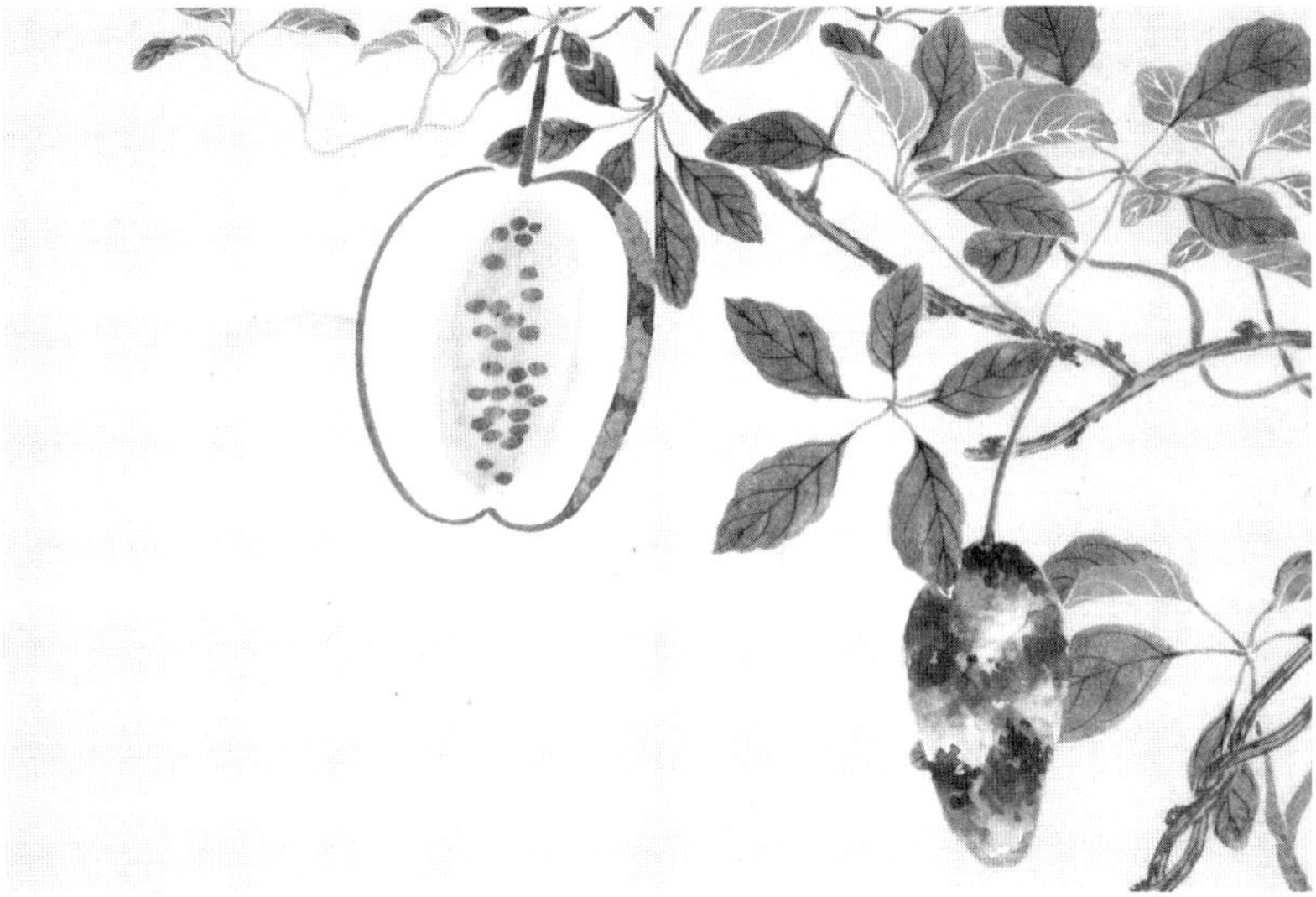

アケビ（通草）

（昶）と皮肉られた。

利尿効果のある通草

山葡萄が熟するころは通草も食べ頃を迎える。〈葉隠に色づきそめし通草かな〉（次郎）は、よく山路で出会う風景だ。その実をもいで果皮の裂け目から白い果肉をすすると、ほんのりと甘い。甘味に飢えた少年期だった。たらふく食べたあとに通草採りの競争が始まる。はけごに一杯になるまで山肌を這いずり回った。はけごとは蔓で編んだ籠のこと。

その夜は通草の皮を油で炒めて芥子味噌《からしみそ》をつけた小鉢が、親父の晩酌に供された。舌鼓を打ちながら食べる様子を見て子ども心にも満足感を覚えたのを思い出す。春の新芽も親父は大好きだった。

通草の蔓から一五センチぐらい芽を出した葉を摘んでくると、お袋が浸し物にしたり胡麻和えにしたりしてくれる。その苦味が貴重な味であったらしい。

アケビは全国各地の山野に自生する蔓性の落葉低木である。蔓は左巻きに絡まり一〇メートル以上も伸びて樹木に巻きつく。葉は長楕円形の五葉からなる掌状複葉。長柄があって互生する。四月の声を聞くころに新芽を出し、ほぼ同じ時季に暗紫色の小さな花を房状に開く。

秋になると八センチぐらいで楕円形の果実が紫色に熟し、やがて縦に裂けて白い果実と黒い小粒の種子がみえる。〈引きたると異る蔓に通草笑む〉(元)と映ることもあるのだろう。アケビの語源は「開け実」らしい。果実は肉厚で淡白な甘さが好まれ、残った皮も外皮を剥いて油炒めなどに使われる。

薬になるのは太い蔓。落葉した晩秋に直径一～二センチほどの茎を採取し、二～三センチの厚さに輪切りしてから日干しにする。『神農本草経』の中品に「通草《つうぞう》」と載せてあり、平安前期の『本草和名』にもこの名があった。中国では木通といい、生薬名も「木通《もくつう》」というが、『本草綱目』では通草も木通も同じと述べている。利尿に汎用された。

木通の成分は配糖体のアケビン、サポニン、多量のカリ塩などで、尿の出をよくし浮腫をとる。また血行障害、排膿、通経などの目的に用いられてきた。漢方では竜胆朮肝湯《りゅうたんじゅつかんとう》、当帰四逆湯《とうきしぎゃくとう》、八味帯下方《はちみたいげほう》などの処方に木通が配合されている。証に応じて冷え症、腰痛、生理不順、膀胱炎《ぼうこうえん》などにも使う。尿を増やすため脚気にも、また妊婦の浮腫にも用いる。

民間療法では、通草の果実を食べると体の浮腫に効くという。秋に蔓を採取して薄く輪切りにし、天日に干したものを煎じて飲むと、淋病《りんびょう》にも効くと信じている地方もあるとか。だがこれは膀胱炎の誤りのようだ。尿の出にくい症状が似ているので淋病と誤解して伝えられたのであろう。

興味深いのは通草の俗説である。〈通草の裂けた夢を見ると妊娠する〉（秋田県）とか、〈通草の夢を見ると近所に赤ちゃんが生まれる〉（長野県）などの語り伝えがあることだ。これらの地方では通草をオメカズラと呼んでいるそうで、通草の果実が女陰を連想させるからではないか。

通草と同属のミツバアケビも山野に自生しているが、この蔓は手芸品として喜ばれる。強靱でしなやかだから加工しやすい。皮を晒《さら》し、あるいは着色して椅了、籠、敷物などに仕上げる。いまどきのプラスチックや新建材と違って温もりを感じる素材だが、つくり手が少なくて次第に民芸品化しつつあるという。

風情豊かな日本の味

葡萄酒はいま専らワインと呼び慣らされている。薄手の透明なグラスにワインを注ぎ、軽く脚を持ってゆるやかに中身を回転させながら、まず香気を楽しむ。たっぷり吸い込んでからおもむろに一口。

香気を口中にいきわたらせ、味を愛でながら最後に喉を通す。喉から鼻に抜ける香気がいい。白は室温より少し冷たく、赤なら室温で味わう。盃を重ねないのがエチケットというが、わたしには酷な注文だ。

盃を重ねたかったら日本酒がいい。日本酒に要求されるのは旨い肴《さかな》だが、通草などは実に合う。しかも春と秋に味わえる。春は若芽の胡麻和え、秋は果皮の炒め物——ほろ苦さだけでなく、ふくいくとした風味がたまらないのだ。

旨い肴は酒の味を引き立ててくれる。悲しいことに、都会でこの味を望んでも叶《かな》えられはしないのだ。ひなびた温泉地で、山葡萄からつくった酒を通草の小鉢ひとつで飲んだことがあるが、あの素朴な風情はいまだに忘れられない。

十一月

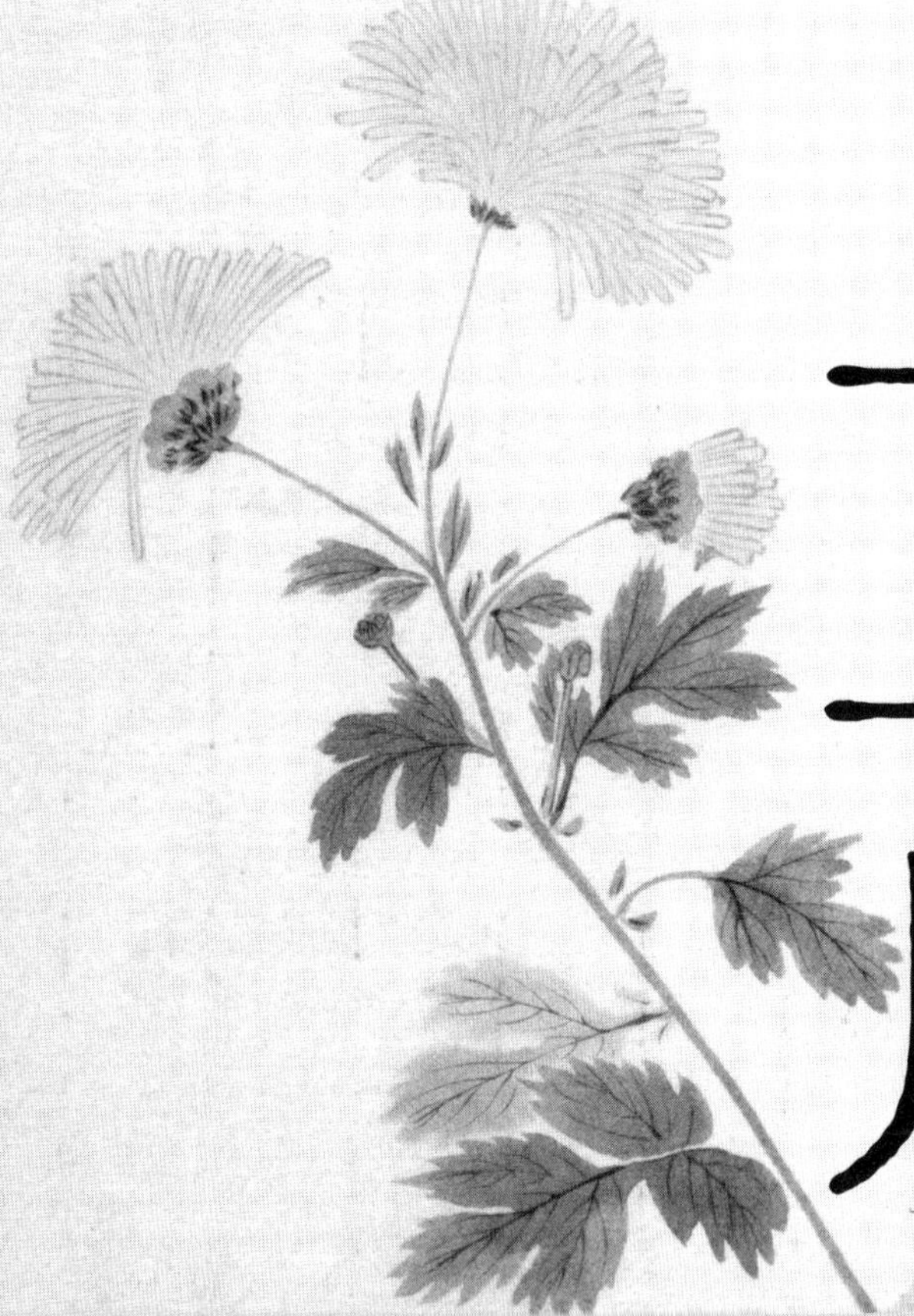

キク（菊）

冬の始まりは十一月上旬の立冬ということになっている。東京で木枯らし一号が吹くのもこのころだが、実は冬の前触れのようなもの。むしろこの月は秋晴れの快い日が続く。

　それも後半になるほど晴天率が高くなる。家の中にばかり籠《こも》っていてはもったいない。意識的に外へ出て、陽光と親しみ、ついでに足腰を動かすように心がけよう。

菊《きく》と銀杏《いちょう》

秋の花が菊なら、樹木の代表は銀杏であろうか。〈めでたさも悲しみもあり菊の花〉（兵六）とあるように、菊は祝儀にも不祝儀にも使われる。〈白菊や緋の衣着て嫁ぎ来し〉（慈子）という思い出につながり、老いては〈死を賜ふならば白菊咲く頃に〉（草以）の願いにも通じる花だ。

気高い白菊を眺めていると、人生の願望を托したくなるのだろう。そして銀杏は一〇〇〇年の寿命を保つとか。それは美しく大らかな樹形だが、謎を秘めた植物でもあって、興味をそそられずにはいられない。

血のめぐり改善の菊

菊は長い栽培の歴史を持っている。中国では五〇万年も太古の菊の化石が発見されており、唐の時代には観賞用の品種も栽培されていたとか。隠君子とか重陽花と呼ばれて不老長寿の霊花と重んじられた。

この貴重な菊がわが国に伝えられたのは大和時代のことらしい。『古今集《こきんしゅう》』のころには文字となって現れ、平安時代になると華やかな菊花の宴も開かれている。明治以降は皇室が観菊会を催し——と、雲の上の話はともかくとして、わが庶民の間にも菊見酒がはやりはじめた。〈重陽《ちょうよう》のきょう菊酒に酔わんかな〉（白虎）というわけである。

菊が中国から伝えられたのは薬用としてであった。菊の花を霜の降りる前に採取して陰干しにしたものを「菊花《きくか》」という。主な成分はボルネオールなどの精油とアデニン、コリン、ベタインなど。これを煎じて風邪の発熱やめまい、耳鳴りなどの治療に用いた。

『神農本草経』には「血や気のめぐりをよくし身の動きを軽くする」とある。古人は野菊を煎じて疔《ちょう》などの腫れ物にも飲ませたものらしい。また菊の花を蒸留して得た精油を「菊油《きくゆ》」といって腹痛に用いた。しかしいままでは民間薬の域を出ない。

薬用として菊が活躍するのは殺虫剤の分野である。夏の夜の小道具として欠かせなかった蚊取り線香や煙霧剤《えんむざい》の原料は除虫菊であった。ピレスロイドという殺虫成分が合成されるようになって需要は激減したが、つい数十年前まではこれにまさる殺虫剤はなかったのである。

除虫菊を原料とした殺虫剤は人畜無害、農作物にも薬害を与えず、しかも即効性であった。除虫菊は瀬戸内や北海道で大いに栽培されたが、いまは往時を偲ぶよすがはない。〈人間の知恵蚊くすべを渦に巻き〉（芝有）とうたわれた蚊取り線香も、電気蚊取器や下水道の普及につれて需要は激減した。蚊取り線香を灯した涼み台という夏の風物詩も、路地裏から消えて久しい。

しかし、菊の効用は薬用だけではなかった。食用種としてつくられた春菊《しゅんぎく》はもちろんのこと、阿房宮《あぼうきゅう》と名づけられた料理菊もある。どんな菊でも花や葉は食用になるが、黄色で中輪の阿房宮はとくに香りがすぐれ、花弁を酢の物にしたりして小鉢に盛りつけられた味はたまらない。

菊枕というものもある。重陽の日に花を摘み、陰干しにして枕に詰めたもの。菊の香りがほのかに匂い、頭痛や目の疲れには不思議な効果があるという。もちろん安眠の効果も確かだ。

このようなわけで、菊ほど広く栽培される草花はない。日本の菊づくり人口は五〇万人を超すとか。彼らの多くは無造作に植えるのではなく、好みの時季に花を咲かせるために精魂を打ち込む。高度な技術と根気が必要なのだ。

日本の菊づくりは大輪と色彩の華麗さを競う欧米とは対照的に、風格を大事にし品位を重んずる。菊を愛した漱石は〈有る程の菊投げ入れよ棺の中〉と詠んでいるが、親父の晩

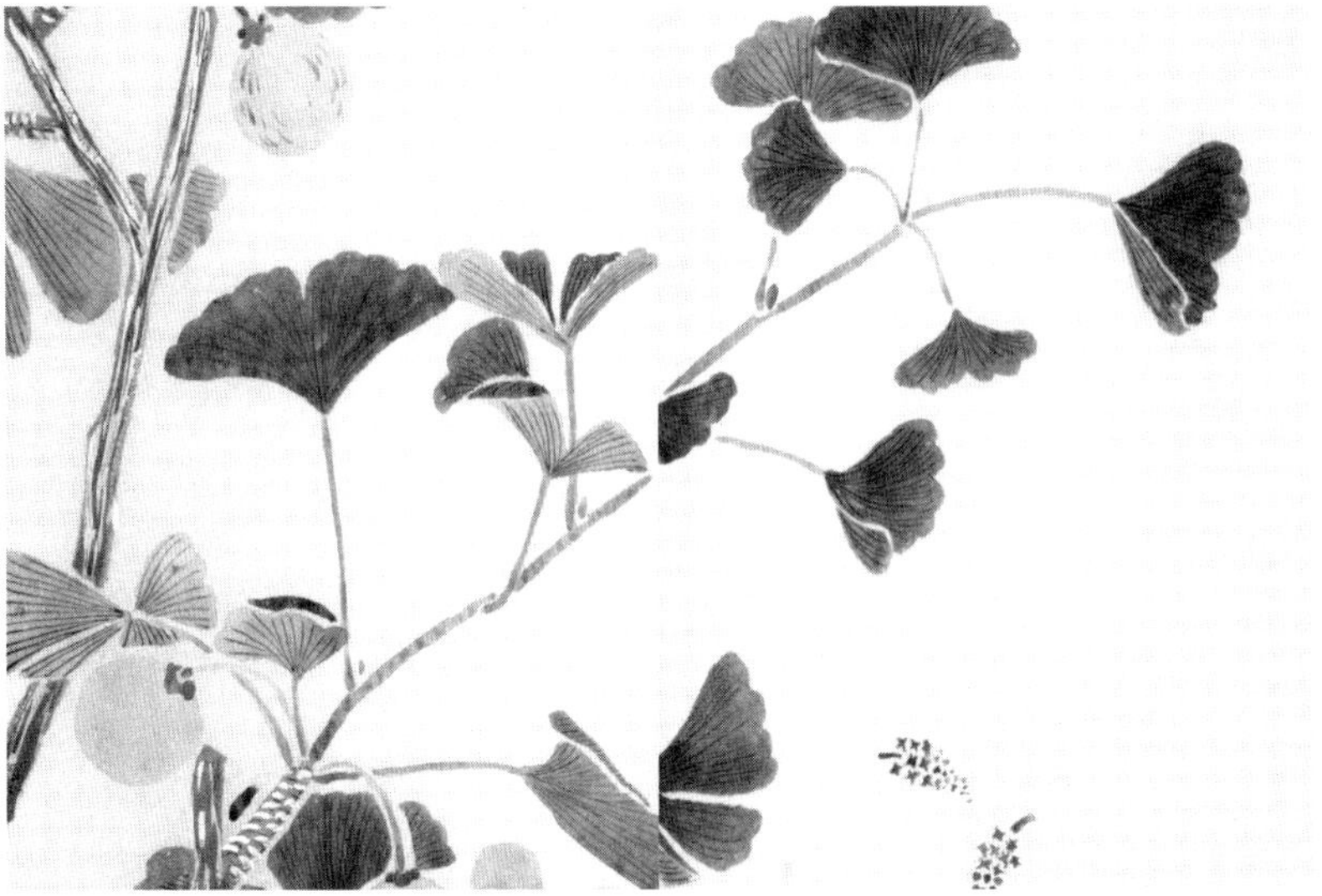

イチョウ（銀杏）

年も菊づくり三昧だったことを思い出す。

謎《なぞ》の生態《せいたい》を残す銀杏

菩提寺の境内に銀杏の老木があった。黄葉して日が輝くと、子ども心にも荘厳な感じを受けたものである。〈銀杏散る兄が駆ければ妹も〉（敦）とあるように、その大樹の下は子どもたちの遊び場だった。

頭上からはらはらと落ち葉がはじまると、みんな駆けだしてきて拾う。本当に競うのは実の方だが、葉っぱは前哨戦だった。同じような情景に、〈銀杏ちる童男童女ひざまづき〉（茅舎）という句もある。

イチョウは中国が原産と推測される落葉高木。日本には室町時代に渡来し、神社や寺院の境内に植えられた。枝に長枝と短枝があり、葉は扇を広げたような形で二股に分かれた葉脈が特徴。種子が熟すると外種皮が黄色肉質の臭気のあるものに変わり、これを除くとギンナンが出てくる。

ところでこのイチョウ。植物学では得体の知れない怪物といわれている。その理由は動く精子を生ずること。動物のほかはシダやコケなどの下等な植物にしか見られない現象である。

もう一つの謎は、大きな幹や高い枝から奇妙な形の乳柱が垂れ下がる例があって、その生態がいまだに不明であること。この樹木の習性にはよほど原始の素質が残っているらしい。

薬用には果皮を除いた核仁を用いる。生薬名を「銀杏《ぎんなん》」という。イチョウではなくギンナンと発音する。その効能を『本草綱目』は「熟食すれば肺を温め、気を益し、喘嗽《がいそう》を定め、小便を縮む」とあった。

核仁にはタンパク質が多く、脂質の中にはレシチン、エルゴステリンなどが含まれている。鎮咳、抗利尿の作用はあるが、あまり食べると嘔吐や痙攣《けいれん》を起こすこともあるとか。成人でも一日量で三〇粒くらいに留めるのが無難。

中国では結婚式の前に、花嫁にギンナンを食べさせるという話を聞いた。セレモニーの最中に尿意を催すと困るからである。日本でも冷え症の女性に多い頻尿や、子どもの夜尿症にギンナンが効くという。

また酒場などでよく耳にする話がある。ギンナンには強精作用があるともてはやされることだ。しかし調べてみると、そんなに顕著な説は見当たらない。誇張されて伝えられているのではないだろうか。

それよりも注目したいのは銀杏の葉からフラボノイドを抽出して血管調整剤を開発した報告である。降圧剤に新たな分野が期待できるからだ。薬よりも先に健康食品の形で銀杏の茶が人気を呼んでいる。

とかく健康食品の世界はうさんくさいものが氾濫《はんらん》しがちだが、これなどはまともな素材というべきか。わたしが試買したイチョウ葉茶は二グラム入りのティーバック状が二五包で八〇〇円もした。

銀杏の葉の効用として宣伝したいのは、本の栞《しおり》に使うことである。葉には虫除けの成分があるから紙魚《しみ》がつきにくい。以前からわたしは試しているが、これは確かに便利だ。曝《ばく》書《しょ》する暇がないので、わたしは専らこの効果に頼っている。このように銀杏には、薬用よりもむしろ大地に四季の変化を与え、わたしたちを和ませてくれる存在を讃えたい。

日本の秋を彩る植物

〈菊一輪咲かせ定年間近なり〉（梅雄）という句がある。世知辛い世を定年まで勤めあげ、せめて白菊に、果たせなかった余生の願いをかける初老の人。そんな人たちが菊づくりに励むのだろう。

さらに句集を繰ってみると、〈銀杏の落ちては空を深くせり〉（米作）という句とも出会った。しみじみとした日本の秋の情景である。わたしも今宵は、友人からいただいた菊の鉢植えを愛でながら、〈ぎんなんを齧って飽かぬ夜の酒〉（千路）を味わうことにしよう。

花梨《かりん》とアロエ

雪ごもりの期間が長かったせいか、わたしの古里では自給自足の知恵が発達していた。漬物や果実酒の種類が多いのもその証しであろう。薬局を営んでいた親父も、自然の精気に勝る薬効はないと信じて、草根木皮から得る滋味を重視する傾向があった。風邪を引いて咳が出るとき食べさせられた花梨の砂糖漬けもその一つである。

そして、突き指などをして家に駆け込むと、植木鉢の草をちぎって汁を搾り、その葉肉ごと湿布をしてくれた。先端の尖った風変わりな肉厚の植物をお袋などは「医者要らず」と呼んでいたのを思い出す。あれがアロエという名で、蘆薈《ろかい》と呼ばれる薬草であることを知ったのは、かなり後になってからであった。

木瓜《ぼけ》と同効果の花梨

昭和も戦前までは、風邪を引いてもすぐ薬をのませるような家はなかったように思う。まずは寝かされて葛湯や生姜湯を飲まされ、様子を見ることが多かった。咳が出ると花梨の砂糖漬けを食べさせる。花梨酒もあったが大人用で子どもには飲ませない。わたしは中学に入ってから親父の晩酌につきあうようになったので、早くその味を知ることができた。

ともかく、カリンは中国原産でバラ科の落葉高木。八メートルぐらいに生育する。日本への渡来は古く庭木や盆栽に重用された。冷涼な気候に適しており、耐寒性は抜群。長楕円形の葉が互生して細鋸歯があり、五月ごろ淡紅色の五弁花を開く。花の後に直径一〇センチほどの倒卵形の実を結ぶ。

この果実が晩秋になって黄熟すると、葉の落ちた枝先にぶら下がって芳香を放つのだ。〈かりんの実しばらくかぎて手に返す〉（綾子）とか、〈手離してなほ掌に残りかりんの香〉（孝雄）とあるように、さわやかな香りが愛される。

中国では薬用とするほか果実を衣類に包んで香気をつけるのに用いていたという。それほど香りはいいのだが、果肉は渋くて酸味が強く、生食には適さない。

薬にするのは果実。一〇月末ごろ落葉して枝に残った成熟果実を採り、輪切りにして天日に干したものを「和木瓜《わもっか》」と呼ぶ。同じバラ科のボケの成熟果実を乾燥させた生薬を「木《もっ》瓜《か》」というが、漢方ではこの両者を同一効果の生薬として扱っている。

木瓜あるいは和木瓜を配合した漢方処方には、鶏鳴散《けいめいさん》加茯苓《かぶくりょう》、導水茯苓湯《どうすいぶくりょうとう》があり、激しい嘔吐や下痢にともなう下腿筋痙攣、下肢の筋無力、関節痛などに用いてきた。

和木瓜の成分は果糖、カロテン、アミグダリン、それにリンゴ酸、クエン酸などの有機酸に富んでいる。『名医別録』には湿痺（関節炎）、脚気、霍乱《かくらん》（嘔吐と下痢の激しい症状）を主治するとあり、ほかにも鎮痛、鎮咳、利水薬として汎用した。

民間療法としてポピュラーなのは咳止めである。乾燥した果実五〜一〇グラムを一日量とし、水〇・二リットルと砂糖を少量加えて半量に煎じたものを三回に内服すればよい。カリンの成熟した果実を砂糖漬けにしたものは小児用の咳止めに便利だ。

効果の確かなのは花梨酒であろう。果実一キロを輪切りにし、氷砂糖二〇〇グラムを加えて一・八リットルの焼酎に漬け、半年以上は熟成させること。花梨酒は美しく澄んだ淡黄色で香りもよい。アルコールに弱い人は水で薄めてジュース類とカクテルにしてもよいだろう。

花梨酒は咳止めだけでなく、疲労回復にも役立ち、貧血や美肌にも効果が期待できる。さらに手軽な咳止めは、成熟した花梨の果実の汁を搾って生姜《しょうが》のおろしたものを加え砂糖で練ってなめること。咳と痰に効く。昔はこれに近い家庭薬も市販していた。

ところで、カリンによく似た植物にマルメロがある。しばしば混同されてカリンはマルメロの別名と書いてある本さえあるが、同じバラ科ではあっても否なるもの。花梨の果実はやや大きいぐらいで芳香から成分まで似ているから、別に間違っても問題はない。

両方とも果実酒には向いている。〈くらがりに傷つき匂ふかりんの実〉（多佳子）とあるように、落葉の後でも花梨の実は枝についたままだから、日暮れになってもよく目立つ。

またカリンの材質は硬くて粘りがある。それに色、光沢、香気ともに美しい。だから床柱や高級家具、杖、額縁、バイオリンの弓、洋傘の柄など、工材としての利用範囲は広い。

残念なことに花梨を庭木に植える家が少なくなったせいか、稀に果物屋に出る花梨の実は驚くほど高い。それも売っている時季が短いので、花梨酒をつくりそこなう年もあり、悔しい思いをしている。

アロエは身近な傷薬

転んで膝を擦り剥いたりしたとき、田舎では身近な植物の葉を揉み、その汁で手当てをした。血止めにもなるし、軽ければ塗るだけでよい。湿布をして包帯までするのは、よほどひどいときであった。最も利用されたのはアロエである。

〈すりむいてアロエ湿布がまた駆ける〉（晃）とあるのは、元気なやんちゃ坊主であろう。そんな場合に備えて、たいていの家にはアロエの鉢植えがあった。

アロエの原産地はアフリカ大陸といわれ、ユリ科の多年生多肉植物。世界には三〇〇種類も分布しているというが、形態上は二つのタイプに分けられる。根ぎわから厚ぼったい葉が何枚も出て中心部から花茎を伸ばす型と、茎が起ち上がって葉を互生し葉の元から花茎を出す型だ。

家庭でよく見られるのは、茎が起ち上がって木質化するコダチアロエである。このタイプは茎が伸びて枝を分かち、葉は白っぽい緑色でロゼット状に多数つく。葉の全形は細長くて先が尖り、縁には鍵状に曲がった鋭い棘《とげ》がある。

その葉を横に切ってみると、切り口は半円月形で中身は緑色のゼリー状だ。夏になると葉のわきから花茎を伸ばし、筒状で赤橙色の花をつける。下の方から次々に咲く。

アロエは古代エジプトの医学書『エーベルス・パピルス』にも収載されており、ミイラをつくるときの防腐剤に使われたと伝えられる。アロエはアラビア語。それを字音で蘆薈と写字したのがロカイと読まれるようになった。外観のようにエキゾチックな植物である。日本へは中国を経由して大正の初期に渡来したという。まだ一世紀ほどの新しい薬草である。薬用には葉を傷つけ、染み出る葉汁を煮詰めて黒飴状に固めたエキスを、苦味健胃便秘薬として用いた。

漢方ではこの固形エキスを「蘆薈《ろかい》」といい、月経不順や神経過敏症などに用いる。しかし腸壁や骨盤腔内を充血させるので、月経時や妊娠中、または痔や血便があったり、胃腸機能の低下時に用いてはならない。

　有効成分は瀉下殺菌成分のアロイン、抗腫瘍作用のアロミチン、抗菌抗カビ成分のアロエチン、抗潰瘍作用のあるアロエウルシン、血糖降下成分のアロエボランなどが検出されている。緩下作用のある乳酸マグネシウムとコハク酸も含まれていることがわかった。

　民間薬として最も使われるのは、生の葉から出るゼリー状の搾り汁であろう。切り傷、打ち身、火傷、しもやけ、にきび、痔、肌荒れなどに、生の汁を直接つけたり、葉を縦に割って湿布をしたりする。

　外用だけでなく、生の葉を擂り下ろして盃一杯を空腹時に飲むと便通や咳止めに効くという。そのほかアロエの葉を蜂蜜漬けにして食べたり、搾り汁を浴剤にして入浴する方法なども伝えられている。

　ちょっと苦味はあるが、それが特有の風味ともいえるのはアロエ酒だ。アロエの古くて硬い葉を切り取って洗い、よく乾かしてから棘を除いて三センチほどに刻む。このアロエ四〇〇グラムに氷砂糖一〇〇グラムを加え、一・八リットルの焼酎に漬けて一ヵ月以上は熟成のため密閉しておく。苦味が強すぎるなら薄めて飲めばよい。

　このように効用の広いアロエだから、鉢植えがあれば何かと便利だ。コダチアロエの場合だと芽挿し、葉挿しで繁殖も難しくはない。古い株は二〜三芽をつけて株分けする。いずれも気温が一五度以上の時季、東京なら五月から九月にかけてが適当だ。川砂に腐葉土を混ぜて排水をよくすること。冬は霜に当てないようにしよう。

歳時記にない不思議

花梨とアロエを並べてみると、この二つは民間療法で盛んに利用された薬草であることに気づく。親父は果実酒をつくるのが好きで、いろんな材料を褐色の広口瓶で試していたから、花梨もアロエもその対象となったに違いない。せめてあと五年も長生きしてくれたら、わたしもいっしょに薬酒造りを楽しめたのにと、それが悔やまれる。

それにしても不思議なのは、民間療法であれほど利用されるアロエが歳時記に載っていないことだ。一〇冊ほど調べてみたが見当たらない。さすがに庶民の文芸・川柳には、〈槇垣の隅の日溜りアロエ咲く〉（佳寿）とか、〈胃もたれに小指の程のアロエ噛む〉（典子）などと詠まれていたが、ほかの薬草ほどはなかった。親しみ甲斐のある植物なのに。

葱《ねぎ》と大《だい》根《こん》

〈貧よりも寒さがつらし根深汁〉（都穂）といい〈生涯の居を得て熱き根深汁〉（浅芳）という。寒い朝の食事に一汁を選ぶなら、やはり根深汁に限る。冷えた体を芯から温めてくれるからだ。葱は霜をかぶるほどの時季から旨くなる。熱い味噌汁を吹きながら半煮えの葱を味わうのは、冬ならではの風味であろう。

汁が葱なら漬物は大根だ。しばらく外国に住んでいたわたしの友人は、無性に食べたくなるのが沢庵《たくあん》漬だと吐露している。なるほど脂っこい食事をして家に帰ったときなど、熱いお茶で沢庵をかじるとホッとするから、さもありなんと思う。葱も大根もしみじみと日本人であることを感じさせる食材だ。のみならず、薬効の面からも見逃せない存在なのである。

風邪や喉《のど》に葱の湿布

師走に入ったころ、いつも群馬の下仁田《しもにた》から葱を送ってくれる人がいた。わたしの著作に深谷葱と矢切葱しか書いていないことを知り、下仁田葱を忘れてはいないかと告げてくれた人である。この葱は殿様葱ともいわれ、太くて特有の甘味があるのが特徴。すき焼きになど用いると格別の風味がある。改めて絶品と宣伝しておこう。

ネギは中国西部の原産といわれ、『日本書紀』にも出てくるほど古くから栽培されたユリ科の多年草。葱には白い部分を食べる根深葱と葉の部分を食べる葉葱があり、関東では根深葱を、関西では葉葱が好まれる。白い部分は淡色野菜で緑の部分は黄緑色野菜に属するから、栄養成分もかなり異なるわけ。根元が膨らんでいるのはタマネギで、葱とは同属異種の植物だ。

晩春から初夏にかけて葱は頭頂部に白い花をつける。その花序が愛らしく葱坊主と呼ばれるもの。〈葱ぼうず畠の隅でおどけてる〉(蔦子)と詠まれたり、童謡に歌われたりしてなかなか愛嬌のある花だ。しかし〈豪雪の底から葱の青を掘る〉(涼髪)とあるように、葱は大根、蕪《かぶ》、人参とともに冬菜に入る。

生の葱特有の刺激臭と辛味は硫化アリルの一種アリシンによるもので、大蒜《にんにく》や玉葱と同じように胃液の分泌を促し食欲増進の働きを示す。葱を薬味に使うのはその意味でも合理的。また硫化アリルはビタミンB_1の吸収を高め、血中濃度を持続してくれるので、疲労回復や精神の安定にも役立つ。

さらに硫化アリルには血行をよくして発汗を促す作用もあるので、古くから風邪の民間薬に利用されてきた。葱の白い部分一本と生姜一片を細かく刻み、味噌を小さじ一杯加えて熱湯を注ぎ、かき混ぜて飲むと風邪のひきはじめに効果的。喉の痛みには白い部分を五センチほどに切り、縦に二つ割りしたものを熱湯に浸し、しんなりしたら喉に貼ればよい。

悪寒はしないが頭痛があるとき、葱の白い部分一本と生姜一片を刻んで〇・五リットルほどの水を入れ、弱火で半量に煎じたものを飲むと即効がある。肩凝りは葱を常食するだけでも緩和するという。ビタミンB_1の吸収をよくして体内のエネルギー代謝が活発になるから、血行がよくなり筋肉もほぐれる道理だ。

慢性鼻カタルには葱の粥《かゆ》に酢をかけて食べるとよいという民間療法もある。葱の青い部分にはβカロテン、B_1、Cなどのビタミンやミネラルが多い。捨ててしまわずに味噌汁にちらしたり、納豆や麺類に薬味として用いるなど、もっと利用方法を工夫してみよう。硫化アリルは加熱で効果が半減するから火を止める直前に入れること。

ちなみに葱は大蒜などと同じ「五葷《ごくん》」の一つに数えられている。漢方では葱の種子を「葱《そう》実《じつ》」といい、『神農本草経』にも載っている古い薬。発汗解熱剤として用いてきた。玉葱にも同じ効能があり、ヨーロッパの家庭ではアスピリンが発明される以前、重宝な解熱鎮痛剤として汎用されたという。洋の東西を問わず葱類は家庭薬としても利用されてきたのである。

大根は天然の消化薬

庶民的な食材という意味では大根も葱に負けてはいない。おでん、ふろふき、なます、和《あ》え物、汁物と、大根は味が淡白だからどんな調理法とも相性がいいのだ。だから台所の主みたいな根菜である。最もポピュラーな漬物も沢庵と梅干であろう。食感もいい。〈畑大根皆肩出して月浴びぬ〉（茅舎）は収穫前の大根畑。凍てつく月夜に大根の肩が生々しい。

古川柳に〈花の雨ねりまのあとに干大根〉とある。花見でにわか雨に遭い、雨宿りの場所を求めて走る女たち。からげた裾から練馬大根のように白いのが出たり、しなびた脚が出たりという光景だ。〈大根のすだれ初冬の軒を埋め〉（きよし）は、沢庵漬用の大根を縄でつないで軒先に吊した図。沢庵漬は米糠と塩の加減、重石によって味が決まるという。

ともかくダイコンはパレスチナ原産でアブラナ科の越年生草本。日本へは奈良時代に中国から伝わったとか。「春の七草」のスズシロは大根のこと。精白の意味で女性の肌の美しさを表している。葉には深い切り込みがあり、長大な白い多肉根が特徴だ。春に白か薄紫の十字の花を総状につける。種類は多く形も多様だが、練馬大根、宮重大根など産地を冠した品種が有名。

もともと冷涼な気候を好む作物だが品種改良が進んで気温適応性が広がった。「天然の消化剤」といわれるように、白い部分には炭水化物の消化を助けるジアスターゼ、デンプンを分解するアミラーゼ、タンパク分解酵素のステアーゼをはじめとして、いろんな酵素類やビタミンCを多量に含んでいる。

辛味成分は配糖体のシニグリンが分解されてイソ硫化シアンアリルが生成したからで、胃液の分泌を促し消化をよくしたり整腸の働きを示す。民間療法でよく大根おろしが使われるのもそのせいであろう。朝夕二回、〇・二〜〇・四リットルを食後すぐ飲むと消化剤になる。食欲がないときは食前に飲むとよい。二日酔いにも効く。

焼き魚に大根おろしを添えるのも理に適ったことだ。焦げ魚の発ガン物質ベンツピレンを大根に含まれるオキシダーゼが分解してくれるから、胃ガンの予防に役立つ。さらに食物繊維のリグニンがガン細胞の発生を抑制することもわかっている。なるべく葉の部分を食べるとビタミン、カルシウム、鉄、マグネシウムも摂取できて、風邪や気管支炎にも効く。

漢方では秋から冬にかけて種子を採取し、日干しにした生薬を「莱菔子《らいふくし》」といい、胆汁の分泌を促したり痰切りなどに用いてきた。民間薬としては大根おろし汁に生姜を少し加え、お湯を注いで飲むと風邪に効く。歯茎の腫れには直接搾り汁を塗ると炎症が軽くなる。打ち身には大根おろしで冷湿布し、腫れが引いてから生姜のおろし汁を加えて温湿布に切り替えるとよい。

大根は晩秋に掘り出したものが最も旨い。淡味で甘味もあり、生食、切り干し、塩漬け、味噌漬けなど広く利用できる。三杯酢や木の実味噌に加えたり、油揚げと煮たものは酒とも合う。寒い夜は風呂吹もいい。熱く煮た厚めの大根に擂った胡麻や橙《だいだい》の搾り汁をかけて、ふうふう吹きながら食べる。〈風呂吹や妻の髪にもしろきもの〉（烏頭子）——これは真冬のご馳走だ。

欠かせない庶民の味

葱も大根も冬が旬の野菜である。体を温めてくれるのがいい。四季を通して食卓に上るようになったが、栄養の不足しがちな冬場はとくにこの庶民的な野菜を大事にしたいと思う。〈脇役を生涯悔いぬ葱の色〉（凡柳）と、主役にはなれないが、こんな名優はめったにいない。そして「大根役者」ともいう。当たる（中毒）ためしがないからだとか。なのに〈本当を云えば沢庵だけうまし〉（万楽）とうたう句もある。

同じ材料でも微妙な味の変化を楽しめる大根料理。薬味としては絶妙な葱の効用。だから葱と大根は庶民の味覚に馴染み、日本料理には欠かせない食材なのである。と同時に、これほど民間療法に利用されるものも少ない。風邪から胃腸病まで、わたしたちの先人は葱や大根を用いていろんな手当ての方法を考えてくれたのだ。

〈葱刻むリズム狂いもなく平和〉（五木）――この平凡な幸せを大事にしたい。

サフランと木天蓼《またたび》

わたしが物心ついたとき、もう祖父母はいなかった。だから爺さんや婆さんの温もりを知らない。知らないだけに、友だちの家に遊びに行って孫の仕草に目を細めている年寄りの姿を見ると、ひどく羨ましい思いをしたものである。Kのところの婆さんは、よく火鉢に体をかがめて煎じ薬をつくっていた。産後の肥立ちが悪いKの母親の薬ということだったが、あのとき漂っていたのはまさしくサフランの匂いだったに違いない。

やさしい婆さんで、よく昔話を聞かせてくれた。三毛猫を膝に抱いて頭を撫でながら歌うような調子で語りかける。勧善懲悪の単純なストーリーであった。話に飽きたころKが猫を挑発する。ポケットからマタタビを出すのを見ると、猫は転ぶように婆さんの膝を離れてくるのだが、それも婆さんのをくすねた物だった。サフランとマタタビと、少年のころを思い出させる話を――。

サフランは母の匂い

花屋にある観賞用のサフランは、クロッカスまたはハナサフランと呼ばれている。〈花サフラン夕べはかろき風のすじ〉（晶子）と詠まれたのは園芸種。単にサフランといえば薬用種を指すのが普通であろう。実母散や中将湯などの「お袋の匂い」でもあった婦人薬の多くには、このサフランが配合されていた。

サフランは南ヨーロッパから西アジアにかけてが原産地でアヤメ科の多年生草本。ニンニクに似た形の球茎を持ち、葉の形は針状で長さは三センチ程度。十月ごろに淡紫色の六弁花を開く。一個の雌蕊と三個の雄蕊があり、雌蕊は濃い紅色で香りが強く味は苦い。この花柱を乾燥させたものが古くから薬用や料理に用いられてきた。

サフランがヨーロッパに広められたのは八世紀ごろ。スペインを征服したアラビア人によって伝えられ、薬味や染料に使われた。インドやペルシャ地方ではそれ以前から栽培されており、料理や菓子に用いたり頭髪を金髪に染めることも流行したという。中国へは葡《ぶ》萄《どう》、胡麻《ごま》、胡桃《くるみ》などと西方から伝えられ、江戸の後期に薬品として日本へ渡来したというのが、サフランの沿革である。

もっとも李時珍《りじちん》の『本草綱目《ほんぞうこうもく》』には「番紅花《ばんこうか》」の名と泪芙藍の別名で収載されているし、

小野蘭山は『本草綱目啓蒙《けいもう》』でサフランの味が苦いことや黄紅色であることを述べているが、いずれも詳しくは触れていない。飯沼慾斎の『草木図説《そうもくずせつ》』にあるのもサフランモドキである。

従って江戸時代の本草家は、生薬としてのサフランを知ることはできたものの生の現物を見ることは不可能だったといえるだろう。日本でサフランの栽培が成功したのは明治一九年であった。

花が盛りの秋、その日に開花したものの雌蕊の真っ赤に色づいた部分を採って日陰か室内の風通しのよいところで乾燥させる。乾燥した雌蕊には配糖体クロシン、クロセチンという黄色の色素があり、化粧品や食品の着色料に使われてきた。

また香気はサフラナールと呼ばれる精油によるもので、配糖体ピクロクロシンの存在が確かめられている。この成分が鎮痛、鎮静、通経などの作用を示す。ヨーロッパでは健胃や鎮痛剤として知られ、痛風などにも用いられた。中国でも活血、通経などの目的に応用され、それが日本に民間療法の形で伝えられている。

月経不順や生理痛には、生薬のサフラン一回分の〇・二〜〇・三グラムをカップに入れ、熱湯を注いで淡紅色になった液を空腹時に飲む。一日に一〜二回飲むと気分の高ぶりを鎮め、痛みを緩和するという。

サフラン酒にしてもよい。サフラン一〇グラムに氷砂糖二〇〇グラムを加えて〇・八リットルの焼酎に二〜四ヵ月漬けておく。一日二回、盃に一杯ぐらい飲むと生理痛だけでなく冷え症や風邪にも効く。

ただし難点は高価なこと。何せサフランの花柱一オンス（約三〇グラム）を得るのに四三〇〇〇の花を必要とするからだ。それに通経作用が強いので妊婦には禁忌とされている。いずれにしても、いまとなっては現実的な療法とはいえない。

サフランの特性を料理に活かしたのがブイヤベースだ。南フランス特有の魚介類鍋料理で、海老や魚類とともに玉葱、ニンニクを入れ、パセリ、サフランをスパイスに使う。

またスペイン料理ではサフランをご飯に入れて炊き込み、黄色く特有の香りのあるチキンライスが仕上がるので有名。イギリスのサフランケーキも旨い。日本ではサフランの歴史が浅いので、そんな味にはまだ巡り会えないようだ。

猛虎も踊る木天蓼力

次はマタタビ。よく「猫にマタタビ、泣く子にお乳」という。江戸のころは「猫に木天蓼、女郎衆に小判」ともいったらしい。いまなら〈政治家にマタタビ利権のあるポスト〉

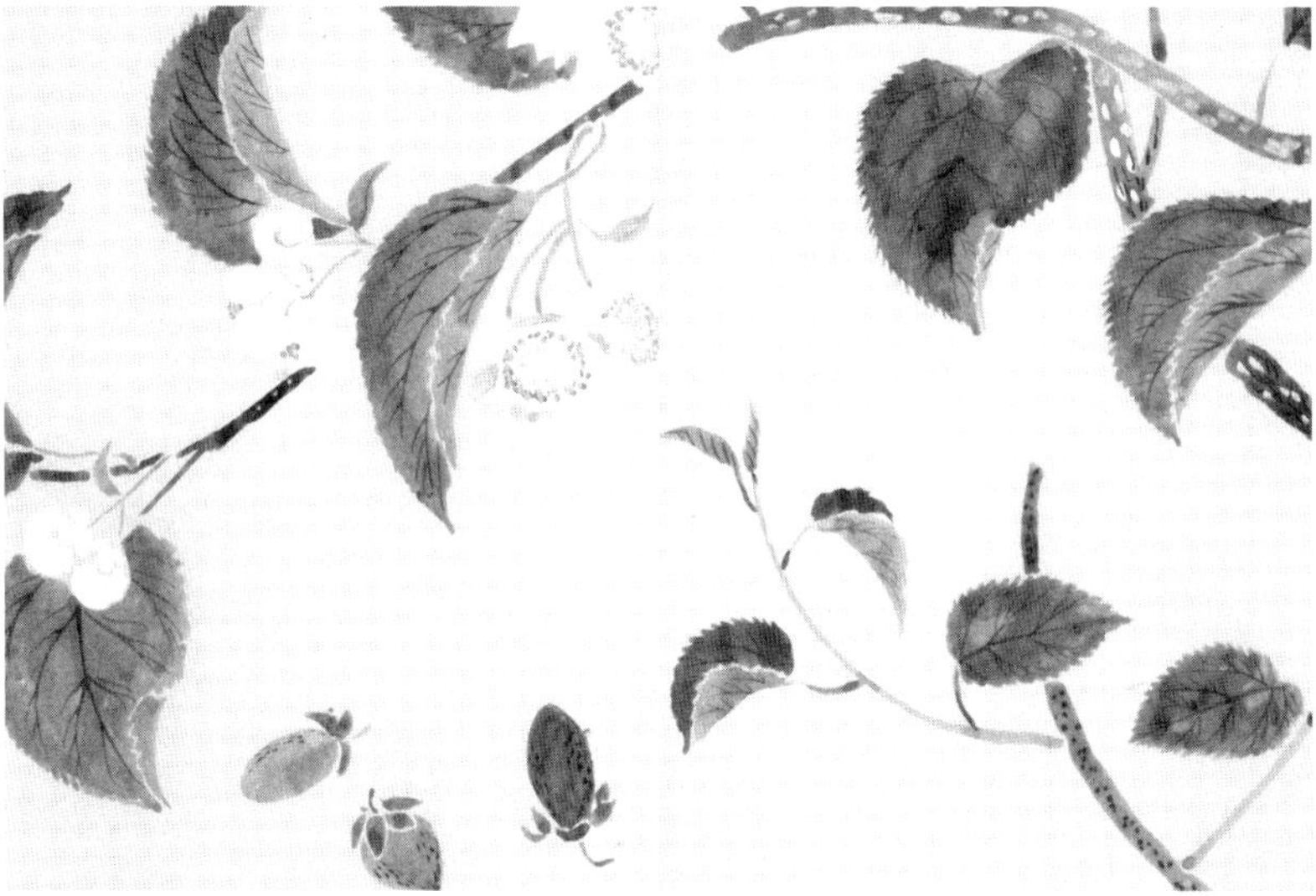

マタタビ（木天蓼）

(晃）といったところか。ネコ科の動物にこれを与えると、涎《よだれ》を流し、体をくねらせて喜ぶ。虎でもライオンでも酒に酔ったようになり、この現象をマタタビ踊りという。

木天蓼は猫の万能薬といわれ、現に薬局やペットショップでは木天蓼の粉末や顆粒がよく売れる。Kが持っていたのも婆さんが愛猫のために買い置きしていたものだった。

本来のマタタビは各地の山地に見られるサルナシ科の蔓性落葉木である。樹木にからみつきながら伸び、夏になると梅に似た二センチほどの白い五弁花が咲く。枝先の葉は花が咲くころ白く変わり、また緑に戻っていくのが特性だ。

果実は楕円形で長さが二・五センチぐらい。秋には黄色に熟し、特有の香りと辛味があって生で食べられる。小さな虫が入った果実は球形で表面がでこぼこになるが、猫が好きなのはこの果実だ。

木天蓼が密生する場所には花の咲く直前に木天蓼の油虫と呼ばれる小さな昆虫が子房に産卵し、異常発育して虫瘤状の果実になってしまう。薬用に供するのも虫瘤となった果実で、十月ごろ採取する。熱湯につけて中の幼虫を殺し、日干しにして製した生薬が「木天《もくてん》蓼《りょう》」だ。

木天蓼には鎮痛作用のあるアクチニジンや利尿作用のあるポリガモールのほか、マタタビ酸、マタタビラクトンなどが含まれている。体を温めて血行をよくし、強心、利尿の効果があるので、冷え症や神経痛、リウマチなどに応用されてきた。

わたしの生まれた雪国はいろんな薬草を浴剤に利用したが、木天蓼もその一つ。蔓や葉を刻んで風呂に入れると体が温まる。木天蓼酒もつくった。これは『太平聖恵方』にも「木天蓼酒、風を治し奇効あり」と出ており、昔から知られた薬用酒である。山国の人たちは山の冷気で体が冷えるのを防ぐため、木天蓼酒をフクベに入れて山仕事に出かけて行ったという。

木天蓼酒のつくり方は簡単だ。果実二〇〇グラム、蔓なら二五〇グラムに適量の氷砂糖を加え、一・八リットルの焼酎に漬けるだけ。三～六ヵ月も冷暗所で熟成させる。布で濾したものを盃に一杯ほど朝夕に飲めばよい。冷え症、利尿、強心、神経痛などに利用される。

ところで、マタタビをベランダの鉢植えにしたところ、白銀の葉が窓辺の日除けになって夏は涼味を与えてくれた。多少の湿気があれば土質を選ばない。ただ、猫に発見されたらおしまいだ。置き場所を考えないと猫に荒らされるからご用心。

薬草の知恵の伝承を

江戸の川柳に〈中橋の実母深夜に起こされる〉とあるのは実母散のこと。そのネーミングが江戸っ子受けして、薪屋《まきや》が本業の店も薬屋へと看板替えしたほどの繁盛ぶりだった。ついこの前までは〈叱られて中将湯をのむ夜寒〉（霞乃）という句もあり、亭士が武骨な手つきで産後の若妻に煎じ薬を飲ませていたもの。煎じ薬にはたいていサフランが入っていた。

煎じ薬が大事にされたころは、自然の恵みが生活の知恵となって活かされていたと思う。植物のエッセンスを茶にしたり、酒にしたり、浴剤にしたりして潤いを採り入れていた。マタタビもその一つであろう。核家族化したいまでは〈団らんの心とけ合ういろりの火〉（也寸絵）という光景は薄れてしまった。薬草の知識を伝える人が少ないのは寂しいことである。

薬用酒のつくり方

この本では多くの薬草で薬用酒をつくるよう提案した。薬草の有効成分は酒類で効率よく抽出できる。家庭でも簡単にできる薬用酒のつくり方のコツをまとめてみよう。

容器は梅酒をつくるときに用いる蓋つきの、密閉できる広口瓶がいい。よく洗って水気を切り、材料の薬草は新鮮なものを選ぶ。傷んだ部分は除いて水洗いしてからよく拭きとる。水分があるとカビが出たり液が濁ったりするからだ。生のものが入手できなかったら生薬を漢方薬局で求めてそのまま用いればよい。

原酒は三五度の焼酎を使えばいいだろう。生の材料のときの酒の量は二倍、生薬なら三倍くらいが目安。飲みやすくするために氷砂糖や蜂蜜を加えるが、発酵によって味が変化することもあるので、飲みにくいときには砂糖などを加えた方が無難かも。

薬用酒は台所の床下や押入れなどの冷暗所で貯蔵する。冷蔵庫では冷え過ぎるし、直射日光の当たるところは避けること。普通は二～三ヵ月も経つと熟成して飲めるようになるが、成分をよく抽出するためには半年ぐらい我慢しよう。

薬草茶のつくり方

健康食品の売り場には、いろんな薬草茶も並んでいる。身近に入手できる薬草なら自分でもつくれるのだから、ぜひ試してみたい。まず採取した薬草を流水でよく洗う。洗剤は使わない。そのまま水を切らずに蒸し器に入れて三分ほど蒸す。これをザルにとり出して葉だけむしりとり、三ミリぐらいに縦横に刻む。その葉をすくいあげて搾り、アクをとったら天日でよく乾燥させる。からからに乾いたら茶袋に保存し、必要量だけ茶筒に小出しにするとよい。

薬草茶は単味よりも何種類かを合わせて飲んだ方が効果的。たとえば便秘がちで高血圧の傾向がある人ならクコを、下痢しがちな人はゲンノショウコを、浮腫に悩んでいる人はハトムギを、神経痛のある人ならヨモギを、いくらか多くブレンドしてみよう。いろんな薬草を採集して、味覚と効果を試すのが薬草茶づくりの楽しみだ。

十二月

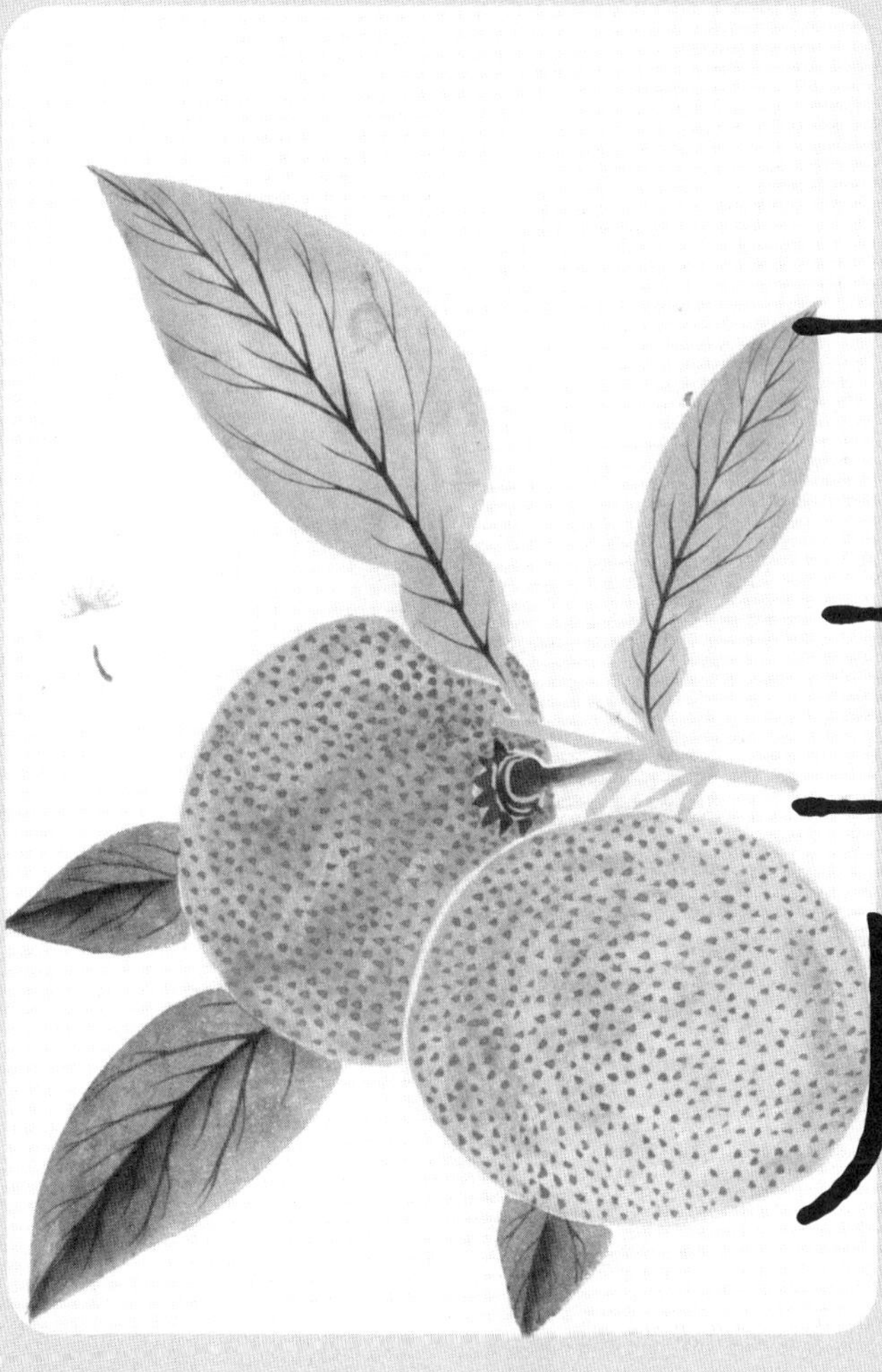

ミカン（洞庭柑）

冬至といえば冬の真ん中。

でも実際は本格的な冬が始まる時季という意味で、最も寒くなるのは一月の大寒のころだ。それよりも師走というだけに、何かと気ぜわしくなってくる。

年末年始は酒とも縁が深くなるが、飲み過ぎて体調を崩さないように、くれぐれもご用心。適量を守ってこそ百薬の長であり、天からの美禄となるのだから。

柚子《ゆず》と南瓜《かぼちゃ》

一年で最も日照時間が短いのは冬至《とうじ》の日である。だからこの日は生命力を旺盛にするために、先人たちはいろんな知恵を働かせてきた。小豆粥《あずきがゆ》で疫鬼を払い、南瓜や蒟蒻《こんにゃく》や餅を食べて体調を整えようと考えたのもその一つであろう。

そして仕上げは、柚子の浮いた風呂にゆったりと浸かり、その芳香に包まれて精気を満たすのだ。端午《たんご》の菖蒲湯《しょうぶゆ》とともに、いまもわたしたちの生活の中に生きている数少ない風習である。

冷え症に効く柚子湯

冬至の行事に柚子湯が組み込まれたのは元禄のころかららしい。江戸以前にはそれほど植えられなかった柚子が各地に栽培されるようになったのは、『本草綱目』の渡来がきっかけであった。

柚子が中国から伝えられたのは八世紀ごろといわれ、専ら調味料として使われてきたらしい。果実よりも花を浮かべたり煮物に加えて楽しんだという。それはいまも、〈柚子の香に秋も更けゆく夜の膳〉（せん）などの句に表れている。

ユズはミカン科の常緑小高木。葉は卵形をしていて翼《よく》が大きいのが特徴だ。木の生育は遅い。俗に「桃栗三年、柿八年、枇杷《びわ》は九年で成りかねる。梅は酸い酸い一三年、柚子の大馬鹿一八年」といわれるほどで、柚子の実を採るまでには何年も辛抱が必要なのだ。

しかし柑橘類《かんきつるい》の中では耐寒性が強い。五～六月に白い五弁花を開き、果実は初冬から春にかけて鮮黄色に熟し、いぼ状の突起があるのが特徴。多酸多汁。酢橘《すだち》や木酢は柚子の仲間である。

中国では柚子を「柚《ゆ》」といい、発汗、解熱、疲労回復などに内服薬として用い、浴剤にも利用してきた。薬用にするのは生の果実。果実にはクエン酸と酒石酸を、果皮にはヘスペリジンや精油のピネン、シトラール、リモネンなどを含んでいる。

それにビタミンCが豊富で蜜柑《みかん》の約三倍。一〇〇グラム中に一五〇ミリと多い。浴剤の中でも評判がよく、精油の持つ芳香は大脳を軽く刺激して気分をほぐしてくれる。

湯に溶けた精油は毛細血管に働いて血液の循環を促す。新陳代謝を盛んにして冷え症や神経痛、腰痛、筋肉痛などを和らげてくれるのだ。ただ菖蒲湯と同じで補温・刺激性の浴剤だから、皮膚アレルギーや高血圧、心臓病のある人はなるべく避けることも必要だろう。

湿疹などがあるとき柚子湯に入ると、痒《かゆ》みがかえってひどくなる場合もある。このような場合に効くのはタンニンを含む消炎性の浴剤で、代表的なものが桃葉湯だ。薬草湯なら何でも同じと考えないで、体調に合わせた浴剤を選ぶようにしたい。

ところで冬至を迎える時季になると、そろそろ一年を振り返ってみたくなるもの。〈ひと年のつかれと思ふ柚子湯かな〉（桜桃子）という句があるが、柚子湯の湯槽につかって瞑想《めいそう》している図であろう。

柚子湯は体の芯《しん》から温めてくれ、積もった疲れやストレスを緩和する働きがある。香りの癒《い》やし効果も大きい。〈柚子風呂へ今日一日の愚を溶かす〉（美千子）効果は確かなのだ。香りといえば、〈柚子の香や遠目に黒き母の髪〉（節子）の句もある。

柚子は料理の素材としても用途が広い。汁は酢に、皮は吸い口や酢の物に利用されるだけではない。〈柚子味噌に香り豊かな膳が出来〉（ゆき）たり、〈柚子の香を借りて銘菓ができ上り〉（浜木綿）と、その芳香を利用した食べ物はたくさんある。マーマレードの原料としても欠かせない。

風邪の初期には柚子酒もよく効く。製法は簡単。柚子を皮ごと四つに割り、氷砂糖を加えて三五度の焼酎に密封して漬けるだけ。分量は好みによって加減すればよい。

冷暗所に三週間も保存すれば琥珀《こはく》色の柚子酒が出来上がる。ストレートではきついのでお湯割りにすると、すっきりした味が楽しめるだろう。自然の恵みは広く、深く、そして尊い。

血糖値も抑える南瓜

冬至の食卓には南瓜も出る。この煮付けが食卓に出ると、ほのぼのとした気持ちにさせられるのは、お袋の味だからであろうか。冬至に南瓜を食べる風習は中国から伝わったという。昔の中国の暦では冬至がいまの正月に当たる。冬は野菜が不足してビタミン不足になりがちだから、栽培もやさしく貯蔵性もあって栄養豊かな南瓜が注目されたのではないか。

カボチャは中央アメリカが原産といわれるウリ科の一年生蔓草だ。日本へは天文年間にポルトガル人によって伝えられたとか。カンボジア経由で伝えられたからカボチャの名がある。

当初、物珍しさはあったが江戸っ子には味が馴染まなかったらしい。慶応四年の『知恵比べ』という本に、〈おだやかに冬至持ち込む手斧首〉とあるだけで、古川柳にもあまり見当たらない。冬至に硬い南瓜を手斧で割って食べるようになったのは、明治に近くなってからだろう。

しかし南瓜の薬用効果は古くから知られていた。『本草綱目』には「中を補い気を益す」とあり、栄養価の高いことを認めている。南瓜の果肉はデンプンと糖質が主だが、そればかりではないのだ。

タンパク質、脂質も含むほか、カロテン、ビタミンB群、C、E、ミネラルも多い。バランスのとれた高カロリー食品といえる。種子には脂肪油が四〇％ほど含まれており、主にリノール酸だから動脈硬化の予防などにもよい。

中国で食後のデザートに南瓜や西瓜《すいか》の種子を食べるのも道理に適っているわけだ。漢方では「南瓜仁《なんかじん》」といって、南瓜の種子を擂り砕き、その搾り汁を空腹時に三〇グラムほど飲むと、回虫や蟯虫《ぎょうちゅう》の駆除に役立つと伝えている。

同じ駆虫薬に「南瓜子《なんがし》」というものもある。乾燥した種子を用いるもので、南瓜仁の場合と駆虫効果にさほどの差はないとのこと。やはり空腹時の服用がポイントだ。

最近注目されたのは、南瓜に含まれる食物繊維が血糖値の上昇を抑えるという報告であろう。南瓜を食べると満腹感のある割にはカロリーが少ないので食べ過ぎを防ぎ、糖尿病食としてのよさは確かに頷ける。

また民間療法では虫刺されに南瓜の葉汁をつけたり、花をつぶして腫れ物につけたりすることも伝えられてきた。夏に黄色い大きな花を開くが、あまり上品ではない。

南瓜は救荒作物としても評価されている。〈南瓜食べ命つなぎし頃のこと〉（洋邦）とあるが、それは一五年戦争の末期か直後であろう。わたしにも学校のグランドを耕して南瓜を植えた経験がある。

人為的に交媒を助けるが、結実すると日を経て大きくなり、七キロはどにも育った。〈大南瓜これを敲《たた》いて遊ばんか〉（鬼城）という句もある。〈もの云へば南瓜ころがして人みしり〉（汀女）は、ウブな乙女だろうか。

乙女といえば、「いも、たこ、なんきん」という諺がある。なんきんとは南瓜のこと。いずれも女の好物だ。野菜では薩摩芋と南瓜、海産物では鮹《たこ》に目がないのは、間近に立証できる人がたくさんいるはず。

しかし戦時中の南瓜は妙に水っぽくて旨くはなかったように思う。〈いづくにか在りたる冬至南瓜切る〉（爽雨）――南瓜の味にも平和のありがたさを痛感するのだ。

冬至が来れば春近し

さて、冬至といえば二十四節気の一つで、一二月二二日ごろにやってくる。この日は太陽が南に傾いて昼が最も短い。〈さむざむと日輪あそぶ冬至かな〉（蛇笏）と、冬日は頼りなげに見える。だが冬至が過ぎると寒さはまだ和らぎはしないものの、日照時間が次第に長くなってゆく。

小豆粥をこしらえながらお袋が言っていたのを思い出す。「冬来たりなば春遠からじってね。もうすぐ春がやってくるよ」——その言葉がいまにして実感できるのである。〈柚子湯して五欲も淡くなりしかな〉（泰治）の句を、改めて吟味してみたい。

河《ふ》豚《ぐ》と鮟《あん》鱇《こう》

木枯らしが吹きすさぶ夜のご馳走といえば鍋物。ほかほかと体を温めてくれる鍋に限る。そして具を選ぶなら河豚か鮟鱇にとどめをさすであろう。古来「河豚は食いたし命は惜し」といわれたが、中国の詩人・蘇東坡《そとうば》は「一死に値す」とうたっている。古川柳にも〈雪の河豚あに一命を惜しまんや〉というではないか。

鮟鱇も負けてはいない。河豚にくらべて安価だから、ぐっと庶民的でもある。〈わが友に富める者なし鮟鱇鍋〉（三千歩）という句に出会ったが、金持ちはあの不格好な姿に怖じ気づいているだけ。一度食べたら病みつきになってしまう。というわけで師走の夜は、鍋を囲んで一杯――の話を。

新薬の期待のフグ毒

〈ふく汁や鯛《たい》もあるのに無分別〉は芭蕉の句である。芭蕉も当初は河豚を食べるのが不気味だったらしく、句会の面々にこんな説教を垂れたのであろう。なのに、内緒で河豚の雑炊を一口含んでみると滅法おいしい。おかわりまでしてしまい、テレ隠しに〈あら何ともなやきのふは過てふくと汁〉なんて詠んでいる。芭蕉ならずとも河豚は旨い。一度食べたら、それこそ癖《くせ》になるのだ。

フグはフグ科に属する魚で日本だけでも二五種類はいるという。体はやや側扁で頭は広く口は小さい。海底の砂を尖った口で吹きつけ、砂泥が舞い上がるときゴカイなどの小魚を食べる。平安から鎌倉、室町のころまでは布久と呼ばれた。フグと濁って呼ぶようになったのは江戸に入ってから。生態にちなんで「吹く」が語源らしい。

食用になるのはトラフグ、ショウサイフグ、ナメラフグ、ゴマフグなど。ほとんどの河豚は毒を持っているので命がけの賞味となるわけだ。河豚の毒は卵巣と肝臓に多く含まれるテトロドトキシンという神経毒。中毒すると食後三〇分ぐらいで舌や口唇がしびれ、随意筋に進み、やがて呼吸中枢が麻痺して死に至る。

救急処置は重曹液による胃洗浄。食べてから五時間も経ってしまえば、まずは中毒なしとみてよい。〈ふぐの味しびれ加減をほめて通〉（川街）なんて粋がっているのが危ない。江戸の庶民も〈片棒をかつぐゆうべの河豚仲間〉という思いをしていた。

さらに古川柳には〈雪の晩河豚だんべえと藪医おき〉とあり、中毒の続出に手を焼いた幕府が河豚禁令を出したこともある。それ以降しばらく河豚は下層の者が食うイカモノ扱いされてきた。

しかし毒と薬は使いようである。猛毒のテトロドトキシンもいまでは強心剤の重要な製薬原料なのだ。この成分を抽出すると白色の粉末となり、水によく溶けて一時間ぐらい煮沸しても毒力は減らない。酢や梅酢に漬けても変化しないが、アルカリには弱い。

河豚中毒の応急処置に重曹水を飲ませるのはそのためだ。河豚の毒性は産卵期や成長とも関連しており、同じ種類でもその強弱が違うのは、学問上の謎とされている。河豚毒の研究では珍しく日本の薬学が世界に認められた。

一八九四年ごろから田原良純らによって始められたテトロドトキシンの研究は、一九六五年に津田恭介らが化学構造の決定まで持ち込み、この功績で津田は文化勲章に輝いている。その後継者によって河豚毒の研究は進められており、毒を変じてどんな新薬が生まれるか、今後大いに期待される領域であろう。

ところで、毒も怖いが旨いのもトラフグである。とくに大きい絵皿に一枚ずつ貼り付けるように並べた河豚刺しは格別だ。〈河豚食ふや伊万里の皿の菊模様〉（秋桜子）とあるように、河豚刺しの盛り方には菊の形と孔雀づくりがある。

薄くひいた河豚を五、六枚つまみ、ポン酢をつけて食べるわけだが、この付け醤油も面白い。橙《だいだい》の汁を合わせ、薬味としてアサツキかワケギを刻み、紅葉おろしを添えるのだ。

だが、わたしが絶品といいたいのはヒレ酒である。トラフグの白い尻鰭をあぶり、熱燗《あつかん》にして蓋つき茶碗に入れて出てくるのだが、その香ばしい口当たりはたとえようもない。これだとアルコール分がかなり飛んでいるし、女性もいけるはず。〈一蓮托生二人でつつくふぐ料理〉（美枝子）はしっぽりした情景。これぞ河豚料理の醍醐味というものだろう。

安直で栄養のある鮟鱇

河豚よりも身近なのは鮟鱇である。この魚とは子どものころから馴染みだった。寒くなると、何やらグロテスクな図体の大きい魚が店頭に吊される。生家の斜め前が料亭も兼ねた蔦谷という魚屋で、珍しい海産物が並べられるたびに見に行ったものだ。

カジカという川魚を捕りに町外れの河原に通ったが、鮟鱇はその化け物みたいな魚だった。〈鮟鱇を吊すと北の町は冬〉（竜太）そのままの、少年の日を思い出す。

アンコウはアンコウ科の魚類。北海道以南に生息し、全長六〇センチを超える。頭が潰れたように扁平で口がとてつもなく大きい。下顎が飛び出していて鋸形の歯がぎっしり並んでいる。

文献をあさってみると、あのでかい口で餌が入ってくるのを待ちかまえるのだという。それを「鮟鱇の待ち食い」と呼ぶとか。体が泥の色をしているので、小魚は知らずに吸い込まれてしまうのだろうか。

この魚には肋骨《ろっこつ》がないのでグニャグニャしている。鱗《うろこ》もない。だから魚屋では口元に針金をかけて吊し、胃袋に水を注ぎ込んで重心を保ってから切り分けるのだそうだ。なるほど一メートル近く一〇キロもある魚では，組板《まないた》を使うわけにはいかないのだろう。この一風変わった不気味な魚が、驚くほどの珍味なのである。〈鮟鱇鍋外の吹雪を忘れさせ〉（雷音坊）とあるから、雪国では重宝な食べ物であったに違いない。

頼山陽はその著書に、「河豚は見目にはよいが毒がある。鮟鱇は醜いが毒のないのがよし」と書き、西の河豚に東の鮟鱇と持ち上げている。グルメの本によれば、アンキモと呼ばれる鮟鱇の肝臓などは、フランス料理のフォアグラにも匹敵するとか。とくにキアンコウとかホンアンコウなどの種類は珍味だという。茨城以北で捕れ、那珂湊《なかみなと》周辺が本場らしい。親しい調理師に聞いたところ、「鮟鱇の七つ道具」という話も出た。トモ（肝臓）、ヌノ（卵巣）、ミズブクロ（胃）、エラ（鰓）、ヒレ（鰭）、ヤナギ（頬肉）、カワ（皮）を鍋の材料に分ける。

トモを味噌に摺り込んで出し汁に溶き、この七つ道具と焼き豆腐、独活《うど》、葱《ねぎ》を混ぜて煮ながら食べるのが鮟鱇鍋だ。肉身もさることながら皮や臓物が旨い。つまり鮟鱇は、ほとんど捨てるところがない経済的な魚でもあるわけだ。

どうも食べる話に夢中になったが、鮟鱇の肝臓、アンキモの栄養価などもすばらしい。ビタミンもアミノ酸類も桁違いに多いのである。たとえばビタミンB_2は八五〇〇〇IUというから信じられないほどの含量だ。

B_2は皮膚ビタミンともいわれるもの。これが欠乏すると口角炎、口唇炎、舌炎などが起こる。目の角膜にも影響し、皮膚炎になったり脱毛もしやすい。成長にも関係の深い大事な栄養素だ。デンプンや脂肪が体を動かす燃料なら、ビタミンは潤滑油といってもよい。

鮟鱇は古書に「琵琶魚《びわうお》」と出ている。形が琵琶に似ているからだろう。姿は不格好でも味は好評だったようで、江戸期の『本朝食鑑』や貝原益軒の『大和本草』にも記されており、冬を過ごすための栄養補給には大切な魚であった。

それはいまも変わらないはず。B_1などは水溶性だから余分に摂っても尿中に排泄される。インスタント食品に偏りがちな育ち盛りには、こんな魚が欠かせないのだ。

寒い夜は鍋が似合う

さて、河豚も鮟鱇も鍋を食べる夜は雪が似合う。〈探りあふ顔かなしきに河豚を食ふ〉（岳陽）は俳句。〈君ばかり殺しはしないふぐ料理〉（木耳）は川柳。いずれも恋する男女の句である。しかし座敷で河豚を味わうなど、安サラリーマンには夢みたいな話で、あまり現実受けはしない。

その点、鮟鱇は大衆酒場でも安直に味わえる。気の合う友と熱燗を交わしながら鮟鱇鍋をつつく。わたしと縁が深いのもこっちの方だろう。吉川英治は〈あんこうにひと雪ほしき師走かな〉と詠んでいる。そういえば蔦屋の店頭に鮟鱇が吊されるのも、町が慌ただしくなる師走だった。

田舎から引き揚げてもう半世紀。あの国道沿いの商店街もかなり様変わりしたという。〈鮟鱇もわが身の業も煮ゆるかな〉（万太郎）――鮟鱇を吊す店や、あの人たちは健在なのであろうか。

膃肭臍《おっとせい》と鼈《すっぽん》

〈じんばりはおっとせい程つれ歩き〉という古川柳がある。腎張《じんば》りとは、やたら精力が強くて淫乱の性向がある者。腎介《じんすけ》とも呼ばれた。漢方では精力を司る中心は五臓六腑のうちの腎にあると説く。だから一頭で何十頭もの雌を侍《はべ》らすハレムの主オットセイにたとえられる男は、すごい腎張りなのである。

精がつくといえば、並び称されるのがスッポンだ。噛みついたら雷が鳴るまで離さない習性が伝えられる。そのせいで異常にしつこい人をスッポンのような奴ともいう。男たる者、噛みついたら容易に妥協しないぐらいの気骨のある人をわたしは好きだ。スッポンを食べた夜は文字どおり血が騒ぐというが、果たしてどうだろう。

膃肭臍で腎張りの夢

不老長寿の仙薬を求めて蓬莱《ほうらい》の国まで徐福《じょふく》を遣わした秦《しん》の暴君・始皇帝も、まだオットトセイがあることを知らなかった。本草書に膃肭臍が現れたのは宋《そう》代の『和剤局方《わざいきょくほう》』で、それには「膃肭臍丸」の製剤が収載されている。この書は江戸売薬のテキストでもあったから、商売に長けた薬屋が見逃すはずはない。その名も「たけり丸」と称して売り出した。『江戸砂子』によればこの薬、オットセイのペニスを乾燥させて粉末にし、丸剤に練ったもの。〈一本のたけりに百の後家が出来〉は当時の川柳だ。膃肭臍の雄を殺すと一〇〇頭の雌が後家になるというわけで、四つ目屋あたりでは盛んに宣伝に利用したらしい。四つ目屋とは有名なポルノショップの江戸版で、腎虚《じんきょ》気味の男たちで賑わった店である。

ところでオットセイは食肉目アシカ科の海獣。前後肢がひれの形をし、首が長くて小さな耳介があるのはアシカに似ているが、顔は短く、ビロード状の綿毛に覆われている。雄は体長が二メートルもあり体重は二二〇キロもあるのに、雌は一メートルで四五キロほどしかない。

幼児のころは黒色で成獣になると灰黒色になり、下面が赤褐色になる。北太平洋に産し、冬は日本海南部や銚子沖以北でも回遊しているが、春には北上してサハリンの海豹島に上陸し、そこで繁殖するそうだ。強い雄が三〇頭もの雌を占有するのは事実。壮絶な闘いで縄張りを決め、ハレムの主になるのである。

中国では渤海《ぼっかい》や黄海の沿岸で雄の膃肭臍を捕り、陰茎と睾丸《こうがん》を乾燥させたものを「海狗《かいく》腎《じん》」という。それは三〇センチ前後。直径一～二センチの棒状をした茶褐色のペニスに二個の睾丸がついている。主な成分は男性ホルモンのアンドロステロン、タンパク質、脂質などで、詳細はまだわかっていない。

『薬性論』によれば温腎、補陽の効能があり、精力減退、インポテンツ、感冷症、腰膝軟弱症、結核などに強壮・強精剤として用いた。いまでも中国から輸入される至宝三鞭丸《さんべんかん》や海馬補腎丸には海狗腎が配合されている。またかつての津軽藩の秘薬・一粒金丹にもアイヌ民族が捕獲した膃肭臍のペニスを配合していたという。

性器以外では膃肭臍の脂肪を原料にして「膃肭脂」をつくり、ひび、あかぎれ、凍傷などの外用にしていた。毛皮も上質なので世界的に需要がある。しかし現在では、海洋資源を保護する国際条約で膃肭臍の捕獲も制限されるようになった。

海洋資源だけではない。麝香《じゃこう》、熊胆《ゆうたん》、鹿茸《ろくじょう》など動物性生薬の品薄もこの国際条約の影響である。資源保護のためには当然の措置だが、生薬に依存する和漢薬の製薬業にとっては死活の問題でもあろう。

それにしても人間、若さを回復する薬とあらば何でも試してみたくなるものか。古川柳にも〈提灯を下げて宝の山を下り〉と、不如意を嘆く句があふれている。始皇帝ならぬ江戸っ子も、腎水が切れると四つ目屋あたりの薬をあさって回春の夢を託したのであろう。

叶えたい望みを鼈に

夢よもう一度と頼られる存在は、スッポンも同じだ。その証拠に〈すっぽん料理食べる男にある野心〉（秋良）などと穿《うが》った川柳もある。鼈を食べると精力がつくとは昔からの言い伝えだが、あのグロテスクな姿態に目をつぶってまで、わたしは食べようとは思わない。食べようにも、わが愛する小料理屋クラスでは鼈なんて取り扱っていないのだ。

それはともかく、スッポンは淡水に棲むスッポン科の亀のこと。背甲は円形に近く、中央部が少し隆起していて硬い。ほかは柔らかい皮膚で覆われ、甲板がないのが特徴だ。首は長く吻《くちばし》が細長く尖っている。体の上面はオリーブ色で甲には褐色の斑点があり、体長は三〇センチ内外。本州の南部、四国、九州の川に多い。

鼈は浅い水底の泥に体を埋め、首を出して獲物が近づくのを待っている。魚、蛙、蟹《かに》、昆虫などに激しく噛みついて食う。それはすごい勢いで、噛みついたら離さないといわれるのも攻撃性を表現したもの。そして初夏に直径二センチぐらいの球形の卵を三〇〜六〇個も産む。産卵のとき涙を流すのはウミガメだが、鼈の場合はどうなのだろう。

漢方では鼈の背の甲羅《こうら》を煮詰めたニカワを「別甲膠《べっこうびゅう》」といい、補陰や止痙の目的に用いた。陰虚による長引く発熱のとき柴胡《さいこ》、知母《ちも》などに配合する柴胡《さいこ》別甲湯《べっこうとう》、食欲不振や胸背の痛みに呉茱萸《ごしゅゆ》、半夏《はんげ》などに配合する延年半夏湯といった処方が有名。『金匱要略《きんきようりゃく》』には慢性化したマラリアで腹部に腫れがあるとき、柴胡、大黄などに配合した別甲煎丸《べっこうせんがん》が記されている。

鼈は貪欲で飢えると共食いもするから、中国では忘八《ぼうはち》と呼ばれた。八徳を忘れた無道者と卑《いや》しまれたわけで、これが水魚と呼び改められ、枸杞子《くこし》や黄耆《おうぎ》、当帰《とうき》、山薬《さんやく》などを混ぜてスープにし、薬膳に用いられるようになったのは近世に入ってからだという。そのせいか日本でも下衆魚《げすぎょ》の扱いをされ、京や江戸ではスッポン料理が普及しなかったらしい。

古川柳にも〈すっぽんを料れば母は舞をまい〉とか〈すっぽんに椀《わん》は御免と女房云ひ〉とあり、嫌がられていたことがわかる。料理の残酷さに飛び上がったりしていたのだ。スッポン料理の店が現れたのは京では天和・貞享のころ、江戸では宝暦のころと伝えられる。鼈を食わせる店の行灯は〇印《まるじるし》を記し、専ら精のつく料理を売り物にした。

栄養価があるのは確かであろう。見た目には悪いが、タンパク源としては高く評価できる。鼈は肉だけでなく膀胱《ぼうこう》と胆嚢《たんのう》を除いた内臓や骨まで食べられるそうで、味もなかなかのものらしい。わたしは食べたことがない。幾度かチャンスはあったが、尻込みしてしまった。

食通に聞いてみると、鼈の肉を白菜や菊菜や豆腐と煮る。これをチリ鍋風につくった酢醤油をつけて食べるのだという。卵巣は吸物のタネになり、スープは瓶詰めにもなっている。料理に酒はつきもの。そして一気に生血をすするのが鼈料理の仕上げとか。彼によると効果は抜群。その夜は大いにハッスルしたというのだが、果たして本当なのか保証の限りではない。

回春の夢は切なくて

何かと多忙でへばりがちな師走《しわす》だから、ひとつスタミナアップの話題をと書いてみた。だが考えてみると、オットセイもスッポンも、おいそれと食べられるものではない。いまどきこの種のものを食うことのできるのは、ごく限られた裕福な階層だけであって、庶民の話題としてはふさわしくなかったようだ。その点、まことに申しわけない。

しかし回春の夢に身分も貧富のへだたりも関係ないのである。オットセイやスッポンよりも得体の知れない強精剤というものが、いまも巷《ちまた》に氾濫しているではないか。ストレスまみれのサラリーマンなどが、おのれを回復したい一心でそんな薬にすがりつく。

何と切ないことだろう。〈CMに洗脳された無駄遣い〉（桂三）と気づいても、〈CMじゃ云わぬ薬の副作用〉（六合雄）まで感じているのだろうか。しみじみと人間の弱さ、哀しさを思ってしまう。

酒《さけ》

その功罪をめぐって、酒ほど評価の分かれるものは珍しい。「百薬の長」とも「狂い水」ともいうからだ。だがもし、この世に酒がなかったらどうなるだろう。それはアメリカが禁酒法の時代に経験したとおりである。

宗教的な戒律でもなければ法的に強制できるわけがなく、ひどく殺伐《さつばつ》としてしまうに違いない。酒の罪は飲む人間がつくるもの。交通事故が多いから自動車をつくるなという論理に似て、酒そのものに罪はない。

酒の最大の効用は、ストレスの解消とコミュニケーションの助けになることだ。大がかりな調査によると、四六％は「労働の緊張をほぐしてくれるから」酒を飲むと答えている。労働の形態も変わってきて環境への不適応から生ずる不安、対人関係のもつれなどで、ストレスの増幅する人たちが多い。だから〈その気持ちわかると友も酔ってくれ〉（紋帆）るような酒が、人体に害となるはずはないのだ。わたしは酒の擁護派である。

酒と薬との縁は深い

さて、一口に酒とくくってしまったが、酒税法では一％以上のエチルアルコールを含む飲料を総称して酒類という。清酒、合成清酒、焼酎、味醂《みりん》、ビール、発泡酒、果実酒、ウィスキー類、スピリッツ類、リキュール類、雑酒に分類している。それぞれの酒について原料、製法、アルコール度、税額などが定められており、これを製法からみると醸造酒、蒸留酒、混成酒のジャンルに大別できるだろう。

醸造酒はアルコールを発酵させてつくったもので、葡萄などの糖分を直接発酵させる果実酒、穀類などのデンプンを糖化してから発酵させるビールや清酒などがある。蒸留酒は発酵法による酒や搾り粕を蒸留してアルコール分を多くしたもので、焼酎やウィスキーなど。

そして混成酒はこれらの醸造酒や蒸留酒に香料や生薬などを加えたもので、薬用酒やリキュールなどをいう。中国では穀類を原料とする蒸留酒（高粱酒《こうりゃんしゅ》など）を白酒、同じく醸造酒（紹興酒《しょうこうしゅ》など）を黄酒と称している。

酒の歴史は古い。中国では紀元前二〇〇〇年の遺跡から陶製の酒杯や酒壷が出土しており、一一～一二世紀には蒸留酒もつくられていたのではないかと推測されている。酒の効能について『本草綱目』には、「少量飲めば血を和し、気を行し、神を壮《さか》んにし、寒を禦《ふせ》ぎ、愁を消し、興をやるが、痛飲すれば神を傷《やぶ》り、血を耗《こう》し、胃を損じ、精を亡《うしな》い、痰を生じ、火を動じる」と記されており、六九種類の薬種が収められていた。

漢方では酒と水を混合して生薬を煎じたり、丸薬や散薬を酒で飲み下す方法も用いている。『傷寒論《しょうかんろん》』や『金匱要略《きんきようりゃく》』にある炙甘草湯《しゃかんぞうとう》、当帰四逆加呉茱萸生姜湯《とうきしぎゃくかごしゅゆしょうきょうとう》、芎帰膠艾湯《きゅうききょうがいとう》などはその実例であり、腎気丸《じんきがん》、当帰芍薬散《とうきしゃくやくさん》、当帰散《とうきさん》、白朮散《びゃくじゅつさん》などは酒で服用するものという。

また生薬の修治法に酒炙《しゅしゃ》という方法があるが、これは黄酒を用いて炒りながら加工する手法だ。大黄、当帰、黄連などの修治に行われる。このように酒と薬の結びつきは深い。「医」の古字「醫」の下には「酉」があるように、酒はむしろ医薬の一つとして応用されていたのである。

飲酒の害が叫ばれるのは酒そのものの生理的影響よりも、過度の飲酒による泥酔《でいすい》、犯罪、貧困化などが原因だ。適量の酒は生理的にも好ましい。血液の循環をよくし、胃液の分泌を促して食欲を増進させる。神経をほぐしてリラックスさせるのは、アルコールがしばらく脳細胞を麻痺させるからだ。

アルコールの血中濃度が清酒一合ぐらいの飲酒は、一時的な機能亢進を与える効果があり、いわば薬用としての量。〈残業の父待つ燗の湯がたぎり〉（良顕）という晩酌も、一〜

二合なら百薬の長といえるだろう。

アルコール分は飲酒後数分で血液に現れ三〇分で最高値に達してから徐々に呼気や尿中に排出される。悪酔いするのは自分の代謝値以上にアルコールを摂ってしまうからで、量さえ超さなければ防げるはずだ。

一般的にいえるのは、三合ぐらい飲むと判断が不正確になって抑制心が弱まり、五合も飲めば運動失調に羞恥心がなくなって反社会的な行為へと走りやすい。八合まで飲むと血中濃度は〇・三％以上になり、無力状態となって失禁もするようになる。〇・五％を超したら死の危険さえあるのが常識だ。体質によってアルコールへの強弱はあっても、泥酔だけは避けたいものである。

多様な健康酒の応用

ところで、日本の代表的な酒といえば清酒であろう。清酒は米、麹《こうじ》、水を原料とする醸造酒で、アルコールは一六度内外。その風味を鑑定するのにも甘、酸、辛、苦、渋の五味の調和を重んじている。

清酒のよさはマイルドな酔い心地であろうか。香りが高いのは吟醸酒、コクがあるのは純米酒、ソフトなのは生酒、こってりと熟成したのは古酒と、それぞれに清酒の個性も豊かだ。

焼酎もブームが到来して久しい。焼酎といえば敗戦直後のカストリのイメージから安酒の代名詞のようにみられていたが、そんな時代を知らない若い世代によって復活したといえる。品質が飛躍的に向上したこと、酔い覚めがよいこと、比較的安価であること、そしてミックスしやすく多様なバリエーションを楽しめるし、アルコールの度数も調整できることなどが、若者の生活感覚にマッチしたのであろう。

ウオッカ、ジン、テキーラ、白酒と、世界には焼酎と同じホワイトスピリット群がある。カクテルのベースとしての価値が見直され、アメリカなどではスコッチやバーボンの座を脅かす勢いだとか。

日本で焼酎が注目され始めたのは七〇年代後半。九州地方の地酒と根強いファンを持つ芋、米、麦、黒糖などを原料とした古来の焼酎に人気が注がれたのだ。焼酎は製法によって甲と乙に分類されるが、地酒の多くは乙種。連続式蒸留機で何回も蒸留した甲類と違い、乙類はブランデーやウィスキーのモルトを蒸留するのと同じ単式蒸留機でつくられる。

蒸留方法が単純なためアルコール分は二〇〜四五度程度。雑味も残るが貯蔵中にマイルドになり高い芳香を醸成するわけだ。甲類は九〇〜九五％のアルコール分を得られる。甲も乙も原酒を水で薄めたものを市場に出す。

酒としての味は乙類が旨い。甲類の効用は薬用酒や果実酒に使われることである。生薬や果実のエッセンスを抽出するのに便利だから、三五度の甲類焼酎は大いに利用されてきた。

梅酒を初めとする健康酒づくりの普及はめざましい。果実では柑橘《かんきつ》類からトロピカルフルーツまで、木の実や根茎まで材料になる。男性用には淫羊霍《いんようかく》酒、黄精《おうせい》酒、山薬《さんやく》酒、女性向きには紅花《こうか》酒、レモン酒、菊花《きくか》酒と、数え上げたらキリがない。

昔から清酒をベースにした健康酒にも人気があった。味がまろやかで米のエキスだから滋養もあるのが特徴。わたしが好きなのは昆布《こんぶ》酒だ。昆布を五センチ幅に切り五倍量の清酒を注いで少量の蜂蜜を加える。冷暗所で熟成すること一ヵ月。これは旨い。

水溶性の多糖類、ビタミン、ミネラルも多いから配偶者へもどうぞ。カボス酒は有機酸やビタミンCがたっぷりだから女性の美と健康に喜ばれるだろう。

酒の肴《さかな》にも気配りを

江戸以来の即席酒にもすごい知恵が感じられる。色町で人気があった玉子酒は酒を温めて鶏卵と砂糖を加えたもの。風邪やスタミナアップにもてはやされた。

生姜《しょうが》を摺り下ろして少量の味噌を混ぜ、これに熱燗酒を入れて飲む生姜酒や、砂糖で煮た金柑《きんかん》に熱燗酒を注いで飲む金柑酒は、風邪の妙薬として有名。赤い唐辛子を一本焼いて燗酒を注ぎ、しばらく置いてから飲むという江戸っ子の荒療治もある。悪寒のする風邪に即効があるとか。

腎虚に卓効が伝えられるのは芋酒だ。山芋を摺って冷酒に混ぜ合わせ、これを一気に飲む。季節によっては腸酒や雲丹《うに》酒も腎虚気味の男たちに愛された。腸酒は海鼠《なまこ》の腸を杯に半分ほど俎板《まないた》に載せて包丁の刃で叩き、大きな湯呑みに入れて熱燗酒を注いだもの。雲丹酒は雲丹を三分の一ぐらい湯呑みに入れ熱燗を注いでかき混ぜたもので、いずれも「腎を補い精髄を益す」と古書には記されている。

滋味骨酒というものもあった。骨酒とは焼き魚の肉を食べたあと頭部や骨、鰭《ひれ》などを炙《あぶ》って器にとり、熱燗酒をかけて飲むものだが、川魚などは丸ごと焼いて用いても風味がある。中国で「頭脳酒」と呼んだことから考えると、骨よりも頭部を珍重したのであろうか。脳にはアミノ酸などの旨味成分が集中しているから酒の味が濃厚になるのかも。

美味を求める酒の道は果てしない。新巻鮭を薄く切って焼き、熱燗酒を入れて飲む鮭酒。河豚《ふぐ》の鰭を焦げない程度にあぶって、大きな湯呑みに熱燗酒を注いで飲む河豚酒。生きた車海老《くるまえび》の皮を剥いで腸《はらわた》を除き、軽く塩をふって強火で焼いたものに熱燗酒を注いで飲む海老酒。徳利形に干した烏賊《いか》に熱い酒を入れる烏賊酒――これらはみな、日本の酒好きが考案した味である。

ただ、酒そのものは高カロリーなのに栄養価は期待できない。だから酒飲みは肴に気を配る必要がある。アルコールの代謝をよくするためにはビタミンB_1を多く含むものや、肝臓を守る働きのあるタンパク質の豊かなものを肴に選ぼう。

揚《あ》げ物や味つけの濃いものに偏らないこと。酢の物などは肝機能を高めるのでお勧めだ。酒を調理に使うと、素材を軟らかくするだけでなく風味も増してくれるので、残った酒は上手に利用してほしい。

古川柳に〈酒なくて見れば桜もかっぱの屁《へ》〉というが、そのとおりだと思う。わたしは中学四年で親父の晩酌につきあわされて以来、何種類の酒をどれだけ飲んできたのか計り知れない。でも酒で後悔したことはなかった。

わたしは、タバコは止めたが酒を禁じようと思ったことはない。古川柳は〈禁酒して見れば興なし雪月花〉ともいうが、まこと酒のない人生なんて味気ないに決まっているからである。

酒があってこそ風物もよし、酒があるから人情味も冴《さ》えるのだと、わたしは実感しているのだ。この歳になって、親父が酒好きだった理由もわかったような気がする。というわけで、「酒」を結びに書き、本書を閉じることにしたい。浅学ながらの妄言多謝。おつきあいいただいたみなさんに感謝を捧げ、ご健勝を祈って乾杯。

おわりに

やたらにドリンク剤や健康食品をあさったり、風邪気味といっては病院に駆け込むような人が増えている。それが今様の生き方であり、合理的だと思っているらしい。公害にはｐｐｍ単位で神経を尖らすのに、ミリグラム単位の異物（薬類）を体内に取り込むことに野放図なのはなぜだろう。わたしには納得できない。

食べ物にしても怪奇な現象がみられる。栄養のバランスを失ったまま飽食の時代とやらを謳歌していることだ。インスタント食品やスナック菓子に溺れ、旬の味を知らない若者が増えている。転んでもすぐ骨折するような成長盛りがいるのに、これまた無関心な親たち。いったいこの国はどうなっていくのだろう。

人の生活の基盤には経験を受け継いできた知恵があって、それが暮らしに潤いを与えてきたはず。なのに、核家族の進展によって知恵の伝承者がいなくなり、テレビのＣＭが代役を果たすことになったのではないか。これは一つの貴重な文化の喪失であり、悲しいことだ。

生活を豊かにするものは、わたしたちの身近にたくさんある。それらは親から子へ、子から孫へと何代にもわたって伝えられ、蓄積されてきたもので、とくに注目されるのは健康や薬用に関する領域ではないだろうか。〈薬草の知恵が途切れる核家族〉(万歩)となったいまだからこそ、わたしは伝承の知恵を書き残したいと思う。

この本の原文は『漢方療法』(たにぐち書店)という月刊の専門誌に連載したエッセイである。多くの臨床医や漢方専門家を読者とするこの雑誌に、あえて青臭い理屈を書いてみたかったのだ。とかく医療の世界はドラスティックな新薬や医療技術だけが脚光を浴びる傾向があるだけに、薬のルーツを問うことは漢方の目指す温故知新に通じると思ったからでもある。

連載は六年間も続いた。その間、誰よりも連載を支えてくれたのは女房の修子である。丹念に資料を検証したり、冗漫さにダメを出したり、まるで編集者のような厳しさで原稿をチェックしてくれたのに、連載が終わって間もなく、くも膜下出血で呆気なく急逝してしまった。薬学では二年後輩だったけど、わたしより優秀だったので、貴重な協力者を失った思いを深くしている。

またその四ヵ月後には、師とも仰ぐ吉岡信博士が永眠された。吉岡氏は拙著『くすり春秋』『薬草歳時記』『江戸の医療風俗事典』などに専門的な助言を、さらに『古川柳くすり箱』『川柳くすり草紙』などの川柳もの、『路地裏の唄』『昭和っ子』などのエッセイにも貴重な資料の提供をたまわり、わたしの著作すべてを応援してくださった人である。改めて心からのお礼を申し上げたい。

私事が先になってしまったが、この書にも多くの人たちにご支援をいただいた。なかんずく『漢方療法』に連載を奨めてくださったたにぐち書店の谷口直良社長、単行本にご尽力いただいた東京書籍編集制作部の山本浩史編集長に感謝を申し上げると同時に、吉岡博士とわが妻・修子の霊前にこの書を捧げたい。

二〇一九年　秋

鈴　木　昶

人恋し独り酌む夜の遠花火（昶）

主な参考文献（文中の古典を除く）

『薬用天然物質』　柴田承二ら（南山堂）
『原色和漢薬図鑑』　難波恒雄（保育社）
『和漢薬物学』　高木敬次郎ら（南山堂）
『薬科学大辞典』　鈴木郁生ら（広川書店）
『中薬大辞典』（上海科学技術出版社）
『漢薬の臨床応用』　神戸中医学研究会（医歯薬出版）
『原色漢薬と飲片図鑑』　顔焜焱（南天書局）
『生薬学』　北川勲ら（広川書店）
『生薬学』　三橋博（南江堂）
『漢方保険診療指針』　菊谷豊彦ら（日本東洋医学会）
『近世日本薬業史研究』　吉岡信（薬事日報社）
『江戸薬粧史』　花咲一男（近世風俗研究会）
『明白・漢方』　菊谷豊彦（メディカル・フォーラム）
『日本大歳時記』　水原秋桜子ら（講談社）
『大歳時記』　山本健吉ら（集英社）
『江戸川柳辞典』　浜田義一郎（東京堂出版）

『古川柳風俗事典』 田辺貞之助（青蛙房）
『川柳歳時記』 奥田白虎（創元社）
『くすりの民俗学』 三浦三郎（健友館）
『古川柳くすり箱』 鈴木昶（青蛙房）
『江戸の医療風俗事典』 鈴木昶（東京堂出版）
『日本の伝承薬』 鈴木昶（薬事日報社）
『身近な漢方薬材事典』 鈴木昶（東京堂出版）
『花のくすり箱』 鈴木昶（講談社）

本書は『漢方療法』（たにぐち書店）に二〇〇三年一月から二〇〇八年一二月まで「新くすり歳時記」として七二回連載された原稿を大幅に加筆・修正を施し、単行本化したものです。

装丁＝山田和寛＋平山みな美（nipponia）
装画＝丹野杏香
本文図版＝国立国会図書館『本草図譜』
編集＝山本浩史（東京書籍）

身近《みぢか》な「くすり」歳時記《さいじき》

二〇一九年一二月二八日　第一刷発行

著者　鈴木《すずき》　昶《あきら》
発行者　千石雅仁
発行所　東京書籍株式会社
東京都北区堀船二－一七－一　〒一一四－八五二四
電話　〇三－五三九〇－七五三一（営業）
〇三－五三九〇－七五〇八（編集）

印刷・製本　図書印刷株式会社

ISBN978-4-487-81330-8 C0095